診療に活かす 心機能評価

北風政史
国立循環器病センター
心臓血管内科部門
Masafumi Kitakaze◆編

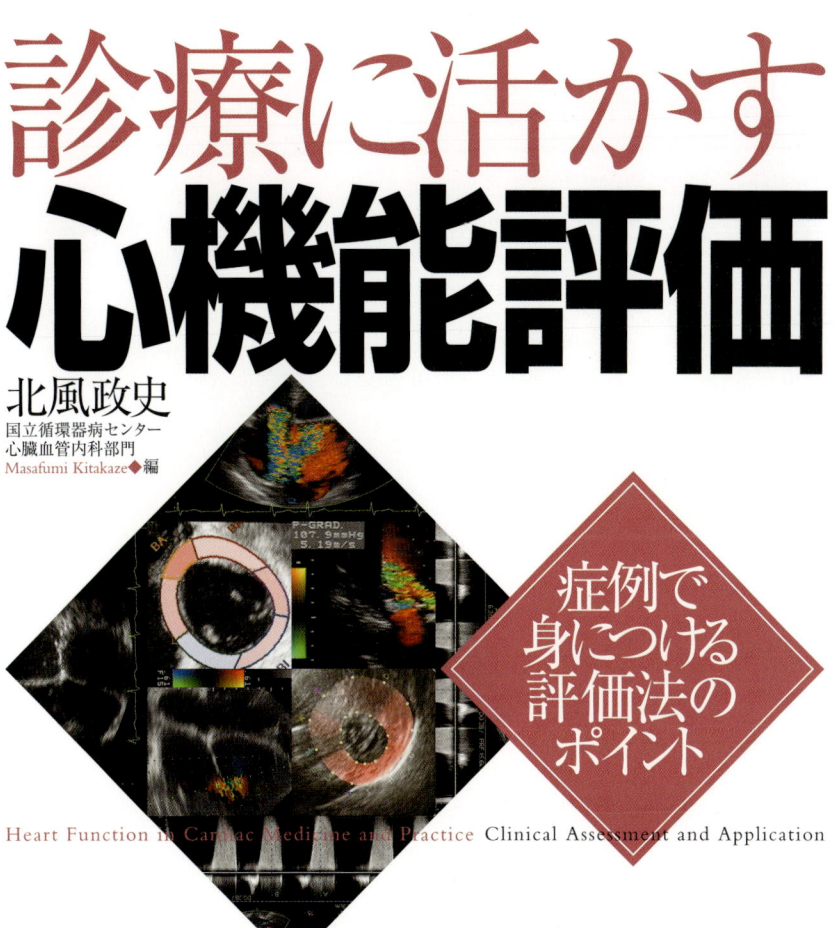

症例で
身につける
評価法の
ポイント

Heart Function in Cardiac Medicine and Practice Clinical Assessment and Application

羊土社
YODOSHA

謹告

　本書に記載されている診断法・治療法に関しては，発行時点における最新の情報に基づき，正確を期するよう，著者ならびに出版社はそれぞれ最善の努力を払っております．しかし，医学，医療の進歩により，記載された内容が正確かつ完全ではなくなる場合もございます．

　したがって，実際の診断法・治療法で，熟知していない，あるいは汎用されていない新薬をはじめとする医薬品の使用，検査の実施および判読にあたっては，まず医薬品添付文書や機器および試薬の説明書で確認され，また診療技術に関しては十分考慮されたうえで，常に細心の注意を払われるようお願いいたします．

　本書記載の診断法・治療法・医薬品・検査法・疾患への適応などが，その後の医学研究ならびに医療の進歩により本書発行後に変更された場合，その診断法・治療法・医薬品・検査法・疾患への適応などによる不測の事故に対して，著者ならびに出版社はその責を負いかねますのでご了承ください．

緒　言

　循環器病学の研究と臨床は，心血管動態の観察と心血管疾患の記述という循環器領域に特有な現象論から入っていった．たとえば，心ポンプ機能として心拍出量，心収縮性，心弛緩・拡張特性をいかに記述するかが循環器病学の臨床上重要であり，それらをターゲットにした研究をもって循環器病学における基礎研究と位置づけていたのは，いまからたかだか30年前の話である．しかし，循環器病学は，基礎医学の成果を導入することによりその学問としての体系のみならず医療体系を大きく変えることになる．つまり，薬理学，生化学，分子生物学，遺伝子学の導入である．心不全の診断でいえばSwan-Ganzカテーテル検査から血中BNP濃度測定の導入，治療でいえば，利尿薬・強心薬からβ遮断薬・RAS系阻害薬への変遷であり，これらは循環器病学における学問の流れを端的かつ象徴的に表している．循環器病学はこのような基礎医学の方法論の導入により，血液学・免疫学などの学問体系と肩を並べるようになったのである．これは，江戸幕府末期の黒船の到来にたとえることができる．そのあとの日本のめざましい発展は，循環器病学のそれとのいいアナロジーとなる．

　しかし，それでもなお現在，循環器病学の実臨床において我々が目指すのは，心臓が無理なく十分血液を全身に拍出できるかという一点につきる．心ポンプ機能をいかに評価して，それを改善するかがただひとつ循環器臨床医の目指すところである．ただ，昔の循環器医と異なり，我々は薬理学，生化学，分子生物学，遺伝子学に裏打ちされた心臓生理学に精通して患者さんの治療に当たることが可能になってきた．そのためには，心機能評価のup-to-dateな方法論を知る必要があり，また，それらの有用性・限界・展望を理解した上で臨床に応用する必要がある．また，その心機能評価がいかなる基礎医学に裏打ちされ，いかに実臨床に用いられているのかが重要となる．唯物論と唯心論の相補的な両立である．

　本書は心機能をそのような観点から理解していただくために企画された．幸い，おのおのの循環器病学の分野で一流の執筆者をそろえることができ，心機能に対する考え方を広くかつ深くまとめることができたと自負している．多忙な時間をさいていただきご執筆いただいた先生方にこの場をかりて御礼申し上げたい．本書により，心機能評価への理解がより深くなり，循環器病に従事する医師・コメディカルの方々だけでなく循環器病学を目指す学生さん・若い先生方のよりどころになれば幸いである．

2010年2月

北風政史

Heart Function in Cardiac Medicine and Practice Clinical Assessment and Application

診療に活かす 心機能評価 目次

緒言 北風政史

カラーアトラス ─────────────────── 7

❖ 第1部 心機能評価を知るための基礎医学

§1 分子から細胞まで
1. 筋原線維と収縮関連タンパク質 ─────────── 木原康樹　18
2. 心臓でのカルシウムイオン動態 ─────────── 高島成二　22
3. ミトコンドリア（エネルギーの産生） ──────── 横田 卓, 筒井裕之　26
4. 興奮収縮連関（Excitation-Contraction Coupling）──── 島本 健, 川名正敏　30
5. 心筋細胞外マトリックスと線維 ────────── 平敷安希博, 室原豊明　35
6. 筋原線維の構造と収縮弛緩特性 ─────── 大場豊治, 安川秀雄, 今泉 勉　40

§2 心臓の機能
1. 心臓の発生と構造 ──────────────── 塩島一朗, 小室一成　43
2. 心臓の収縮（Frank-Starlingの法則）─────── 舟田 晃, 山岸正和　46
3. 左心室の弛緩特性 ──────────────── 水谷知泰, 和泉 徹　49
4. 心臓の負荷と仕事 ──────────────── 戸高浩司, 砂川賢二　53
5. 心臓のエネルギー代謝 ────────────── 武田守彦, 下川宏明　60
6. 刺激伝導系 ──────────────────── 浅井光俊, 南野哲男　64

§3 心機能の調節
1. 心筋収縮を決定する要素（前負荷, 後負荷, 心拍数）──── 山下尋史　67
2. 心室相互作用（右心左心連関）─────────── 島本 健, 川名正敏　71
3. 神経性調節機序 ────────────────────── 朝倉正紀　75
4. 体液調節機序 ─────────────────── 松井 勝, 斎藤能彦　78
5. 体循環と肺循環 ────────────────── 二藤部丈司, 久保田 功　82
6. 冠循環と冠血流調整因子 ──────────────── 南野哲男　85

contents

❖ 第2部　心機能評価のモダリティを使いこなす

1. 心不全の診断と評価（Nohriaの分類とForrester分類） ——— 橋村一彦　90
2. 古典的心電図と新しい手法 ——— 川端美穂子, 磯部光章　94
3. 心エコーから判ること
   ① 総論 ——— 村田和也, 松﨑益德　98
   ② 2Dエコーで心不全を評価する ——— 中谷　敏　103
   ③ パルスドプラ法で心機能を知る ——— 和田希美, 赤阪隆史　109
   ④ 組織ドプラ法で心不全を評価する ——— 神﨑秀明　115
   ⑤ ストレインを活用する ——— 中坊亜由美, 増山　理　120
   ⑥ トラッキング法を活用する ——— 神﨑秀明　125
   ⑦ コントラストエコーを活用する ——— 伊藤　浩　130
   ⑧ 臨床に使用されるエコーのインデックス（Tei index） ——— 髙﨑州亜, 鄭　忠和　136
4. Swan-Ganzカテーテルでわかる心機能 ——— 内山勝晴, 山岸正和　140
5. 核医学的手法を用いた心筋血流，心機能評価 ——— 玉木長良, 吉永恵一郎　144
6. CT・MRIからみた心機能検査 ——— 神崎　歩, 山田直明, 内藤博昭　149
7. 心肺運動負荷試験で心機能を評価する ——— 池田奈保子, 百村伸一　155

❖ 第3部　実際の患者治療に心機能評価を取り入れる

§1 収縮機能の低下

1. 拡張型心筋症 ——— 金　智隆　162
   Case 40歳女性の症例（右心不全優位の拡張型心筋症）
2. 虚血性心筋症 ——— 笹岡大史　167
   Case 69歳女性（虚血性心筋症を基礎疾患とした急性左心不全）
3. アルコール性心筋症 ——— 大原貴裕　174
   Case 36歳男性（左心不全症状を示したアルコール心筋症の例）
4. 二次性心筋症（サルコイドーシス，アミロイドーシスなど） ——— 西尾亮介, 松森　昭　181
   Case ①　心臓サルコイドーシスの症例（63歳，女性）
   Case ②　心アミロイドーシスの症例（59歳，男性）

§2 拡張機能の低下

1. 肥大型心筋症 ——— 水谷知泰, 和泉　徹　194
   Case 70歳男性の症例（閉塞性肥大型心筋症によるうっ血性心不全の症例）
2. 高血圧性心疾患 ——— 横田　卓, 筒井裕之　200
   Case 81歳女性の症例（高血圧による慢性心不全の急性増悪）
3. 拘束型心筋症 ——— 長谷川拓也　205
   Case 37歳女性の症例（拘束型心筋症）

§3 右心機能不全

1. 右室梗塞 ———————————————————— 松井　勝, 斎藤能彦　212
   Case 66歳男性の症例（急性下壁心筋梗塞の右室梗塞合併例）
2. 催不整脈性右室心筋症 ———————————————— 天木　誠　218
   Case 52歳男性の症例（催不整脈性右室心筋症）
3. 肺高血圧症 ——————————————————— 大村淳一, 中西宣文　224
   Case 40歳男性（右心不全増悪を来したIPAHの1症例）

§4 弁膜症

1. 大動脈弁狭窄症 ——————————————————————— 中谷　敏　231
   Case 88歳女性　高度大動脈弁狭窄症　心不全
2. 大動脈弁閉鎖不全症 —————————————————————— 森　三佳　236
   Case 58歳女性（弁尖の異常に伴う高度大動脈弁閉鎖不全を呈した症例）
3. 僧帽弁狭窄症 ————————————————— 岡橋典子, 吉田　清　243
   Case 72歳女性（リウマチ熱に起因した僧帽弁狭窄の一例）
4. 僧帽弁閉鎖不全症 ———————————————— 岡橋典子, 吉田　清　250
   Case 51歳, 男性（僧帽弁逸脱による僧帽弁逆流の一例）
5. 三尖弁閉鎖不全症 ——————————————————————— 種池里佳　257
   Case 70歳代男性の症例（僧帽弁閉鎖不全症に合併した機能性TR）

§5 他の要因による心不全

1. 頻脈原生心筋症 ——————————————————————— 田中俊行　264
   Case 37歳　男性（頻脈原生心筋症）
2. 心腎貧血症候群 ——————————————————————— 渡邉雅貴　269
   Case 84歳男性の症例（慢性心不全による腎機能の増悪）
3. 収縮性心膜炎 ———————————————————————— 高橋彩子　274
   Case 65歳男性, 失神を呈した収縮性心膜炎の1例
4. アドリアマイシン心筋症 ——————————————— 矢崎善一, 廣江道昭　281
   Case 73歳男性　アドリアマイシン心筋症　心不全

索　引 ———————————————————————————— 287

COLOR ATLAS

1

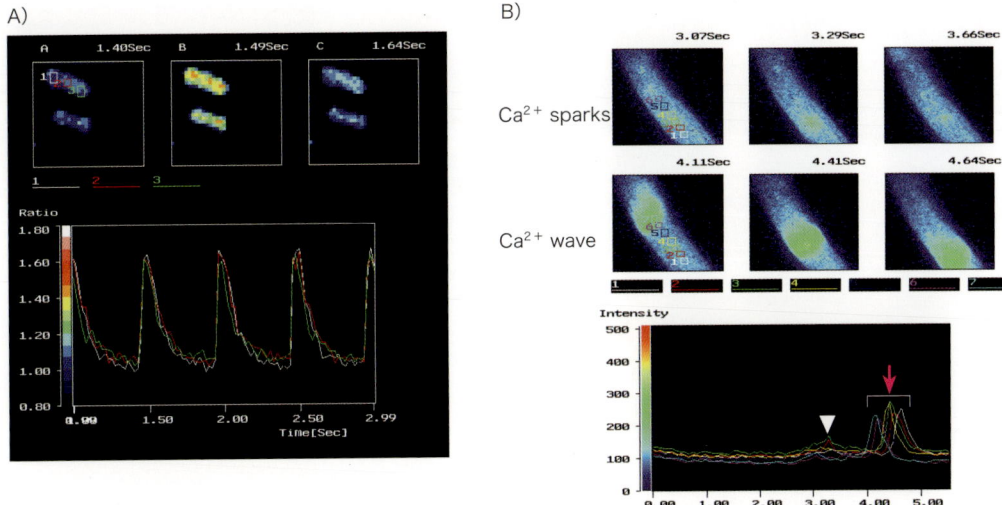

❖ 単離心室筋細胞のCa^{2+}トランジェント

（p.31 図1参照）

Caインジケーターは A.Fura2, B.Fluo3で細胞内の各測定部位を色分けして示してある．A：ペーシング下，B：非ペーシング，ノルアドレナリン10^{-6}M

Aでは各部位のCa^{2+}トランジェントの同期がみられる

Bでは自発的な局所的Ca^{2+}の放出であるCa^{2+} sparks（▽）と局所的なCa^{2+}トランジェントの移動であるCa^{2+} wave（↓）がみられる．3段目はCa^{2+}トランジェントのintensityを時系列で表示したものである

2

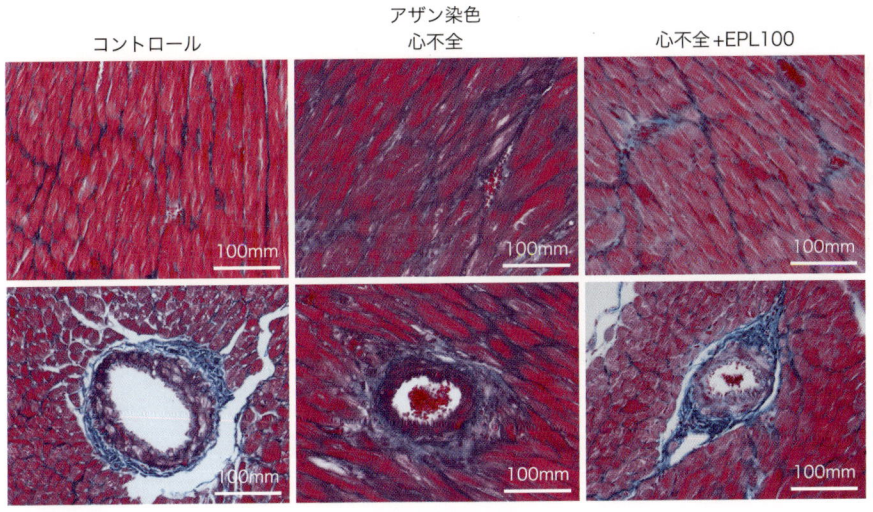

❖ 選択的ミネラロコルチコイド受容体拮抗薬は心筋線維化を抑制する

（p.37 図1参照）

高血圧性心不全モデルのDahl食塩感受性（DS）ラットの不全心筋で認められた冠血管周囲や間質の著明な線維化はエプレレノンの投与により有意に抑制された．

EPL：エプレレノン（文献9より改変）

3

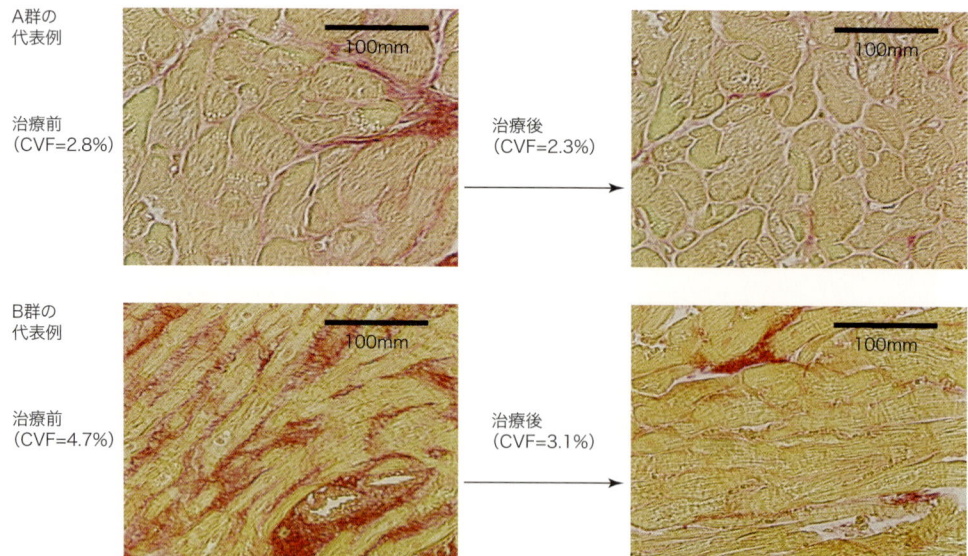

A群の代表例　治療前（CVF=2.8%）　治療後（CVF=2.3%）
B群の代表例　治療前（CVF=4.7%）　治療後（CVF=3.1%）

❖ 拡張型心筋症の左室心内膜心筋生検標本を用いてPicrosirius red染色を行い，スピロノラクトン治療前後で間質線維化の程度を比較した（代表例）　（p.38 図2参照）

A群：線維化の軽度な群　B群：線維化の高度な群
CVF：Collagen Volume Fraction（文献10より改変）

4

A）収縮終期

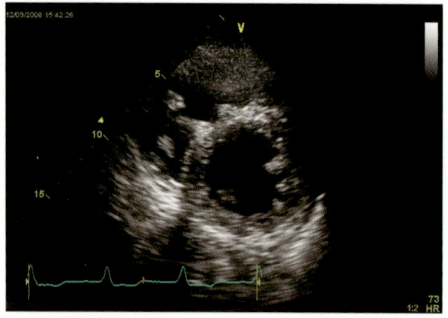

B）拡張終期

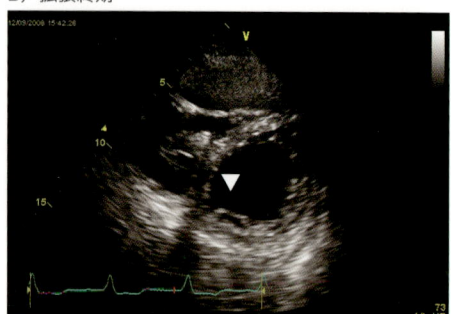

❖ **拡張型心筋症**　（p.74 図3参照）

左室乳頭筋レベルの短軸断面像である．NYHA IV度の拡張型心筋症で両室の拡大を認める．拡張終期に心室中隔の左室側への変移がみられD型を呈している（▽）

COLOR ATLAS

5

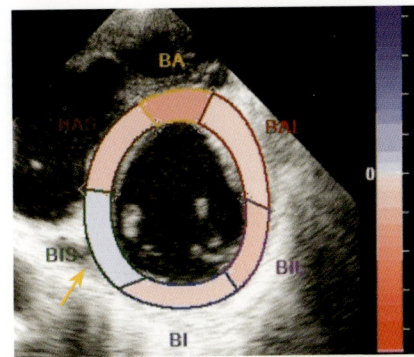

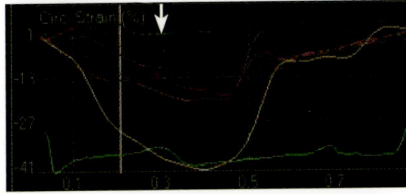

❖ **局所心筋障害を認める1例** （p.122図4参照）

上段は，収縮中期の circumferential strain をカラー表示したものである．収縮能が正常部位は暖色系で，低下部位は寒色系で表示され，一目で下壁領域の壁運動が低下していることがわかる（→）．

下段は，一心周期における circumferential strain の変化を示している．緑の線で表示される下壁領域のストレイン値は低値である（⇒）

6

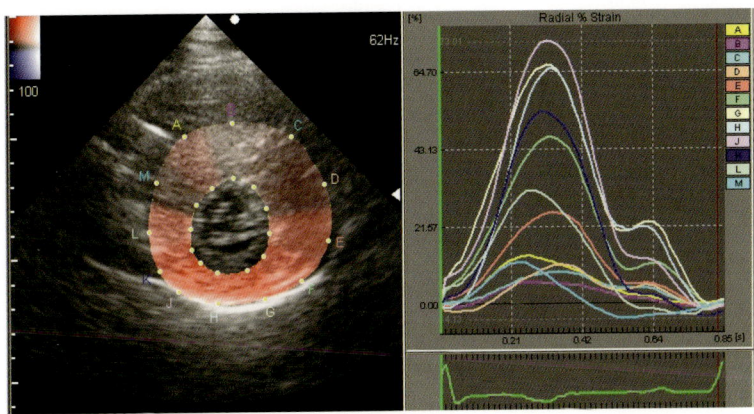

❖ **肥大型心筋症の1例** （p.123図5参照）

中隔から前壁にかけて心肥大を認め，同部位のストレインが低下している（A～E，Mの領域）

7

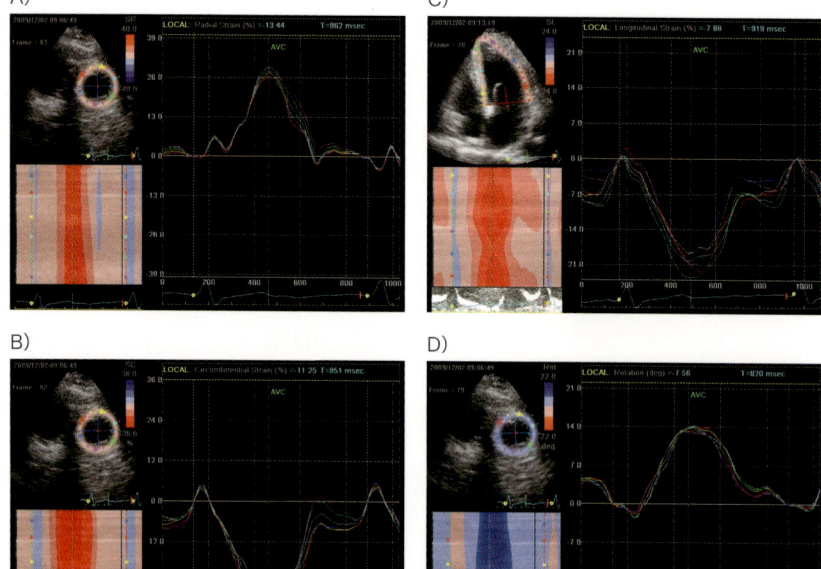

❖ **スペックルトラッキング法の活用**　（p.126 図 1 参照）

　　A) 左室短軸の求心方向ストレイン（radial strain）．収縮するにつれ壁厚は増加するため，正の方向のストレイン波形となり，左室収縮末期にストレインは最大値をとる．B) 左室短軸の円周方向ストレイン（circumferential strain）．収縮により左室は円周方向には短縮するため，負の方向のストレイン波形を示す．C) 左室長軸方向ストレイン（longitudinal strain）．左室心筋は収縮により長軸方向に短縮するため，負の方向へのストレイン波形となる．D) 左室心尖部の回転運動（rotation）．左室心尖からみて，心尖部は収縮期に反時計回転する．正常では，収縮期末期に反転し，拡張期に時計回転をして元に戻る

8

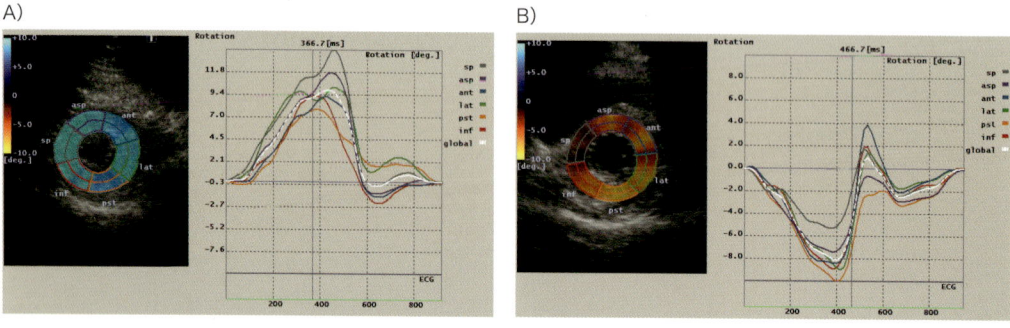

❖ **心尖部と心基部の回転運動の評価**　（p.128 図 3 参照）

　　A) 左室心尖部の回転運動．心尖部からみて収縮期に反時計回転をしている．B) 心基部は，時計回転をし，結果として収縮末期に左室のねじれはピークに達し，効果的な駆出を行っている

COLOR ATLAS

9

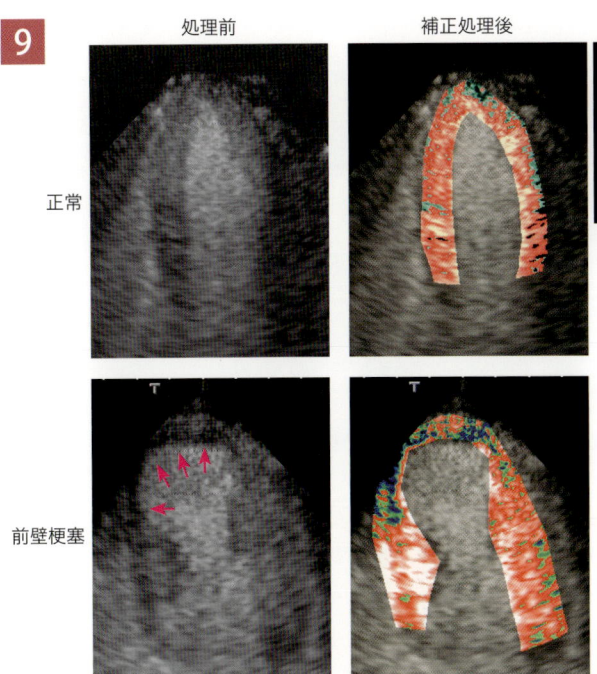

❖ **心筋コントラストエコー画像と心筋血液量を反映したボリューメトリックイメージ**（p.132図2参照）

上段は正常例，下段は陳旧性前壁梗塞症例である．補正前の1.5ハーモニック画像を左に示す．梗塞症例では遠位心室中隔から心尖部にかけて心筋染影性の低下が認められた．VoluMapによる補正処理後に，正常例はすべて暖色系のカラーとなり補正心筋染影強度が−18dB以上であることが示された．前壁梗塞では心筋染影性の低下していた部位に一致して寒色系のカラーとなり，心筋血液量が低下，すなわち冠微小循環が傷害された梗塞領域であることが示唆された

10

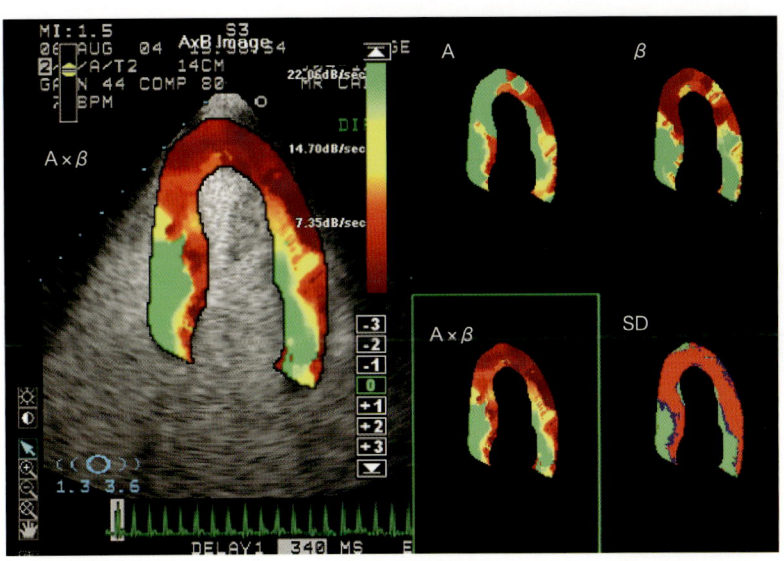

❖ **パラメトリック・イメージング：労作狭心症例**（p.134図4参照）

症例は左前下行枝近位部に90％狭窄を有する労作狭心症例である．ジピリダモール負荷後の心筋コントラストエコー画像からA値，β値，A×β値そしてパラメータの分散（SD）をカラーコード化して表示している．値を高値，中位値，低値に3分割し，それぞれ緑，黄，赤に着色して表示している．本例では心室中隔中部から心尖部にかけて，β値，A×β値が低下し，左前下行枝の血流低下を示唆している

11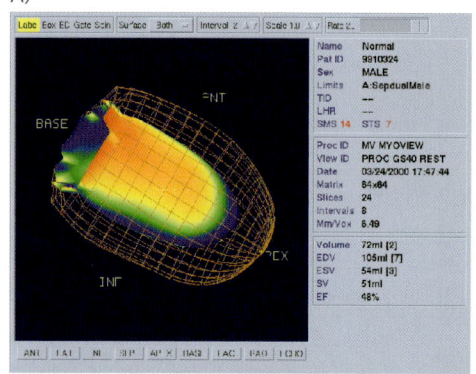

❖ **QGSソフトウェアを用いて解析した健常例（A）と心筋梗塞例（B）の解析結果**
（p.146 図2参照）

左室を正面からみた立体表示で，カラーは血流分布を示し，拡張末期から収縮末期の左室辺縁をトレースしている．このソフトウェアではさまざまな方向からの動画表示が可能である．さらには左室容積や駆出率などの定量的指標も右側に算出されている

12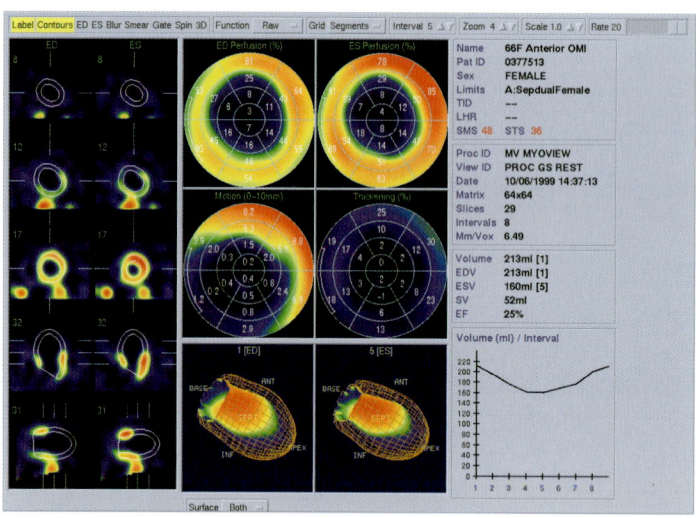

❖ **心電図同期心筋SPECTで得られた拡張末期像と収縮末期像（左），各種機能画像と立体表示像（中），および左室容積や駆出率と容積曲線（右）** （p.147 図3参照）

この例は前壁梗塞例であるが，心尖部を中心に著明な血流低下と機能低下が前壁にみられる．左室駆出率は25％と高度の左室機能低下がある
（文献10より転載）

COLOR ATLAS

13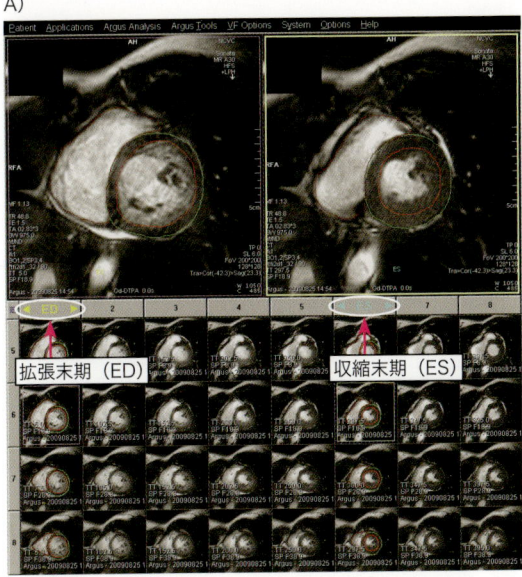

❖ **MRIによる心機能解析** （p.150図1参照）

われわれの施設では，1.5T MRI (Siemens, MAGNETOM Sonata) を使用し，true FISP を用いてシネMRIを撮像している．心臓全体をカバーするように短軸断面を撮像して心機能解析に使用する．壁運動の観察のために長軸断面も撮像している．通常はR波をトリガー信号として心電図同期しているが，R波による同期が難しい場合には脈波同期を用いる．

A) 心機能解析ソフトによる計測（Siemens syngo Argus-MR を使用したもの）

心尖部から心基部まで，心内膜と心外膜のトレースを行う．心電図や脈波は同時に記録されないので，ワークステーション上で，拡張末期は容積が最も大きくなる時相，収縮末期は最も小さくなる時相を選択する（◯）．右室も同じ断面を用いて計測している．

14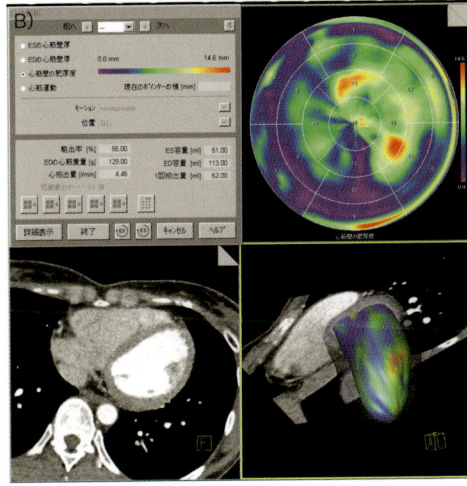

❖ **CTによる心機能解析（Siemens, syngo Circulationを使用）** （p.153図3参照）

われわれの施設で使用しているDual-Source CT (Siemens, SOMATOM Definition) による画像を使用．β遮断薬は使用していない．20時相にわたる再構成が可能であり，多くはR-R間隔の5%ごとまたは10%ごとに再構成される（C-②）．画像のスライス厚は1～2mmを用いる（総画像数が多くなりすぎないようにする）．得られた複数時相の中から，拡張期は容積が最も大きい時相，収縮期は最も小さい時相を選択する．このソフトはCT値をもとに閾値によって血液プールの容積を測定するもので(A)，指示に従ってクリックし，わずかに修正を行うこともあるが手数は少なく，短時間に解析が終了する(B)．乳頭筋を含まないため収縮期は過少評価の傾向があるが，再現性が良くMRIとも相関が良いことが示されている[16]．

冠動脈解析のための撮像では，右室の造影は弱くなり（むしろ造影剤が残っていない方が冠動脈解析は容易である），心室中隔の右室側がトレースできず，壁厚の計測が不正確になることがある．また右室の容積も評価は困難である．

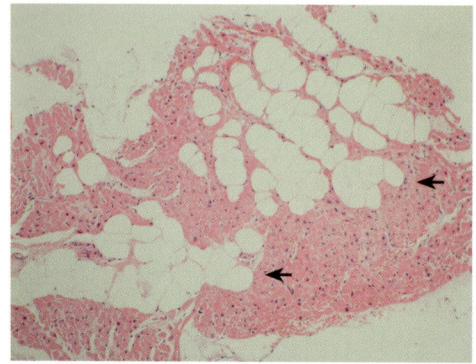

❖ 右室心筋生検病理所見

（p.221 図4 参照）

筋層内に脂肪細胞の浸潤を認める（→）．間質の線維化はほとんどなし

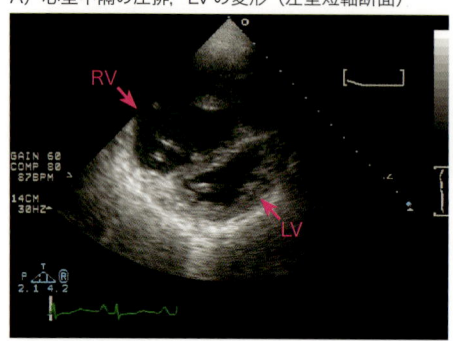

A）心室中隔の圧排，LVの変形（左室短軸断面）

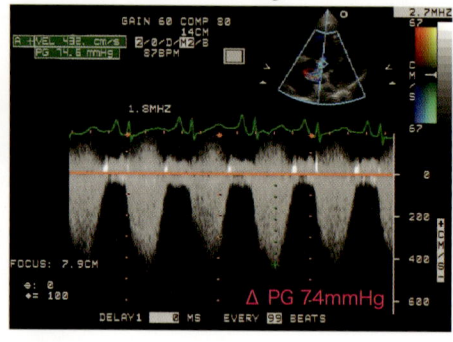

B）TR3-4/4（ΔPG 74mmHg）

❖ 入院時心エコー検査 （p.226 図3 参照）

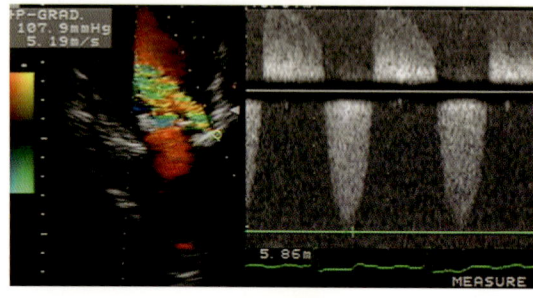

❖ 大動脈弁通過血流速は 5.19 m/s であり，そこから計算される最大弁間圧較差は 108 mmHg であった （p.233 図2 参照）

b)

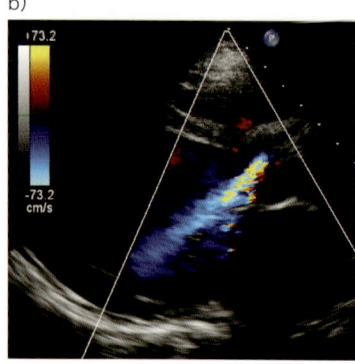

❖ 断層像 （p.238 図1 参照）

b）大動脈弁逆流（カラードプラ法）

COLOR ATLAS

19

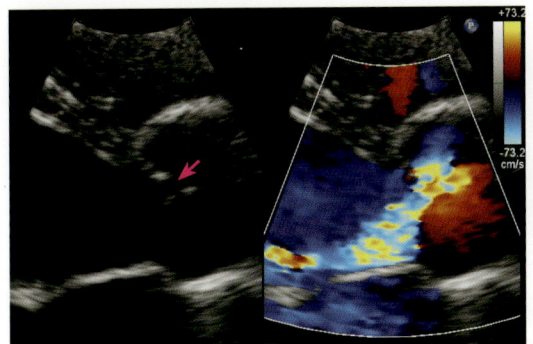

❖ **左室流出路～大動脈弁長軸像の拡大**
（p.238 図2参照）

右冠尖の短縮により間隙（gap, ➝）が生じ、同部位よりARのjetが生じている（右側、カラードプラ法）

20

B)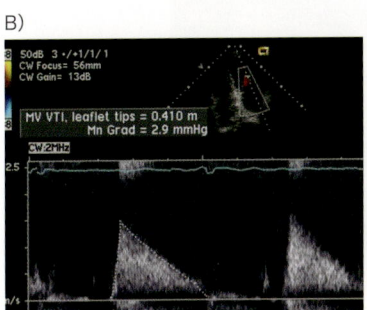

C)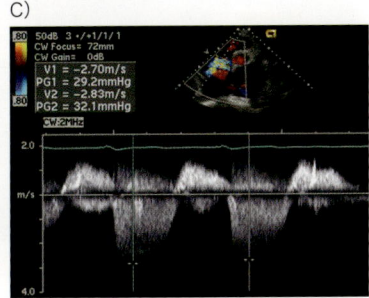

❖ **心エコー検査**
（p.245 図3参照）

21

A) 弁口面積
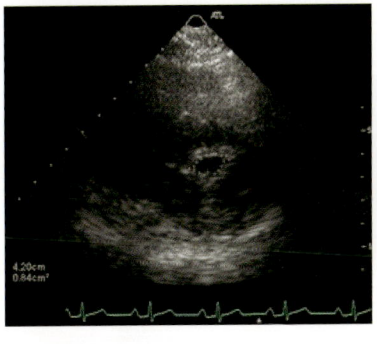
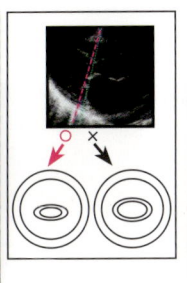

B) 左房左室間圧較差
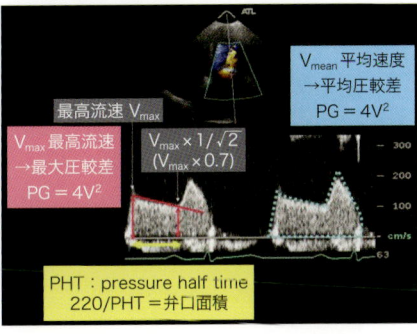

C) 肺動脈圧
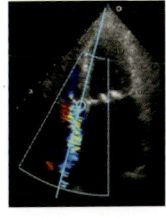
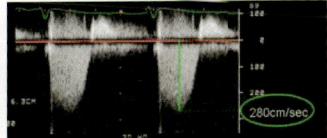

推定肺動脈圧 = $4 \times V^2 + 10$
= $4 \times (2.8 \text{m/sec})^2 + 10$
= $31 + 10 = 41$ mmHg

❖ **MSの血行力学的評価** （p.248 図6参照）

A) 弁口面積：右図に示すように、超音波ビームが僧帽弁口部を通過する部位での短軸像からプラニメトリ法で計測する．少しずれると、弁口面積を過大評価する

B) 左房左室間圧較差：連続波ドプラ法を用いることにより、最大圧較差、平均圧較差、弁口面積が測定できる

C) 肺動脈圧：三尖弁逆流があれば、連続波ドプラ法により右房右室間圧較差を測定し、肺動脈圧を推定することができる

22 TTE 長軸像

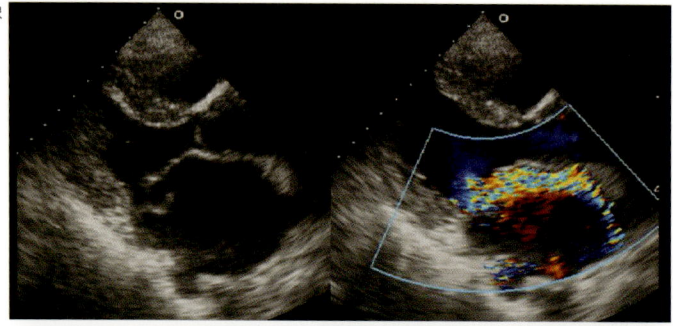

TTE 短軸像

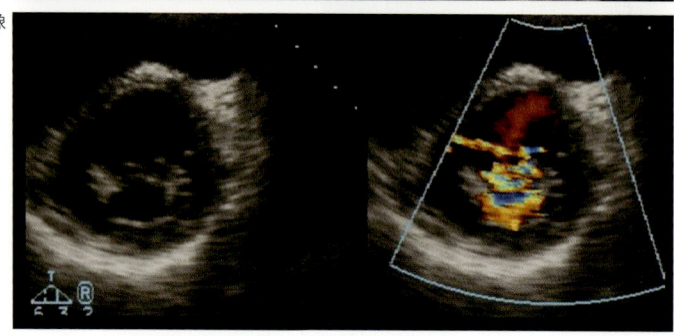

❖ 心エコー検査 （p.252 図4参照）

TTE長軸像（上）とTTE短軸像（下）

23

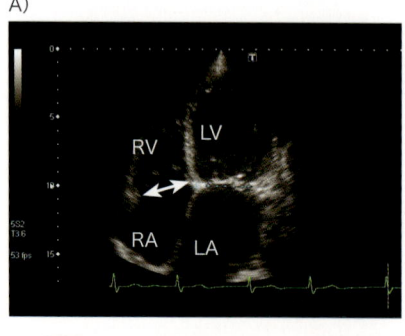

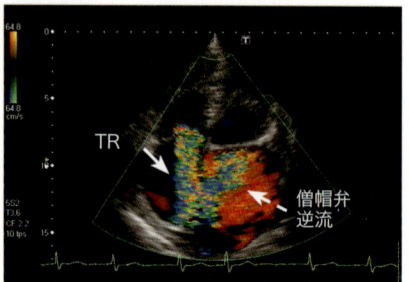

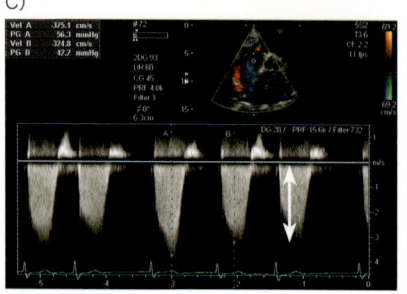

❖ 心エコー検査 （p.259 図3参照）

A）心尖部四腔像：右房・右室の拡大，三尖弁輪の拡大（矢印）を認める．本症例は三尖弁輪39×43mm

B）心尖部四腔像カラードプラ法：TR4度，僧帽弁逆流4度を認める．三尖弁弁尖離開部からTRがふき，右房深部に到達しているため，TR4度と判定した

C）傍胸骨短軸像連続波ドプラ法によるTR流速波形：逆流血流最大速度から拡張期三尖弁間圧較差（矢印）を算出し，収縮期肺動脈圧を推定する．本症例は，拡張期三尖弁間圧較差42mmHg，収縮期肺動脈圧52mmHgと推定された

第1部
心機能評価を知るための基礎医学

§1 分子から細胞まで
§2 心臓の機能
§3 心機能の調節

第1部 心機能評価を知るための基礎医学

§1 分子から細胞まで

1. 筋原線維と収縮関連タンパク質

木原康樹

point

1. 心筋の収縮単位はthick filamentとthin filamentよりなるサルコメアである
2. Thick filamentを形成するミオシン頭部の首振りの数が収縮力を決定する
3. Thin filamentのトロポニン複合体へのカルシウム供給がミオシン頭部の首振りを制御している

1 興奮収縮連関

心筋細胞膜が脱分極(興奮)すると電位依存性L型カルシウムチャネルが活性化され,細胞膜直下にカルシウムイオンが流入する.T-tubeに隣接する筋小胞体(SR)球状部にはカルシウムによって正のフィードバックを受ける大容量カルシウム放出チャネル(ライアノジン受容体)が存在するため,細胞外より流入したカルシウムは同チャネルを活性化してSR内に貯蓄されたカルシウムを増幅的に細胞質内に放出する.この機構は心筋細胞に固有であり,CICR(calcium-induced calcium release)と呼ばれる.CICRは細胞内外における大きな濃度勾配を往復するカルシウム量を減らし,細胞内に予め蓄えたカルシウムを効率よくかつ短時間に利用する巧妙なシステムを形成している.細胞質内に拡散したカルシウムは後述する収縮タンパクと結合し機械的エネルギーを発生する.この全体像を心筋細胞における**興奮収縮連関**(excitation-contraction coupling)と称する(§1-4参照).

2 収縮タンパクの構成要素

心筋細胞における**筋原線維**(収縮タンパク)は太い線維(thick filament)を構成するミオシンとそれに伴走する細い線維(thin filament)を構成するアクチン,トロポミオシン,トロポニンC, I, そしてTの5つのタンパクよりなる.thick filamentとthin filamentとは収縮に際して会合・接触するが,弛緩状態において両者は空間的に解離している.ミオシンは電子顕微鏡でのZバンドに連なるTitinに結合するとともにMバンドを形成するMyomesin, M proteinなどのM-band proteinsによって束ねられ,整然とした配列を形成している.一方のthin filamentはZバンドにおけるα-/β-actininなどのZ-line proteinsやTropomodulin, Nebuletteと結合しており,両者の収縮期結合が細胞骨格に対して張力として伝達される構造が形成されている.

3 ミオシン

Thick filamentの主要構成タンパクであるミオシンは分子量500KDの巨大分子であり，**頭部**（head），**尾部**（tail），それにミオシン軽鎖（light chain）より構成される（**図1**）．尾部は約1,700Åの長さでthick filamentの主軸をなし，αヘリックス構造の針金状分子2本がやはりαヘリックス状に相互に絡まって固い鉄筋構造を形成している．尾部の一端には頭部をなす分子量220KDの巨大な球状分子2個が線維軸より突出している．この突出がアクチンとの結合（cross bridge）部分であり，アクチンにより活性化されるミオシンATPase活性を有している．哺乳類心室のミオシンATPaseにはV1（α，α），V2（α，β），V3（β，β）の3種類があり，その酵素活性速度がcross-bridge cycling，すなわち収縮・弛緩特性を決定している．ミオシン頭部と尾部との接合部近傍には2ペア（計4個）のミオシン軽鎖（約20KD）が付着している．心筋細胞における軽鎖分子の役割は明らかではないが，骨格筋においてはカルシウム結合部位であり，また平滑筋においてはそのリン酸化が緊張性収縮を一次的に決定する重要因子であることが知られている．ミオシン軽鎖接合部位付近には尾部分子の中で唯一可変性を有するhinge pointsが2カ所あり，ミオシン頭部の首振り運動の支点となっている．

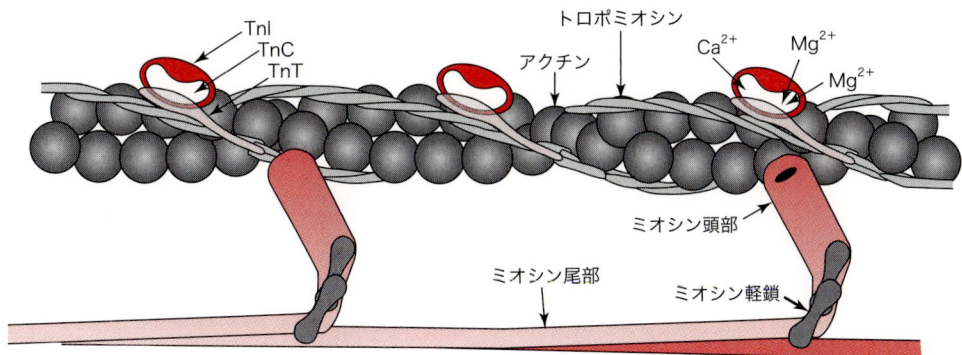

●図1　サルコメアアセンブリの模式図
　　　TnC：トロポニンC，TnI：トロポニンI，TnT：トロポニンT（文献4より）

4 アクチンとトロポミオシン

アクチンは1個が42KDの球状タンパクであるが，細胞質中では相互に重合しひも状の**Fアクチン**を形成する．Fアクチン2本は385Åで1回捻転する二本鎖となり，その側面にミオシン尾部と同様なcoiled-coil，二本鎖鉄筋構造を有する**トロポミオシン**（400Å長）が結合する．アクチンの分子構造は種を超えて保存されていることが知られている．それ自体は酵素活性を有しないが，前述のごとくミオシンとの結合によりそのATPaseを活性化させる．

5 トロポニン複合体

Fアクチンが1捻転するごとにトロポミオシンの断端が現れるわけであるが，その各断端にはトロポミオシン側より並べるとトロポニンT，トロポニンI，そしてトロポニンCの3分子

よりなるトロポニン複合体が結合している．

　トロポニンTはそのなかで最も大きな分子であり，機能性を有するトロポニンI，Cとトロポミオシンとの架橋として存在している．トロポニンT自体にはリン酸化やカルシウム結合能はないものの，その三次元構造が，トロポニンI，Cの機能を修飾していることが最近の研究によりわかってきている．トロポニンCはいちばん遠位にあるタンパクであり，4つのカルシウム結合部位を有するEFハンドファミリータンパクである．4つのカルシウム結合部位のうち2つはカルシウムとマグネシウムの両者に対して競合的に結合能を有する．細胞質内においてはマグネシウム濃度がカルシウムのそれよりも3オーダー高いためこれらは常時マグネシウムが占拠している．残りのうち1つは心筋特異的なアミノ酸残基変異によりカルシウムイオンへの親和性が著明に減弱している．そのため残り1つのカルシウム結合部位が収縮を決定する機能を担っている．1：1のカルシウムイオンのオン・オフがcross-bridge cyclingを瞬時に決定する機序がここにある．

　トロポニンCへ供給されるカルシウムの大半はCICRによってSRから放出され，拡散によってもたらされる．トロポニンIはトロポニンTとCとの間にある23KDのタンパクであるとともに，アクチンのミオシン結合部位を覆うように存在する．カルシウムと結合したトロポニンCは自らの立体構造を変化させることにより，トロポニンIをアクチンより解離させ，アクチンとミオシンとの結合（収縮）を実現する．つまり，トロポニンIはアクチンに対する抑制装置であり，トロポニンCへのカルシウム結合がそれを解除する役割を演じている．トロポニンI分子20番目のセリン残基は心筋に特異的であり，同部位がPKAによってリン酸化されると，トロポニンCのカルシウム親和性が減弱する．これがβ受容体刺激における弛緩時間短縮の主要機序として働いている．

6　サルコメアと収縮

　Zバンドで区切られ整然とした配列を示すthick filamentとthin filamentの束を**サルコメア**と称する．トロポニンCのカルシウム受容体にカルシウム1個が結合すると，トロポニンIがアクチンから解離しアクチンがミオシン頭部と結合する．これによりミオシンのhinge pointが首振り運動を生じ，サルコメアはZバンド方向へ移動する．これが心筋収縮である．収縮の強さは，幾つのミオシン頭部が首を振ったかに比例する．したがって，カルシウムの供給が収縮の強さを一次的に決定する．

> **memo　Frank-Starling機構**
> 　心筋はより大きな前負荷（より強い安静時張力）が加えられるとそれに比例して大きな収縮を生じる．これは，骨格筋や平滑筋にはみられない心筋に特有な性質でありFrankとStarlingにより詳細に検討をされた．Frank-Starling機構は前負荷増大に対する心臓の基本的な代償機序であるが，その分子レベルでの成因は未だに十分解明されていない．いくつかの要素の複合事象であることはわかっており，その中心にはサルコメアが伸展された際に，thick filamentとthin filamentとの距離が接近し，それがアクチンとミオシン頭部との結合を有利にしていることが考えられている．

文献

1) Katz, A. M. : Physiology of the Heart, 3ed Ed., Lippincott Williams & Wilkins, Philaderphia, 2001, pp123-150
2) Fabiato. A. : Calcium-induced release of calcium from the cardiac sarcoplasmic reticulum. Am J Physiol Heart Circ Physiol, 287 : H1885-H1886, 2004
3) Allen, D. G. & Kurihara, S. : The effects of muscle length on intracellular calcium transients in mammalian cardiac muscle. J Physiol, 327 : 79-94, 1982
4) Moss, R. L., Razumova, M., Fitzsimons, D. P. : Myosin crossbridge activation of cardiac thin filaments: implications for myocardial function in hearth and disease. Circ Res, 94 : 1290-1300, 2004
5) Solaro, R. J. : Mechanisms of the Frank-Starling law of the heart: the beat goes on. Biophs J 93:4096-4096, 2007

第1部　心機能評価を知るための基礎医学

§1 分子から細胞まで

2. 心臓でのカルシウムイオン動態

高島成二

point

1. 心筋細胞の収縮は一過性の細胞内Ca^{2+}イオンの上昇により惹起される
2. 細胞内Ca^{2+}の上昇には膜電位に依存した多くのイオンチャネルの開閉が関与する
3. 心臓疾患の病態を考えるうえで細胞内Ca^{2+}動態の考察は必須である

1　はじめに

　心不全・虚血性心疾患・不整脈など，実地臨床で遭遇する疾患に細胞内のCa^{2+}動態まで考えて治療している臨床医は少ないと思われる．しかし，これらの心疾患の病態にCa^{2+}の動態が深くかかわることは間違いなく，直接Ca^{2+}チャネルを制御するCa^{2+}チャネル遮断剤のみならずほとんどの循環器病薬が心臓でのCa^{2+}動態に影響を与える．特に不整脈に関してはCa^{2+}チャネルの異常が直接の原因になることもあり，抗不整脈薬としてのCa^{2+}遮断剤とあわせて，ある程度の知識はその治療にも必要と思われる．しかしいまだその生体内での正確なCa^{2+}動態は不明な点が多いことを強調したうえで，心臓におけるきわめて巧妙なCa^{2+}動態調節機構に関して概説したい．また，これらのCa^{2+}動態にかかわる重要なタンパク質の同定などにわが国の研究者が大きな貢献をしてきたことも特記しておく．

　本項では，とう結節や心房，房室結節，ヒス束のような特殊な心筋細胞は焦点とせず，実際の収縮性に影響を与える左心室の作業心筋のみを対象とし，細胞内のCa^{2+}が心臓が一拍する間にどう変化するかを図にそって述べる．どの教科書にも記載のあるCa^{2+}動態の模式図であるがCa^{2+}の動きを示す各部位に多くのタンパク質分子が絶妙に調和している．その一端を概説する．

2　Ca^{2+}の細胞膜からの流入

1）電位依存性Ca^{2+}チャネルの開閉機構

　Ca^{2+}は細胞外と細胞内では全く異なる濃度をもつ．値を覚える必要は全くないが，細胞内に比して細胞外のCa^{2+}濃度は非常に高い．また，心筋細胞の表面にはCa^{2+}のみを通す**チャネル**という構造が存在する．これは拡張した左心室心筋では閉じているが収縮の電気的シグナルが伝わると開く．チャネルが開くと細胞内外の濃度勾配に応じてCa^{2+}は外から中へ流入する．すなわちCa^{2+}は濃度勾配に応じてただ流入してくるだけである．したがって，チャネルがど

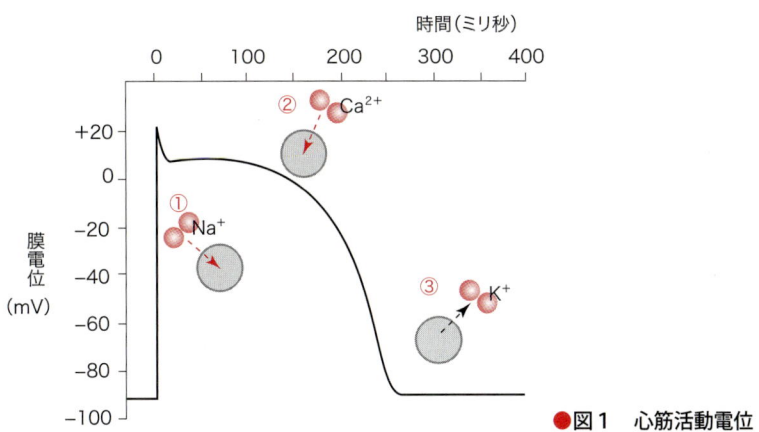

●図1　心筋活動電位

のような機序で開くかがこの最初のCa^{2+}流入の理解に重要な点である．

　心筋細胞に電気的刺激が伝わると細胞膜の電位が変化する．電位は細胞内と外にあるイオン勾配とチャネルの開閉によって形成される．電位はmVの単位で示される電気的特性である．収縮状態にない心筋では細胞膜の内側の電位は－90mVぐらいである．ヒス束を伝わってきた電気信号はNa$^+$チャネルを一時的に開くことにより非常に速いスピードでこの電位をプラス側に持っていく刺激を左心室全体に送る．細胞内に比し細胞外に大量に含まれるプラスのNa$^+$が外から内に入れば電位はプラス側に振れる（図1①）．しかしまだこの段階でCa^{2+}チャネルは開かない．電位の変化を最初に感知したNa$^+$チャネルは瞬時に細胞膜の電位を－40mVぐらいまでに引き上げる．そこではじめてCa^{2+}チャネルが開いてCa^{2+}が流入する（図1②）．膜電位はプラスまで上がるがやがてこれらのチャネルは閉じて代わってK$^+$チャネルが開き，細胞内に大量にあるK$^+$がK$^+$チャネルを介して外に流出することによりまた電位はまた－90mVまで戻っていく（図1③）．この過程でCa^{2+}チャネルも電位の変化に並行して閉じる．これでほぼ一拍が完了するので約1秒間の間に，とう結節からの電気信号に反応し，多くのチャネルが複雑に連動して開閉を繰り返し電位の変化を引き起こす．結果としてCa^{2+}が一定量一定時間だけ流入する（図2①）．Na$^+$の流入もK$^+$の流出もあるがなぜCa^{2+}だけを強調するかというとCa^{2+}こそが心筋の収縮につながるシグナルを形成するからである．

2）電位依存性チャネルの分子機構

　最近になりどのようにして電位の変化をチャネルが感知するかの分子メカニズムが明らかになりつつある．これらのチャネルはイオンを通す部分と電位を感知する部分が別々のタンパク質構造をもっており，それがつながっている[1]．この電位を感知する部分はチャネルの構造が違っていてもほぼ共通しており，細胞膜に埋め込まれた様子は，まさに"電位センサー"にふさわしい構造といえる．同じような構造をもった電位センサーが進化の過程でさまざまなチャネルと組み合わさり高次構造体である心臓の動きをつかさどる様子はまさに神秘的である．しかも，電位の値によってNa$^+$チャネルとCa^{2+}チャネルでは開き方が異なることからも微妙な電位センサーの構造的差異が存在することが示唆され興味は尽きない．

　臨床的にも，これらの多くのチャネルの1つでも機能不全を起こせば重篤な不整脈を来すことも知られている．またこれらのチャネルの開閉を操作することにより逆に不整脈を治療する

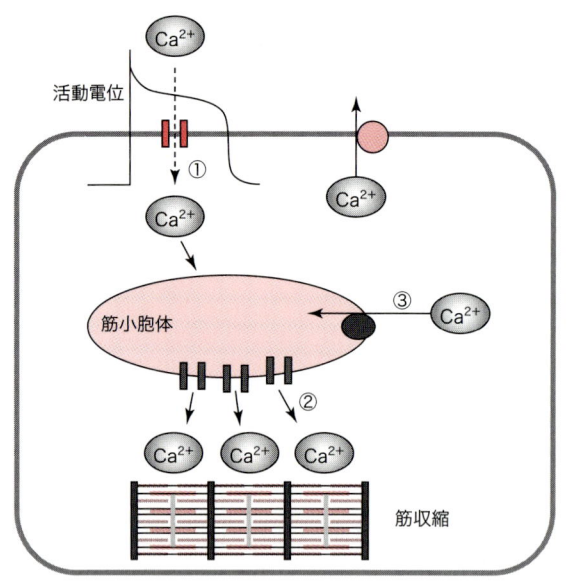
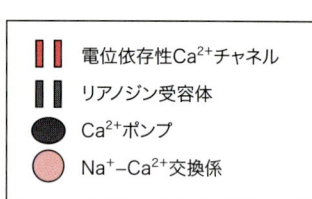

●図2　心筋細胞内Ca^{2+}動態

ことが可能である．事実多くの抗不整脈薬がこれらのチャネルの開閉を制御する薬剤である．かかる事実は上記したチャネル同士がいかにうまく協調して心臓の電気的安定性を保っているかを物語っている．

3 　Ca^{2+}誘発性Ca^{2+}放出

　上記のような複雑なチャネルの組み合わせにより一時的に上昇したCa^{2+}の量は，実は心筋の収縮に十分な量ではない．不足したCa^{2+}を補うために，心筋は独自のメカニズムを有している．心筋細胞のCa^{2+}チャネルは細胞膜と筋小胞体膜が近接した接合膜構造に局在する．Ca^{2+}チャネルから流入したCa^{2+}は，その直下の筋小胞体膜のリアノジン受容体から**Ca^{2+}誘発性Ca^{2+}放出**を誘起して一挙に細胞内のCa^{2+}濃度を心筋収縮が起こるレベルまで上昇させる（図2②）．このすばやいCa^{2+}上昇を同期的に行うために心室筋にはT管構造という特殊な細胞膜の陥入が多数存在し，筋小胞体への距離が近いこの部分にCa^{2+}チャネルの発現を集約させている．これにより電位を感知したCa^{2+}チャネルによるCa^{2+}流入は筋小胞体のリアノジン受容体を刺激して小胞体から瞬時にCa^{2+}を放出する．Ca^{2+}は筋肉の収縮に必要な量まで約0.1秒間上昇し，その後再び速やかに小胞体内にCa^{2+}ポンプを経由して能動的に取り込まれる（図2③）．この巧妙な分子機構は，上記で概説した心筋の電気的刺激によるわずかなCa^{2+}の流入をすばやく増幅して筋肉の収縮に結びつけるために進化した，心臓独自の生理機能と考えられる．

4 　上昇したCa^{2+}による筋肉の収縮

　§1-1でも述べられているように，筋肉がいかに収縮するかでさえまだ謎の部分が多い．20

世紀の中ごろに江橋らがCa^{2+}が筋肉の収縮に大事だという仮説を打ち立てた当時は誰も信じなかったとされている．今はCa^{2+}が筋肉の収縮に重要であることは疑う余地もないが，それもCa^{2+}を感知するタンパク質であるトロポニンが発見されるまではその分子機構は不明のままであった．上記した分子機構により上昇したCa^{2+}はトロポニンという分子に結合し瞬時に抑制されていたミオシンのATPを収縮力に変える力を解放すると考えられている．この分子機構は0.1秒間しか上昇しないCa^{2+}の動きをすばやく筋肉の収縮に変換させるための必須の分子機構であったと思われる．平滑筋などではトロポニンが存在しないためCa^{2+}の上昇から1秒という時間がかかることを考えると，このセンサータンパク質の分子機構の敏速性が理解できる．

> ● memo　Ca^{2+}センサーとしてのトロポニンIの発見と診断への利用
>
> Ca^{2+}により心筋が収縮するために必須のアクチンとミオシン以外のタンパク質として精製されたのが発見の経緯である．その敏速Ca^{2+}センサーとしての働きからトロポニンIは心筋の収縮を考えるうえで最も重要な分子の1つである．タンパク量が比較的多く，心臓に特異的なアイソフォームが存在するため，トロポニンIは現在，心筋梗塞のマーカーとして臨床現場でも頻繁に測定されている．このことは，発見の経緯とあわせて考えると大変興味深い．

5　おわりに

心臓における複雑なCa^{2+}調節機構をここですべて論じるのは不可能だが，実に多くの分子が巧妙にかかわり合い心臓の収縮を来すことがおわかりいただけたと思う．ところが，カテコラミンはどうして収縮性を上げるのか，という単純な問いに対しても確かにCa^{2+}の濃度が上がるのは間違いないがそれがどういう分子機構によるかはいまだにはっきりとは解明されていない．高次の構造体である心臓の分子機構の全容が解明されるにはさらなる研究の積み重ねが必要であろうが，これらの分子生物学的研究が進めば心疾患に対する薬効動態や病態への理解もさらに進むと期待される．

文献
1) Long, S. B. et al. : Atomic structure of a voltage-dependent K$^+$ channel in a lipid membrane-like environment. Nature, 450 : 376-383, 2007

第1部 心機能評価を知るための基礎医学

§1 分子から細胞まで

3. ミトコンドリア（エネルギーの産生）

横田　卓，筒井裕之

point

1. ミトコンドリアは生命活動に必要不可欠なエネルギー産生工場である
2. ミトコンドリアはエネルギー代謝の副産物として活性酸素を産生する
3. ミトコンドリアは細胞死（アポトーシス）の中心的な役割を担っている
4. ミトコンドリア機能の低下が，心不全の発症・進展に関わっている

1 はじめに

ミトコンドリアは直径約1μmの糸粒状の細胞内小器官で，TCA回路，脂肪酸β酸化，および電子伝達系を有し，ATPを産生する工場といわれている．生命活動に必要なエネルギーは，ATPがADPに分解される際に生じる．ミトコンドリアで産生されるATPは，好気性代謝によるATP産生の約95％を占め，ミトコンドリアの量的・質的変化が細胞機能にさまざまな影響を及ぼすことは容易に想像できる．ミトコンドリアDNAの変異によりミトコンドリア機能が障害され，おもに神経・心臓・骨格筋といったエネルギー産生の活発な臓器で機能異常を認めるミトコンドリア病は以前から知られているが，近年生活習慣病やパーキンソン病などの種々の疾病の発症，さらには老化においてもミトコンドリア機能の低下が関与することが報告されるようになった[1)2)]．

心臓は自動能により1日約10万回収縮・拡張を繰り返しており，常に大量のエネルギーを作り出さなければならないため，心筋細胞あたりにミトコンドリアが占める面積の割合は約30％と他の臓器と比べてはるかに多い．一方でミトコンドリアはATP産生の副産物として活性酸素の発生も引き起こす．さらにミトコンドリアは細胞死（アポトーシス）においても中心的な役割を担っている．本項では心不全の発症・進展におけるミトコンドリアの役割を中心に解説する．

2 活性酸素の産生源としてのミトコンドリア

エネルギー代謝の過程でミトコンドリア電子伝達系を流れる電子の1～5％は，異常がなくても途中で漏出し，スーパーオキサイドアニオン（・O_2^-）などの**活性酸素種（reactive oxygen species：ROS）**に転換される（**図1**）．ROSはきわめて強い酸化作用を有し，周囲の物質（脂質・タンパク質・核酸など）と反応してあらゆる細胞構成分子や細胞内小器官を

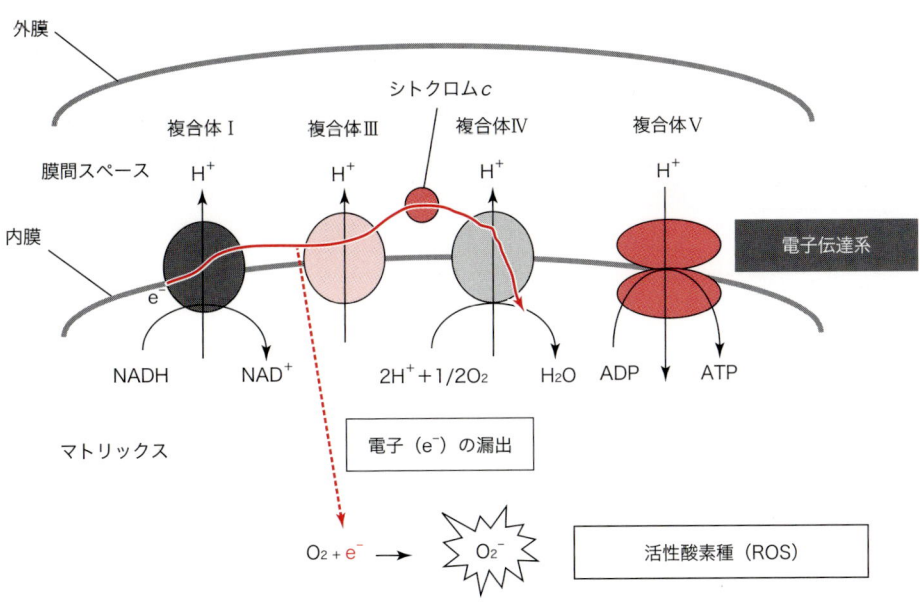

●図1　ミトコンドリアと活性酸素

攻撃するが，なかでも傷害を受けやすい細胞内小器官はミトコンドリア自身であると考えられている．さらにROSの発生源である電子伝達系の近くに存在するミトコンドリアDNA（mtDNA）は，核DNAのようにヒストンで保護されていないため，傷害を受けやすい．通常エネルギー代謝の過程で発生するミトコンドリア由来の活性酸素の多くは，スーパーオキシドジスムターゼ（SOD）やカタラーゼなどの抗酸化酵素や，ビタミンCやEなどの抗酸化物質によって除去されるが，この攻撃と防御のバランスが崩れたときに**酸化ストレス**として組織への傷害が発生する．

> ●memo　**ミトコンドリアDNA（mtDNA）**
>
> 動物細胞で固有のDNAを有する細胞内小器官（オルガネラ）は，核とミトコンドリアのみである．ヒトなど哺乳類のmtDNAは約16,000塩基対で構成される小さな環状二本鎖DNAであるが，総計1,000種類以上のミトコンドリアタンパク質のうち，わずか13種類のミトコンドリアタンパク質をコードしているにすぎない．このため，mtDNA単独ではミトコンドリア機能を制御することはできず，核DNAと連携をとりながら働いている．さらにmtDNAはミトコンドリア内膜に存在する電子伝達系複合体（複合体Ⅰ，Ⅲ，Ⅳ，Ⅴ）を構成するタンパク質をコードしているだけでなく，mtDNA自身の複製，転写および翻訳などを支配する遺伝子を有し，ミトコンドリアの生合成にも関わっている．

3 アポトーシスにおけるミトコンドリアの役割

近年の研究によりミトコンドリアは**細胞死（アポトーシス）**においても中心的な役割を担っていることが明らかになった．生体では，サイトカインの産生，酸化ストレスの亢進，およびDNAの損傷といったストレッサーにより，ミトコンドリア膜の透過性が亢進し，外膜と内膜により区画された膜間スペースに存在するシトクロムcなどのアポトーシス誘導タンパク質が細胞質に漏出する．漏出したシトクロムcは，タンパク質分解酵素カスパーゼを活性化し，種々の重要なタンパク質を切断することによりアポトーシスを誘導する（図2）．

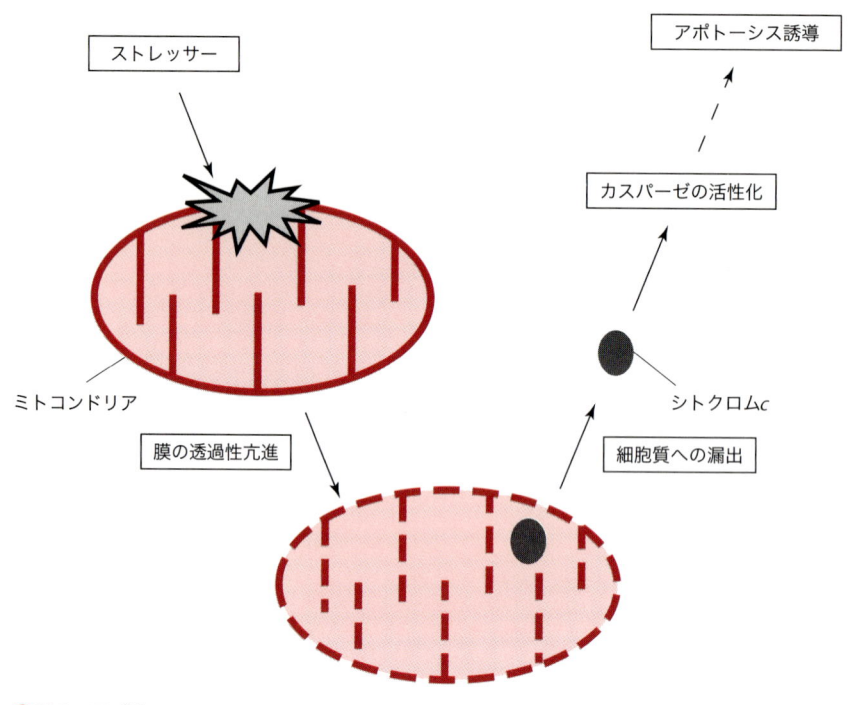

●図2　アポトーシス

4 ミトコンドリアと心不全

従来から虚血再灌流障害やアドリアマイシン心筋症では，酸化ストレスがミトコンドリア機能障害に関与することは知られていたが，**心不全においても心筋細胞内におけるミトコンドリア由来のROSが増加していること**をわれわれは報告している[3]．不全心筋のミトコンドリア電子伝達系で過剰に産生されたROSは，ミトコンドリア自身，とりわけmtDNAを直接傷害する可能性があり，実際にmtDNAコピー数の減少やミトコンドリア電子伝達系複合体活性の低下を認めた[3]．心不全の発症・進展過程において，ミトコンドリア機能の低下により心筋のエネルギー代謝が低下するとともに，ミトコンドリア内膜の電子伝達系を進めなくなった電子の漏出が増加し，酸化ストレスがさらに亢進するという悪循環を形成することが予想される（図1）．

また心不全の進展にアポトーシスが関与することが知られており，ミトコンドリアがその司令塔としての役割を担っていると考えられている．実際に心筋梗塞，拡張型心筋症，および慢性心不全末期患者の心筋でアポトーシスが誘導されることが確認されている[4]．**アポトーシスによる心筋細胞数の減少は，結果として心機能の低下へと導かれる**．さらに梗塞周囲の心筋組織において心筋梗塞発症早期よりアポトーシスが誘導されることが報告されており[5]，**アポトーシスが心筋リモデリングにも関与している**と考えられている．

5　おわりに

　ミトコンドリアは生命活動に必要なエネルギー産生工場としての役割に加えて，エネルギー代謝の副産物としての活性酸素の産生や細胞死（アポトーシス）にも関与しており，細胞機能や寿命に多大な影響を及ぼしている．心不全の発症・進展においてもミトコンドリアは重要な役割を果たしており，酸化ストレスの制御などを介してミトコンドリア機能をいかにして維持するか，今後の心血管病の予防・治療において重要な検討課題である．

文献
1) Petersen, K.F., et al. : Science, 300 : 1140-1142, 2003
2) Henchcliffe, C., et al. : Nat.Clin.Pract.Neurol., 4 : 600-609, 2008
3) Ide, T., Tsutsui, H., et al. : Circ. Res., 88 : 529-535, 2001
4) Lee, Y., et al. : Apoptosis, 14 : 536-548, 2009
5) Olivetti, G., et al. : J. Mol. Cell. Cardiol., 28 : 2005-2016, 1996

第1部　心機能評価を知るための基礎医学

§1 分子から細胞まで

4. 興奮収縮連関（Excitation-Contraction Coupling）

島本　健，川名正敏

point

1. 興奮収縮連関は心筋細胞膜脱分極から収縮，弛緩に至るまでのCa^{2+}の情報変換の過程である
2. 細胞内外で著しい濃度較差のあるCa^{2+}は筋小胞体リアノジン受容体，筋小胞体Ca^{2+}ポンプや細胞膜$Na^+ - Ca^{2+}$交換機構を中心に多くのタンパク質により調節されている
3. リアノジン受容体からは確率論的にCa^{2+}が流出しており，このCa^{2+} leakは収縮，弛緩以外の生理的な細胞内情報伝達に関与している
4. 障害心筋では異常なCa^{2+} leakがみられ，ストレスやカテコラミンなどがトリガーとなり不整脈が発生し，突然死の原因となる

1 はじめに

　心臓の収縮は細胞質内Ca^{2+}の一過性の上昇から始まる．細胞質内のCa^{2+}は普遍的な二次伝達物質であるが，その振幅や頻度（周波数）あるいは局在化などさまざまな形で情報変換されて，はじめて特異的な細胞反応が可能となる．Ca^{2+}濃度は細胞膜表面と筋小胞体（sarcoplasmic reticulum：SR）内はおよそ$10^{-3} \sim 10^{-4}$M，細胞質はおよそ収縮期で10^{-6}M，拡張期で10^{-7}Mと著しい濃度勾配が存在し，Ca^{2+}のダイナミックな動きは細胞膜やSR膜に存在するチャネル，ポンプ，トランスポーター，そして多くの調節タンパクにより制御される．

　細胞質内のCa^{2+}の変動をCa^{2+}トランジェントという．図1はラット心室筋細胞のCa^{2+}トランジェントを蛍光Ca^{2+}インジケーターで見たものである．Aではペーシング下のCa^{2+}トランジェントの周期的変動が，Bでは活動電位とは無関係に細胞内の一部の自発的なCa^{2+}の放出（Ca^{2+} sparks*）と像下方から移動するCa^{2+}の流れ（Ca^{2+} wave）がみてとれる．Ca^{2+}トランジェントは細胞膜活動電位が引き金となり発生し，急速に増加，減衰し心周期を形成する．心筋の収縮弛緩はCa^{2+} transientの増減にほぼ応じて同様の動態を示す[1]．この細胞膜の脱分極から細胞質内Ca^{2+}の上昇，収縮の開始そしてCa^{2+}減少，弛緩までを広義の意味で興奮収縮連関（excitation-contraction coupling：ECC）という．Ca^{2+} sparksはECCの最も基本となる構成要素であり，脱分極によるCa^{2+}トランジェントの発生はCa^{2+} sparksが確率論的に集積したものとも考えられる．細胞膜脱分極とSRからのCa^{2+}放出（Ca^{2+} sparks）の連関を狭義の意味のECCという．

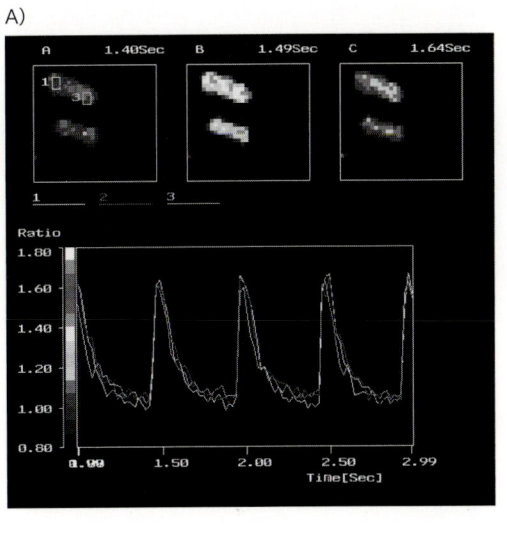 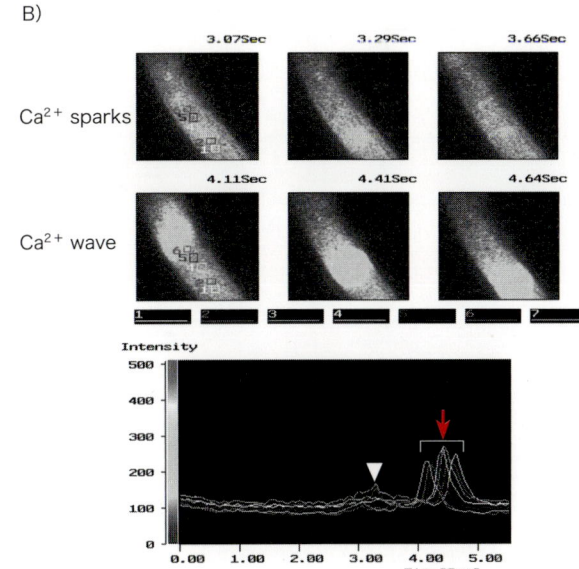

● 図1　単離心室筋細胞のCa²⁺トランジェント（巻頭カラー 1 参照）
　Caインジケーターは A.Fura2, B.Fluo3 で細胞内の各測定部位を色分けして示してある．A：ペーシング下，B：非ペーシング，ノルアドレナリン 10^{-6} M
　Aでは各部位のCa²⁺トランジェントの同期がみられる
　Bでは自発的な局所的Ca²⁺の放出であるCa²⁺ sparks（▽）と局所的なCa²⁺トランジェントの移動であるCa²⁺ wave（↓）がみられる．3段目はCa²⁺トランジェントのintensityを時系列で表示したものである

> ● memo　**Ca²⁺ sparks の定義**
> 　SRからの限局した低振幅のCa²⁺放出を可視化したものがCa²⁺ sparksである．

2　リアノジン受容体とSERCA

　Ca²⁺トランジェントは細胞膜の脱分極によるL型Ca²⁺チャネル（LCC）の開口からはじまる．この開口したLCC付近の細胞質には収縮に直接関与しない著しく高濃度のCa²⁺が流入する[2]．細胞膜に連続するT管のLCCと近接した構造をとるSRの心筋リアノジン受容体（ryanodine receptor：RyR2）は四量体からなる巨大複合タンパクで，LCCに近接したRyR2の細胞質領域をフットという（SR Ca²⁺ release complex，図2）．LCCから流入したCa²⁺によりフット領域のコンフォメーションが変化しRyR2のSR膜部のCa²⁺放出チャネルが開口する．このようにLCCから流入したCa²⁺がトリガーとなりRyR2からCa²⁺が放出する現象をCa²⁺ induced Ca²⁺ release（CICR）という[3]．他にNa⁺チャネルを介して流入するNa⁺が細胞膜直下に局所的に蓄積することで，Na⁺-Ca²⁺交換機構（NCX）が逆回転しCa²⁺が流入する機序もある（図2）．RyR2の開口確率（open probability）はフット領域のCa²⁺濃度に依存する．また，開口確率は細胞質内マグネシウム（Mg²⁺）やSR内のCa²⁺やMg²⁺（luminal Ca²⁺，Mg²⁺）濃度に依存するとの報告もあり，Ca²⁺ waveの形成，RyR2のCa²⁺放出停止，

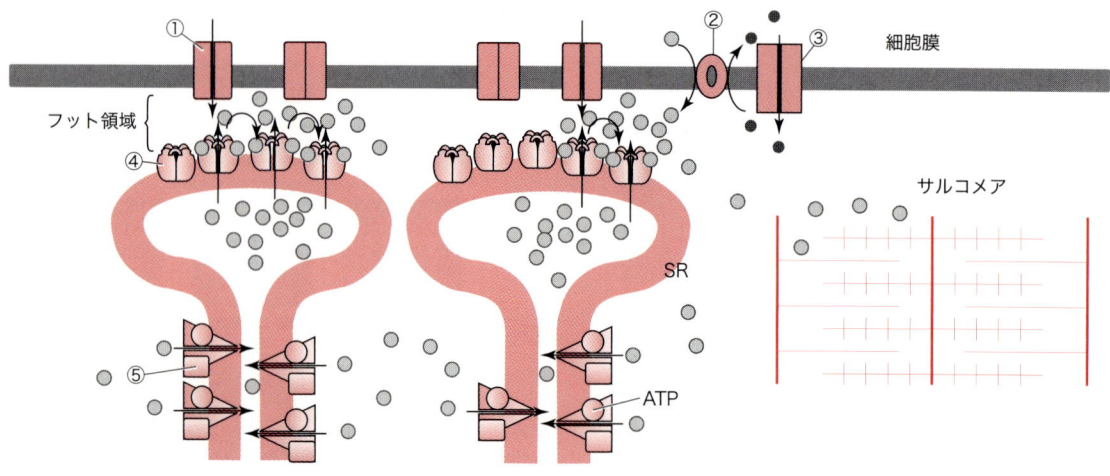

●図2　Ca^{2+} induced Ca^{2+} release
①：L型Ca^{2+}チャネル，②：Na$^+$-Ca^{2+}交換機構，③：Na$^+$チャネル，④：リアノジン受容体，⑤：Ca^{2+}-ATPase（SERCA）とフォスフォランバン，〇：Ca^{2+}イオン，●：Na$^+$イオン

後述するSOICRやCa^{2+} clockなどとの関連が示唆される．

　心筋細胞の弛緩には細胞質内のCa^{2+}の減少が必要である．SRからの放出を停止させる正確な機序は不明であるが，局所Ca^{2+}の上昇による放出チャネルの不活化，SR腔内のCa^{2+}が閾値以下となることによるCa^{2+}放出の停止（腔内Ca^{2+}依存性不活化：luminal Ca^{2+}-dependent deactivation），確率論的なRyR2の閉口（stochastic attrition）などの仮説がある[4]．増加した細胞質内Ca^{2+}はSRのCa^{2+}ポンプ（Ca^{2+}-ATPase，SERCA）によるSRへの再取り込み，細胞膜NCXによる細胞外へのくみ出しにより低下し静止状態となる．

　CICRはRyR2からのCa^{2+}放出がさらに他のSR上のRyR2を活性化する正のフィードバックであると考えられてきた（common pool model）．最近では単独あるいは複数のLCCと対となる複数のRyR2が機能的ユニット（Ca^{2+} release unit：CRU）として働き，生理的状態では他のSR上のCRUには影響を与えないと考えられている（local control model，図2）．CRU同士は共役開閉し，時間および空間的に同期したCa^{2+}トランジェントが発生し正常な心筋収縮をもたらす．四量体にそれぞれ結合したFKBP12.6（FK506-binding protein）が，近接するRyR2との協調した開口すなわち共役ゲーティングに関与している[5]．

　正常心筋ではECCとは別に収縮には寄与しない程度のCa^{2+}がRyR2から確率論的に放出（**Ca^{2+} leak**）されており，このCa^{2+} leakは生理的な細胞内情報伝達や遺伝子転写（excitation-transcription coupling），タンパク質翻訳後修飾，アポトーシスの感受性などに関与し，細胞の生存に欠かせない機構とされている[6]．

> ●memo　**Ca^{2+} leakの定義**
> このCa^{2+} leakという用語は実験的に細胞質からのCa^{2+}流出を遮断することによるSR内Ca^{2+}の増加時にみられるCa^{2+}放出に対して使用されたが，現在生理的放出に対しても広く使用されている．

3 興奮収縮連関の調節

　心筋は心拍数や収縮力を必要に応じて絶えず変化させなければならない．RyR2は，そのフット領域にプロラインキナーゼA（PKA），FK506結合タンパク（FKBP12.6），カルモジュリン（calmodulin：CaM），カルモジュリン依存症タンパクキナーゼⅡ（CaMKⅡ），脱リン酸化酵素（phosphatase：PP），ホスホジエステラーゼ4D（PDE4D）などの制御タンパクを附属する．RyR2の開閉機構はこれらのタンパク質の翻訳後修飾やタンパク質間相互作用（protein-protein interaction）により調節されている[7]．

　翻訳後修飾としては，特に**リン酸化**が重要である．β受容体の活性化によるリン酸化は主要なECC調節機構の一つであるが，生理的には運動時の心拍上昇に伴う収縮の増強（Bowditch現象）やストレス時のfight-or-flightなどの現象が知られている．RyR2のリン酸化の程度はRyR2上に限局して存在するPKA，CaMKⅡなどのリン酸化酵素とPP1，PP2Aなどの脱リン酸化酵素の活性バランスで決定される[6]．しかしRyR2上のリン酸化部位が複数存在することや，また異なるリン酸化酵素で同一部位がリン酸化されること，また生理的あるいは病的心筋におけるリン酸化部位にもオーバーラップがみられることなど，リン酸化部位とその機能については不明な点が多い．

　SERCAは基本的には細胞膜Ca^{2+}ポンプと同じであるが，フォスフォランバン（PLB）による調節を受ける点が特徴的である．PLBがリン酸化されると，SERCAの抑制がなくなり，SRへのCa^{2+}の取り込みが促進し収縮，弛緩ともに亢進する．ヒトでは細胞質内のCa^{2+}除去はおおよそ70％がSERCAによるとされる．

4 病的 Ca^{2+} leak

　静止状態でも自発性にCa^{2+}がSRから放出され（Ca^{2+} leak），この細胞の一部からの自発的Ca^{2+} sparksはCa^{2+} waveとして細胞内を広がりうる（図1）．この自発的Ca^{2+} sparksの発生にはSR内のCa^{2+}量がCa^{2+}放出閾値を越えた状態で起こり，細胞膜のL型Ca^{2+}チャネルを介するCa^{2+}流入は必要としないことから通常のCICRと区別してSOICR（store overload-induced Ca^{2+} release）といわれる[8]．SOICRはNCXを介して細胞膜流入電流を増加させ，催起電性（遅延後脱分極，早期後脱分極の一部）で催不整脈性（triggered activity）である．SOICRを引き起こす因子として身体的／精神的ストレス，カテコラミンがあるが，LCC，RyR2やPLBのリン酸化によるSR内Ca^{2+}の急激な増加やSOICRの閾値が低下することによる．心不全やCPVT（catecholaminergic polymorphic ventricular tachycardia），ARVC2（arrhythmogenic right ventricular cardiomyopathy）などの遺伝性疾患では，RyR2の機能的異常や構造異常によりSOICRの閾値の著しい低下がみられ，ストレスやカテコラミンなどがトリガーとなり，心室性頻拍症が発生し，突然死をきたす．

5 洞房調律と Ca^{2+} clock

　最近，活動電位の基本調律を決める洞房細胞の自動能が，SR内のCa^{2+}量の制御を受けるCa^{2+} leakにより調節を受けることが報告されている．従来のIf電流を中心とした膜電位依存

性の調律を membrane clock，SR からの Ca^{2+} 放出による調律制御を Ca^{2+} clock という[9]．このことは充分に収縮する Ca^{2+} 量の準備ができた状態で ECC が起きるという意味で合目的的である．

6 おわりに

興奮収縮連関は活動電位という電気的信号を単一原子 Ca^{2+} の流入というデジタル的な現象に変換し，さらに Ca^{2+} の局在化により階層化された特異的な情報に変え，収縮，弛緩という機械的な運動を発生させる過程である．そしてこの情報伝達の過程には多くの調節タンパク質が関与している．心不全をはじめ多くの心疾患にみられる興奮収縮連関の異常に対する治療において，特定のチャネルやポンプを目標とする方法には限界があることは明らかであり，この調節機構の回復を目的にした新しいアプローチが必要であろう．

文献

1) Hagiwara, S. & Nakajima, S. : Effects of the intracellular Ca ion concentration upon the excitability of the muscle fiber membrane of a barnacle. J Gen Physiol., 49 : 807-818, 1966
2) Wier, W. G. Egan TM, López-López JR, Balke CW. : Local control of excitation-contraction coupling in rat heart cells. J Physiol., 474 : 463-471, 1994
3) Fabiato, A. : Time and calcium dependence of activation and inactivation of calcium-induced release of calcium from the sarcoplasmic reticulum of a skinned canine cardiac Purkinje cell. J Gen Physiol., 85 : 247-289, 1985.
4) Terentyev, D. Viatchenko-Karpinski, S. Valdivia HH, Escobar AL, Györke S. : Luminal Ca^{2+} controls termination and refractory behavior of Ca^{2+}-induced Ca^{2+} release in cardiac myocytes. Circ Res, 91 : 414-420, 2002
5) Marx SO, Reiken S, Hisamatsu Y, Jayaraman T, Burkhoff D, Rosemblit N, Marks AR. : PKA phosphorylation dissociates FKBP12.6 from the calcium release channel (ryanodine receptor) : defective regulation in failing hearts. Cell, 101 : 365-376, 2000
6) George, C. H. : Sarcoplasmic reticulum Ca^{2+} leak in heart failure: mere observation or functional relevance ? Cardiovasc Res, 77 : 302-314, 2008
7) Bers, D. M. : Macromolecular complexes regulating cardiac ryanodine receptor function. J Mol Cell Cardiol, 37 : 417-429, 2004
8) Xiao B, Tian X, Xie W, Jones PP, Cai S, Wang X, Jiang D, Kong H, Zhang L, Chen K, Walsh MP, Cheng H, Chen SR. : Functional consequence of protein kinase A-dependent phosphorylation of the cardiac ryanodine receptor: sensitization of store overload-induced Ca^{2+} release. J Biol Chem, 282 : 30256-30264, 2007
9) Maltsev, V. A. & Lakatta, E. G. : Normal heart rhythm is initiated and regulated by an intracellular calcium clock within pacemaker cells. Heart Lung Circ, 16 : 335-348, 2007

第1部 心機能評価を知るための基礎医学

§1 分子から細胞まで

5. 心筋細胞外マトリックスと線維

平敷安希博，室原豊明

point

1. 心臓は，心筋細胞とそれを支える心筋細胞外マトリックスから構成されている
2. 心筋細胞外マトリックスの産生と分解のバランスの破綻には機械的負荷の他に種々の神経体液性因子が関わり，心血管病の発症・増悪に至る
3. 日常臨床において心エコーなどで確認できる形態的な心筋リモデリングは，病理学的には心筋細胞肥大と間質線維化によって示される．心筋リモデリングは当初代償機構として働くが，心筋細胞外マトリックスの過剰な蓄積により心機能障害から心不全発症に移行する

1 はじめに

　心不全は，さまざまな原因によって生じる．慢性的な圧・容量負荷，心筋梗塞による局所的な心筋細胞の脱落，糖尿病などの全身的代謝異常，収縮関連タンパク異常に伴う心筋細胞機能の低下など，心臓の変化は単一のモデルで説明できるものではない．しかしながら，その過程の共通点として**左室の組織構築の改変（リモデリング）**がみられる．心臓が不全心に至る過程で，心筋細胞の肥大・間質の線維化が進行し，代償から破綻への経過をたどる．心筋リモデリングに関与する因子として，機械的ストレス，神経体液性因子，増殖因子，サイトカイン，酸化ストレス，炎症などが挙げられる．これらの因子が複雑に関与し，心筋細胞遺伝子発現異常が誘導され，その結果，心臓肥大，線維化，細胞の分化・増殖，細胞死などが惹起され，心機能の低下へと至る．心不全が惹起される際，心筋細胞自体の機能的変化だけでなく，心筋細胞外の構成要素の変化も重要な役割を果たすのである．その変化に関与する代表的な液性因子として，アンジオテンシンIIやアルドステロンをはじめとして，TGF-β1（transforming growth factor-β1），CTGF（connective tissue growth factor），テネイシンC，カテプシンなどが報告されている．これらの因子の過剰な作用により，心筋細胞肥大，間質の線維化などが進行し，結果的に心不全を発症・増悪させる．

2 心筋細胞外マトリックス

1）心筋細胞外マトリックスの構成要素

　心筋細胞外マトリックスは主にコラーゲンから成る線維の入り組んだ巨大分子網と，ゲル状

の基礎物質の中に浸っている線維芽細胞，内皮細胞，平滑筋細胞，血行性細胞（マクロファージなど），周細胞や神経細胞を含む間葉系起源の種々の細胞種（非心筋細胞）から成る．

健常心で最も数の多い細胞は，心筋細胞ではなく間質に存在する**線維芽細胞**である[1]．線維芽細胞は，細胞外マトリックスタンパクを産生し，心筋の構造を維持している．また間質には，心筋細胞に近接するように血管網が発達し，心筋細胞に酸素を供給する役割を果たしている．非心筋細胞と心筋細胞は，相互に連携しており，心筋の構造や機能を維持している[2]．心臓線維芽細胞は，線維化と心筋リモデリングの形成において重要な役割を果たすと考えられている．細胞外マトリックスの構築，維持，再構築は細胞外マトリックスタンパクの産生と分解のバランスによって調節されている．

種々の液性因子，増殖因子やサイトカインがコラーゲンの遺伝子発現や合成に影響する．コラーゲン合成を促進する因子として，アンジオテンシンⅡ，アルドステロン，TGF-β1，CTGF，テネイシンC，カテプシンなどが知られている．**アンジオテンシンⅡ**と**アルドステロン**は，心筋細胞の肥大やアポトーシス，および間質の線維芽細胞や血管平滑筋細胞の機能的変化を誘導し，細胞外マトリックスの増加を引き起こす．**TGF-β1**は，心筋細胞と線維芽細胞の両者に存在しており，アンジオテンシンⅡ刺激により発現が増加し，一部の効果はCTGF発現を誘導することによって，心筋細胞肥大とともにコラーゲン増加に寄与すると考えられている．**テネイシンC**は，炎症に伴う組織リモデリングにおいて重要な役割を担う細胞外マトリックス糖タンパクであり，病的心では主に間質の線維芽細胞で産生され，反接着タンパク，細胞遊走の促進因子として機能するとともに，線維化反応の早期に限られた部位に一過性に発現し，コラーゲン形成を促進する[3]．

一方，コラーゲンなどの細胞外マトリックスタンパクは，**マトリックスメタロプロテアーゼ(matrix metalloproteinase：MMP)** によって分解され，**tissue inhibitor of MMP(TIMP)** は，MMP活性を阻害する．MMP，TIMPともに病的心で発現や活性が変化すること，また，各遺伝子の遺伝子改変マウスが，心機能障害や左室拡張などの病態を呈することから，これらが心機能の維持やリモデリングに重要であることが示されている[4]．

> ● memo　**カテプシン**
>
> カテプシンは，酸化ライソソームに存在するシステインプロテアーゼであり，細胞外マトリックスの分解において重要な役割を果たすと考えられている．なかでも，カテプシンSは，細胞外スペースに分泌され，コラーゲンとエラスチンの分解活性に関与していることが明らかとなっている．Dahl食塩感受性高血圧ラットの左室肥大と不全心において，心筋におけるカテプシンSのmRNAとタンパク発現を調べた結果，コントロールや左室肥大と比較して，不全心においてカテプシンSが有意に高値を示した．また，ラット培養心筋細胞でアンジオテンシンⅡ添加によりカテプシンSのmRNAおよびタンパク発現がともに増加していた．これらの結果から，カテプシンSは，高血圧性不全心の左室リモデリングに関与していることが示唆された[11]．

3 線維化が心筋に及ぼす影響

　線維化とは，線維性コラーゲンが異常に蓄積した状態であり，間質線維化反応は，**置換型（replacement fibrosis）** と **反応型（reactive fibrosis）** に分けられる[5]．置換型は，心筋梗塞や心筋炎後の心筋細胞の壊死・脱落部位に生じた膠原線維を主体とする線維化のことである[6]．また，反応型とは，高血圧や糖尿病性病変にみられるように，心筋細胞の脱落を伴わずに，心筋間質と冠血管周囲に線維性コラーゲンが蓄積することによって生じた線維化のことである．心筋線維化でみられる主要なコラーゲンであるⅠ型コラーゲン線維は非常に硬い線維であり，心室のコンプライアンスを低下させ，収縮・拡張ともに障害させる[7]．また，細胞外マトリックスの心筋細胞間への蓄積は心筋細胞の電気的カップリングを乱す．さらに，線維化は冠毛細血管密度の低下と酸素拡散距離の拡大による酸素供給の悪化をもたらし，線維化そのものが，心筋細胞機能に悪影響を及ぼす．

　このように，心機能障害のプロセスは，心筋細胞単独の機能で規定されるものではなく，間質の心臓線維芽細胞，血管や炎症細胞などの多彩な細胞の相互作用によって進行する．

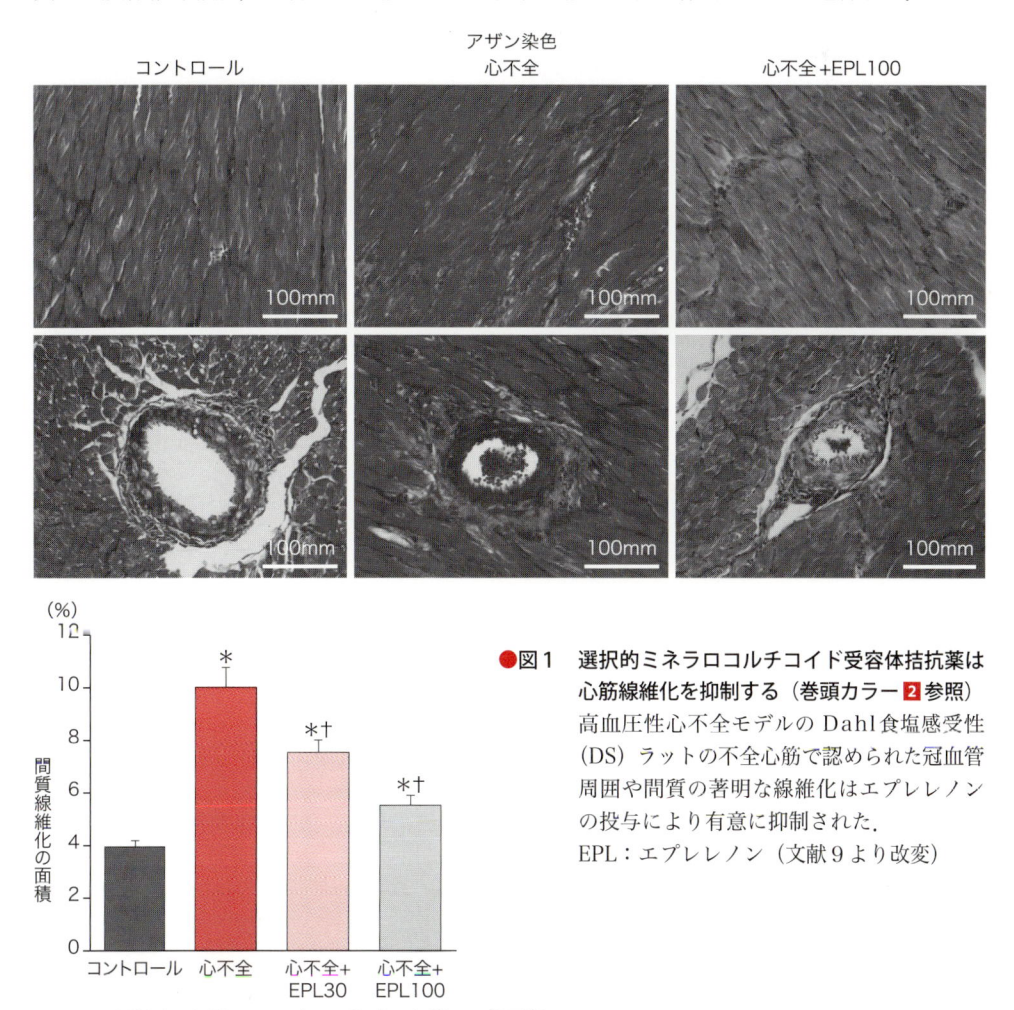

●図1　選択的ミネラロコルチコイド受容体拮抗薬は心筋線維化を抑制する（巻頭カラー ❷ 参照）
高血圧性心不全モデルのDahl食塩感受性（DS）ラットの不全心筋で認められた冠血管周囲や間質の著明な線維化はエプレレノンの投与により有意に抑制された．
EPL：エプレレノン（文献9より改変）

(mean ± SEM, *$p<0.05$ vs. コントロール, †$p<0.05$ vs. 心不全)

4 心筋線維化の抑制による心不全の治療

　Pittらは，RALES試験で標準的な心不全治療にミネラロコルチコイド受容体拮抗薬であるスピロノラクトンを追加投与することにより生命予後が劇的に改善することを初めて報告した[8]．この研究は，NYHA（New York Heart Association）Ⅲ～Ⅳ度，左室駆出率35％以下の重症心不全患者でACE阻害薬，利尿薬やジギタリスを含む適切な投薬を受けていた1,663名を対象として，ランダムにスピロノラクトン群（822例投与量25 mg/日）とプラセボ群（841例）に割り付けられた．主要エンドポイントは総死亡であった．スピロノラクトン群における死亡リスクの30％の減少は，心不全の進行による死亡と心臓突然死の抑制によるものであった．この結果に基づき，われわれの研究グループでも，基礎研究において，選択的ミネラロコルチコイド受容体拮抗薬であるエプレレノンがDahl食塩感受性ラットの高血圧性不全心の心筋線維化の増加を降圧と無関係に抑制し[9]（図1），さらに，臨床研究では，NYHA Ⅰ～Ⅱ度の軽

●図2　拡張型心筋症の左室心内膜心筋生検標本を用いてPicrosirius red染色を行い，スピロノラクトン治療前後で間質線維化の程度を比較した（代表例）（巻頭カラー3参照）
A群：線維化の軽度な群　B群：線維化の高度な群

●図3　スピロノラクトン治療前後の心筋線維化の定量評価の比較
A群：線維化の軽度な群　B群：線維化の高度な群
B群においてのみ，スピロノラクトン投与により，間質線維化の有意な減少がみられた
CVF：collagen volume fraction（文献10より改変）

*p< 0.05 vs. 治療前
†p< 0.05 vs. A群

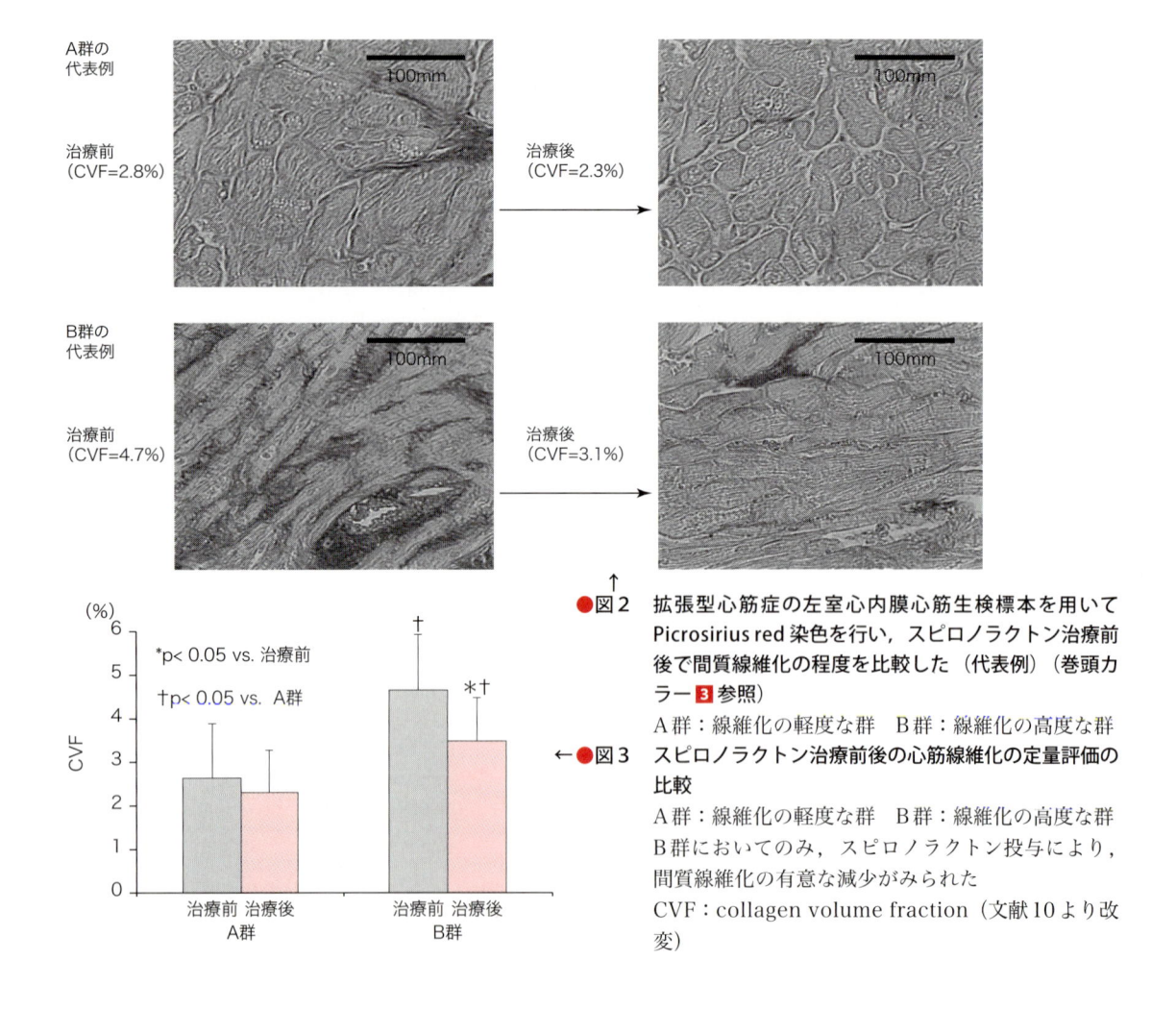

症拡張型心筋症において，スピロノラクトンが心筋線維化の強い群で，心筋線維化を有意に抑制することを示した[10]（**図2, 3**）．

これらの結果より，**ミネラロコルチコイド受容体の遮断は心筋線維化の進行抑制に有用である**ことが示された．今後，心不全の病態解明がさらに進むことにより心不全に対する新たな治療標的が生まれる可能性を期待したい．

文献

1) Dhalla, A. et al. : Identification of negative and positive regulatory elements in the rat alpha 1 (I) collagen gene promoter. Int J Biochem Cell Biol, 29 : 143-151, 1997
2) 真鍋一朗：心不全 上．日本臨床，65巻 増刊号：292-297, 2007
3) 廣江道昭：心不全 上．日本臨床，65巻 増刊号：206, 2007
4) Kassiri Z & Khokha R. : Myocardial extra-cellular matrix and its regulation by metalloproteinases and their inhibitors. Thromb Haemost, 93 : 212-219, 2005
5) Weber, K. T. et al. : Patterns of myocardial fibrosis. J Mol Cell Cardiol, 21 Suppl 5:121-131, 1989
6) Jugdutt BI. : Ventricular remodeling after infarction and the extracellular collagen matrix: when is enough enough? Circulation, 108:1395-1403, 2003
7) Burlew BS & Weber KT. : Cardiac fibrosis as a cause of diastolic dysfunction. Herz, 27:92-98, 2002
8) Pitt, B. et al. : The effect of spironolactone on morbidity and mortality in patients with severe heart failure. Randomized Aldactone Evaluation Study Investigators. N Engl J Med, 341:709-717, 1999
9) Nagata, K. et al. : Mineralocorticoid receptor antagonism attenuates cardiac hypertrophy and failure in low-aldosterone hypertensive rats. Hypertension, 47:656-664, 2006
10) Izawa, H. et al. : Mineralocorticoid receptor antagonism ameliorates left ventricular diastolic dysfunction and myocardial fibrosis in mildly symptomatic patients with idiopathic dilated cardiomyopathy: a pilot study. Circulation, 112:2940-2945, 2005
11) Cheng, X. W. et al. : Elastolytic cathepsin induction/activation system exists in myocardium and is upregulated in hypertensive heart failure. Hypertension, 48:979-987, 2006

第1部 心機能評価を知るための基礎医学

§1 分子から細胞まで

6. 筋原線維の構造と収縮弛緩特性

大場豊治，安川秀雄，今泉　勉

1 はじめに

　筋肉は大きく横紋筋・平滑筋・心筋の3種類に分けられる．横紋筋は骨格筋とも呼ばれ，随意筋に属する．それに対し平滑筋・心筋は不随意筋であり自律神経にその活動を支配されている．筋細胞は多数の筋原線維から形成され，筋原線維は，ミオシンから成るいわゆる「太い線維」と，アクチンと調節タンパク質（トロポニンおよびトロポミオシン）で構成される「細い線維」が規則的に並んだ構造を取り，この2種類の線維が互いに滑りあうことで張力を発揮する．本項では心筋における筋原線維の構造とその収縮弛緩特性について概説する．

2 収縮タンパクの構造について

　心筋細胞の大部分は収縮タンパクによる繰り返し構造による横紋を持つ．サルコメアとはこの筋肉の収縮をつかさどる機能単位である．このサルコメアと呼ばれる繰り返し構造は，太いミオシンフィラメントを含むA帯いわゆる「太い線維」およびアクチンとトロポニン複合体（トロポニンC,I,T），トロポミオシンによって構成される細いフィラメントを含むI帯いわゆる「細い線維」から構成されている．それぞれのサルコメア間にはZ板と呼ばれる構造を持つ（**図1**）．ミオシンは筋収縮のエネルギー供給源のATP分解を行う一方，Ca制御はアクチンとトロポニン，トロポミオシンによって構成される細いフィラメント上で行われる．

3 トロポニン3成分について

　心筋の収縮弛緩の制御にはCa受容タンパク質であるトロポニンが関与している．1965年に江橋らは，ミオシンとアクチンでは筋収縮にいたらないことを発見し，細胞内のCaを感知して筋収縮を担う新たな筋肉構成タンパク質であるトロポニンを分離したことで筋収縮の分子生物学は飛躍的に発展した．
　トロポニンは平滑筋には存在せず，骨格筋，心筋に存在する構成タンパク質である．トロポニンは当初は単一タンパクと考えられていたが，その後3成分から構成される複合タンパク質であることが判明した．その3成分とは**トロポニンT，トロポニンC，トロポニンI**である．トロポニンTはトロポニン分子全体にCa調整能を付与する統合因子であり，トロポニンCはCaを

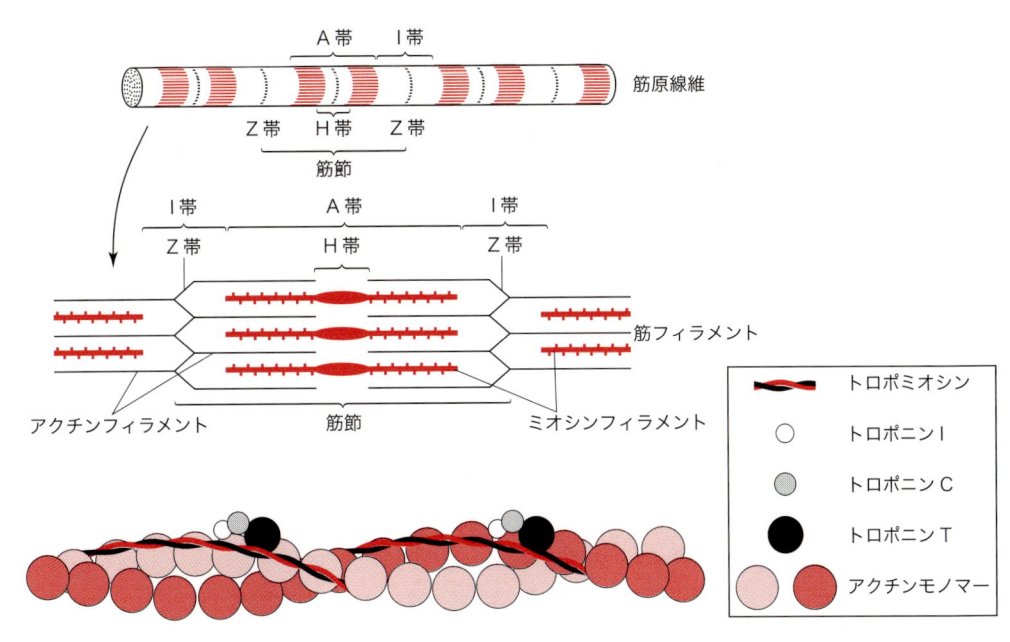

●図1　心筋筋原線維の構造

結合する活性化因子，トロポニンIはその作用にはトロポミオシンの存在が必要であるが，それ単独で収縮反応に抑制効果を示す抑制因子である．すなわちトロポニンIによって抑制状態にある収縮反応は，トロポニンCによってCa濃度に依らずに抑制状態を脱し活性化状態に移行する．さらにトロポニンTが加わって，トロポニンの制御機能にCa濃度依存性が付与される．

4　心筋収縮弛緩機構について

　筋収縮はCaイオン濃度依存性に生じる．平滑筋では細胞内Ca濃度の上昇が平滑筋型ミオシン軽鎖を活性化し，リン酸化される．このリン酸化されたミオシン軽鎖はミオシンのATPase活性を上昇させ筋収縮につながる．骨格筋や心筋においては，細胞内Caセンサーとしてミオシン軽鎖キナーゼではなく，トロポニンを利用している．骨格筋や心筋では細胞内のCa濃度の変化が非常に速く，その速い変化に反応して収縮が規定されるため，酵素反応を介した緩やかな収縮機構は取り得なかったものと考えられる．

　心筋において，Caはトロポニン3成分間の相互作用変化を介してトロポミオシン，アクチンと細いフィラメント全体にその作用が伝えられて最終的にアクチンとミオシンの収縮反応が引き起こされる．Caが存在しない弛緩状態ではトロポニンIによるアクチン，トロポミオシンに対する強力な抑制作用によって，アクチンはミオシンから解離して弛緩状態を保っている．Ca濃度の上昇によりトロポニンCとCaが結合し，トロポミオシンを固定しているトロポニンCとトロポニンIの結合が解離しトロポミオシンとアクチンの構造に変化が生じ，アクチンとミオシン頭部が結合できるようになる（図2A）．その後ミオシンATPase活性の抑制が解除され結合が解離する．この一連の反応によって，サルコメアの収縮と弛緩が生じる（図2B）．

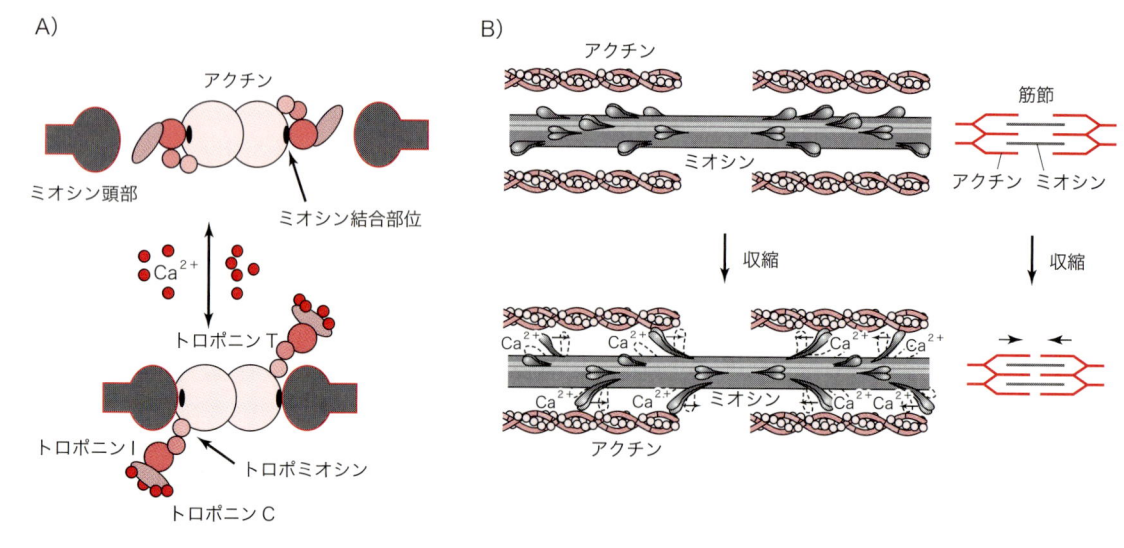

●図2　心筋収縮の分子機構

5 おわりに

　心疾患は先天性心疾患，弁膜症，心筋症，虚血性心疾患など多岐にわたる．そのため関連分子異常も多岐にわたると考えられる．近年遺伝子解析が著しく進歩し，心筋細胞の構造遺伝子や収縮機構構成遺伝子の異常と疾患の関連が解明されつつある．例えば，肥大型心筋症においては，筋節を構成するタンパク質の遺伝子異常が報告されており，サルコメア病とも呼ばれている．拡張型心筋症でも，心筋サルコメア整合性維持に関わる異常がみられる．本項では，平滑筋，骨格筋，心筋の収縮機構の相違点を比較しながら，心筋を中心にその収縮タンパクの構造と収縮弛緩特性について述べた．心筋収縮弛緩の分子機構には未解明の部分も多いが，今後の研究のさらなる進展が期待される．

文献
1） 大槻磐男：筋収縮カルシウム調節とトロポニン3成分．蛋白質　核酸　酵素, 33：2020-2032, 1988
2） 高島成二：ミオシンキナーゼによる心筋構造の制御機構．蛋白質　核酸　酵素, 53：701-709, 2008
3） 長谷川洋，小室一成：サルコメア構成蛋白関連遺伝子異常．日本臨床，65巻増刊号4
4） Ebashi, F. & Ebashi, S.：Nature, 194：378-379, 1962
5） Ebashi, S. & Komada, A.：J.Biochem., 59：425-426, 1966
6） Morita, H., et al.：Genetic causes of human heart failure. J Clin Invest, 115：518-526, 2005
7） Sylvius, N. & Tesson, F.：Lamin A/C and cardiac diseases. Curr Opin Cardiol, 21:159-165,2006
8） Morimoto, S. & Ohtsuki, I：Ca2＋ desensitizing effect of a deletion mutation delta-K210 in cardiac troponin T that causes familial dilated cardiomyopathy. Proc. Natl. Acad. Sci, 99：913-918, 2002

§2 心臓の機能

1. 心臓の発生と構造

塩島一朗, 小室一成

point

1. 心臓は胎児期早期に前方中胚葉から発生し, 原始心筒を形成する. その後, 中隔や弁の形成を経て2心房2心室からなる心臓が形成される
2. 胸部X線写真を読影するうえで心腔および大血管が正面像でどの部分に相当するかを把握することが重要である
3. 心臓収縮のための電気刺激は洞房結節→房室結節→ヒス束を経て心室中隔に至り, 左脚・右脚にわかれて心室内を伝わる

1 はじめに

　心筋細胞は胎児発生の早期に未分化中胚葉細胞から分化し, 2心房2心室からなる心臓を形成する. 心臓発生の過程は複雑でその制御機構については明らかにされていない部分もあるが, 心臓の形態形成過程を理解することは, 先天性心疾患のみならず, 成人期における心疾患の病態を知るうえで重要であると考えられる.

2 心臓の発生

　初期の胎児発生過程では, 原腸陥入によって中胚葉が形成され, 中胚葉はさらに体壁などを形成する壁側中胚葉と消化管壁などを形成する臓側中胚葉に分かれる（**図1**）. 心臓は前方辺縁部の臓側中胚葉から形成され, この領域は予定心臓領域と呼ばれる. 予定心臓領域は外側の一次心臓領域と正中背側の二次心臓領域に区別され, 前者からは左室と心房の一部, 後者からは右室, 流出路および心房の一部が形成される. さらに発生が進むと, 左右両側の心臓原基は腹側正中線上で融合し, 直線上の心筒（原始心筒）が形成される（**図1**）. さらに直線上の心筒は右側前方に向かって屈曲し（ルーピング）, 心房は頭側に移動して心室の背側に位置するようになる. その後中隔, 弁などが形成されて2心房2心室からなる心臓が形成される.

3 心臓の構造

　成人の心臓はほぼ手拳大で平均重量は250〜350gである. 正面像は右室前面が大部分を占め, 正面像右縁は右房, 正面像下縁は右室, 正面像左縁は左室にそれぞれ相当する（**図2**）.

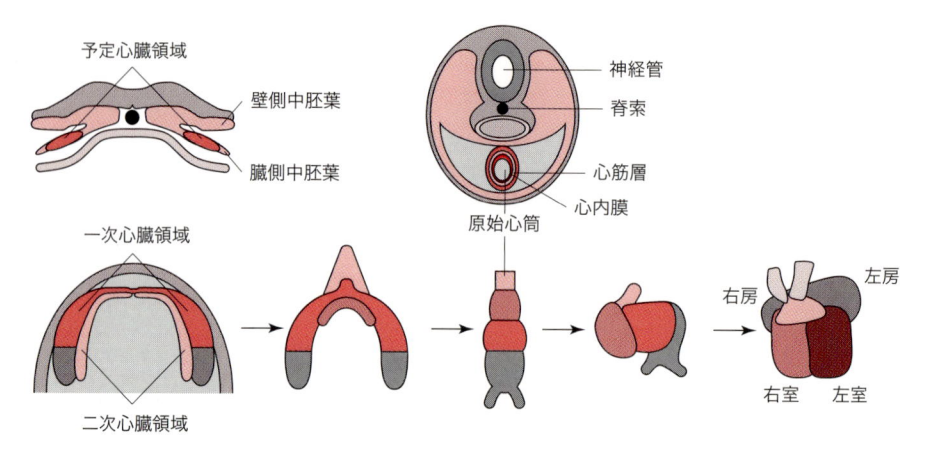

●図1　心臓の発生過程
　　　左右の前方臓側中胚葉に予定心臓領域が形成され，腹側正中線上で融合して原始心筒を形成する．その後右方へのルーピング・中隔形成などを経て，2心房2心室からなる心臓が形成される（文献1より）

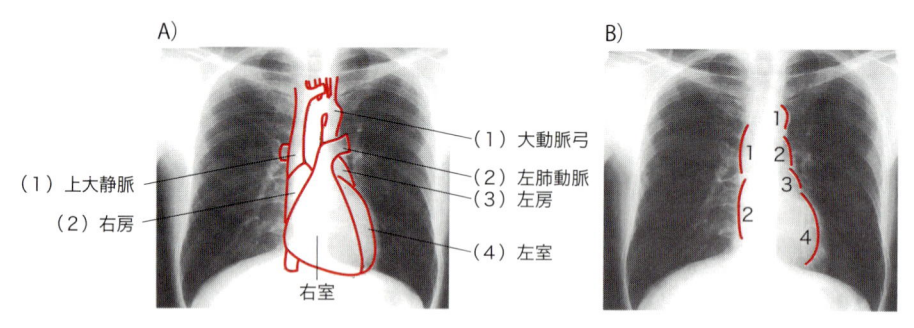

●図2　心臓の外見と胸部X線写真正面像
　　　胸部X線写真で右第1弓が上大静脈，右第2弓が右房，左第1弓が大動脈弓，左第2弓が肺動脈，左第3弓が左房，左第4弓が左室に相当することがわかる（文献2より転載改変）

心腔および大血管が正面像でどの部分に相当するかを把握することは胸部X線写真を読影するうえで重要である．健常者の胸部X線写真においては，右第1弓が上大静脈，右第2弓が右房，左第1弓は大動脈弓，左第2弓は肺動脈，左第3弓は左房，左第4弓は左室に相当する（**図2**）．

　心筋には通常の心筋（固有心筋）の他に特殊心筋が存在し，心筋内に電気刺激を伝達する**刺激伝導系**を構成する（**図3**）．通常の電気刺激は上大静脈と右房の境界付近に存在する洞房結節から始まり，0.5〜1.0m/secの速度で心房内を伝わって心房を収縮させ，右心房下方の房室結節に至る．房室結節以外の場所は房室弁輪によって電気的に絶縁されており，また，房室結節内の伝導速度はかなり遅くなっているため（0.05〜0.1m/sec），心室の興奮は心房よりも遅れて伝わる．このような心室への伝導遅延により，心房から送り出された血液が心室を充満した後に心室の収縮によって大血管へ駆出される収縮パターンが作られる．房室結節を出た電気刺激はヒス束を通って心室中隔に至り左脚と右脚に分岐し，左脚はさらに前枝と後枝に分

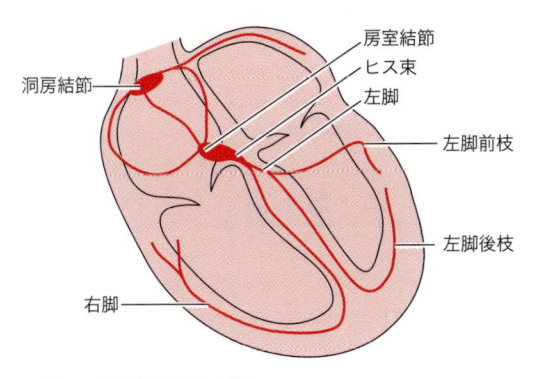

●図3　刺激伝導系の構造
電気刺激は上大静脈と右房の境界付近に存在する洞房結節から始まり，右房内を伝わり右心房下方の房室結節に至る．房室結節を出た電気刺激はヒス束を通って心室中隔に至り左脚と右脚に分岐して心室内に電気刺激を伝える（文献2より改変）

かれる．これらの刺激伝導路が心室の心内膜下で叢状構造を作るため，電気刺激は内膜側から外膜側へと伝えられる．ヒス束以降の刺激伝導系はプルキンエ線維（Purkinje fiber）と呼ばれ伝導速度は非常に速く（2.0〜4.0m/sec），心臓全体が協調して収縮するのに役立つ．また，**電気刺激は心尖部をまわってから心筋壁に伝わるため，心室の収縮は心尖部側から始まって心房に近い心室部分の収縮が最後に起こる**．これは流出路が頭側にあり下から上へ血液を押し出すのに都合の良い形になっている．

4　おわりに

心疾患の病態生理を理解するうえで心臓の解剖学的な構造に関する知識は必須であるが，心臓が発生過程でどのようにして形成されるかを知ることにより，さらに理解が深まるものと思われる．

文献
1）Shojima, I. & Komuro, I. : Jpn J Physiol, 55 : 245-254, 2005
2）栗本遼太，齊木玲央，塩島一朗：心臓の正常構造．「臨床で役立つ循環器ベーシックテキスト」（小室一成　編）：pp3-9，メディカルレビュー社，2008

第 1 部　心機能評価を知るための基礎医学

§2 心臓の機能

2. 心臓の収縮（Frank-Starling の法則）

舟田　晃，山岸正和

point

1. 心筋に発生する張力は心筋長伸展に応じて増加する（Starling 効果）
2. 正常な心臓では前負荷が増大すればするほど心拍出量が増大する（Frank-Starling の法則）
3. 後負荷，収縮能，左室のコンプライアンスが変化する場合には心機能曲線は変化する
4. 病的な心臓では，ある一定の左室拡張末期容積を超えると逆に心拍出量が低下する

1 はじめに

　心臓は収縮と弛緩を繰り返し，ポンプとして各臓器に血液を拍出する．心ポンプ機能調節においては，心筋自体の調節機構，血管系，神経系，内分泌系からの調節機構が連携し，最適に制御されている．また心不全の際にはこれらの代償機構が働いて血行動態維持を図っている．本項では心筋自体の収縮機構と Frank-Starling の法則について概説する．

2 心室収縮能と心拍出量

　心臓の収縮は交互に並んだアクチンとミオシンの 2 種の収縮タンパクが ATP をエネルギー源として架橋を形成し，滑り込みすることによって生じる．心筋が伸展するとアクチンとミオシンの重合が増加し，架橋が生じる数が増加するため心筋張力が増加する．さらに心筋線維の伸展は筋原線維の Ca^{2+} に対する感受性を増し，Ca^{2+} がトロポニンに結合するとトロポミオシンの構造変化をもたらし収縮力を強まる．このように心筋には心筋長伸展に伴い張力が増加する筋長—張力関係がある**（Starling 効果）**．

　正常心においては心拍出量＝1 回拍出量×心拍数であり，1 回拍出量は前負荷，後負荷，収縮能で規定される．**前負荷は拡張末期の心室にかかる張力**（収縮直前に心室筋線維にかかる伸展の状態）であり，**心室拡張末期容積，心室拡張末期圧，中心静脈圧で代用される．後負荷は心筋の収縮開始後に心室にかかる張力**であり，一般的に**収縮期大動脈圧，末梢血管抵抗，平均動脈圧が後負荷の指標となる．前負荷の増加は 1 回心拍出量の増加**につながり，また**後負荷の増加は 1 回心拍出量の低下**につながる．心収縮能は前負荷後負荷に依存しない心筋線維固有の性質であり，例えばカテコラミンの静注などで収縮能が増強すると，前負荷に関係なく収縮能は増加する．

図1の圧容積曲線は前負荷（拡張期容積）が心臓の収縮能に及ぼす影響を見たものである．左室拡張期圧と左室収縮期圧の差は心臓の収縮強度を表している．左室拡張期容積が増加すると収縮期圧と拡張期圧の差が増加し，結果的に心臓収縮力が増加する[1]．ただし心筋にかかる伸展負荷は血液量のみではなく，**心室のコンプライアンス（伸展しやすさ）**にも大きく影響をうける．例えばコンプライアンスが低下した心臓では左室拡張期圧が高くても左室拡張期容積は小さくなる．よって左室拡張期圧のみを見ると前負荷を過大評価することになり，注意が必要である．つまり**心室コンプライアンスが正常な場合にのみ，前負荷を正確に反映する．**

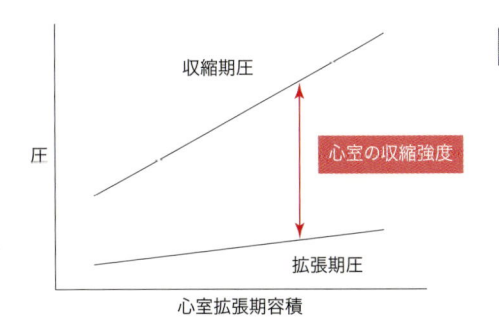

●図1　心室の収縮強度を示した圧容量曲線
（文献1を改変）

3　Frank-Starling曲線

左室の心機能曲線は，左室拡張末期容積や拡張末期圧で測定される前負荷と，1回拍出量または心拍出量で規定される．正常では心拍出量は後負荷と収縮能が一定の場合に前負荷が増大するほど大きくなる．このように**Frank-Starling曲線は前負荷が心拍出量に与える影響をみたものである**[2]．収縮能が増加したり，後負荷が減少すると曲線は左上方へ，収縮能が低下したり後負荷が増加すると右下方へ移動する（**図2**）．つまり心機能曲線では収縮性の変化と後負荷の変化が区別できないことがある[3]．

図3において，正常心での安静時の血行動態をA点とするとこれに対して左室収縮能低下した病的状態ではこの曲線が右下方に移動する（B点）．また前述のように心室コンプライアンスが低下した場合にも曲線は右下方に移動する（拡張不全）．生体には，心臓固有の収縮能が低下しても心臓以外の因子あるいは心臓自体の適応によってその低下を補い，見かけの圧容量曲線を正常に近づける**代償機転**が備わっている．そのなかには前負荷の増加（C点）にて心拍

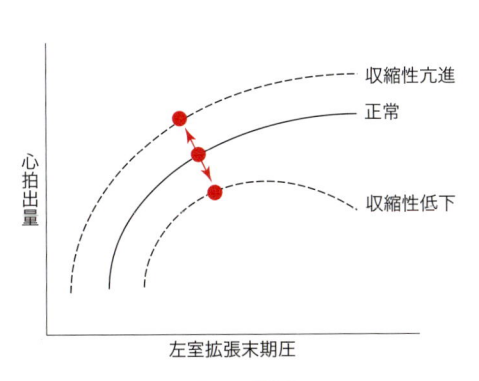

●図2　Frank-Starlingの法則
（文献3を改変）

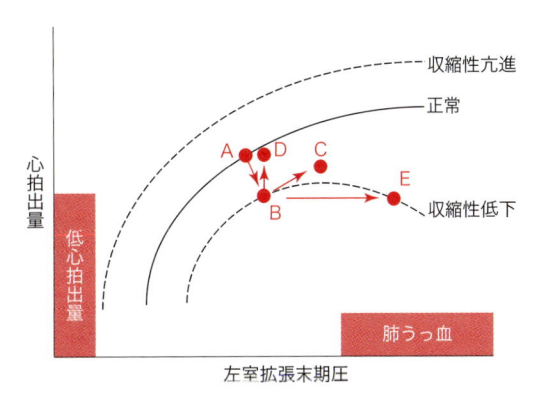

●図3　心不全の代償機転

出量を増加させたり，心拍数の増加（D点）にて容量圧曲線を上方へ移動させるなどがある．B点では心機能曲線の上行脚にあり，拡張末期容積が大きくなることにより心拍出量は増大するが，増加の傾きが小さいため，正常心に比しより大きな拡張末期容積が必要である．さらにこの状態で左室充満圧を上げても前負荷の増加による心拍出量の増加には限界があり，また前負荷の増加が血管の調節能の限界を超えると後負荷が増加し心拍出量低下，著明に上昇した肺静脈楔入圧から**肺うっ血**となる（E点）．

4 心不全治療への応用

　Swan-Ganzカテーテルを用いた右心系のカテーテル検査から得られる，心係数，肺動脈楔入圧で規定される**Forrester分類**（第2部-1参照）がよく用いられる．この分類は急性心筋梗塞における分類ではあるが，Frank-Starling曲線とあわせると，血行動態が把握しやすく，心不全治療に有用である（**図4**）．最近ではSwan-Ganzカテーテルから得られる情報が予後を改善しないとの報告もあるが，血行動態の評価，治療の指標としてまだ重要であると考えられる．

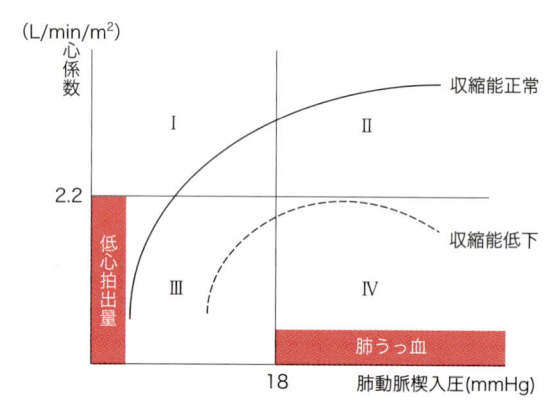

●図4　Forrester分類とFrank-Starling曲線

5 おわりに

　心不全治療の際にはSwan-Ganzカテーテルから得られる分類が病態を把握し，治療方針を決定する指標となる．心臓自体の心拍出調節機構であるFrank-Starlingの法則の理解はこの基礎となっており，心不全代償機転の理解や，不全心に対してどのようにアプローチしていくのか決定する際に重要である．Frank-Starlingの法則は後負荷，心臓収縮性が一定で合った場合の前負荷と心拍出量の関係であり，実際の臨床現場ではこれらの指標は一定ではなく，総合的な判断が必要である．

文献
1)「The ICU Book Third Edition」（稲田英一 監訳）:p2-10, メディカル・サイエンス・インターナショナル
2)「Braunwald's Heart Disease 7th edition」:p476, Elsevier Saunders
3)「内科学」（杉本恒明，矢崎義雄 総編集）:p378-383, 朝倉書店

第1部 心機能評価を知るための基礎医学

§2 心臓の機能

3. 左心室の弛緩特性

水谷知泰，和泉　徹

point

1. 心不全の原因・病態を考えるうえで拡張能を評価することは必須である
2. 心不全の予後，重症度を左右することから早期発見，早期対応が重要である
3. 拡張能は左室弛緩と左室の硬さ・進展性から成り立つ

1 はじめに

　心機能は左室からの駆出を規定する収縮機能と左室への流入を規定する拡張能から成り立つ．一般的に心機能を語るにあたり，つい収縮能ばかりに注目してしまいがちである．しかし，いかに収縮能が保たれていても，拡張障害に伴い左房から左室への流入障害が生じるため，心拍出量は減少する．以前より，**収縮機能障害の発症に先行して拡張機能障害が生じる**ことが指摘されており[1)2)]，心機能障害を早期に診断するには重要な所見である．**拡張障害による心不全は全体の40％**と高い構成比率を占めており，心不全の予後や重症度を左右する[3)]．心機能評価には拡張能の評価が必須となる．

2 拡張能とは

　拡張能とは左室が拡張期に示す①左室弛緩と，②左室の硬さ（左室スティフネスまたは左室コンプライアンス）の2つから成り立つ．

3 拡張期とは

　拡張期とは左室弛緩の開始から終了までの期間であるが，**臨床における拡張期は大動脈弁の閉鎖に始まり，僧帽弁の閉鎖までを指す**（図1）．その期間は4つの区分に分類することができる．**①等容性拡張期，②拡張早期急速流入期，③緩徐流入期，④拡張後期心房収縮期**である．正常な心臓では急速流入期に60％，緩徐流入期に20％，心房収縮期に20％の血液が左房より左室へ流入する．

　①等容性拡張期は大動脈弁の閉鎖から僧帽弁開口までであり，左房から左室への血流がなく，左室内容積は一定である．
　②拡張早期急速流入期は僧帽弁が開口し，開口直後の左房から左室へ血液が急速に流入する

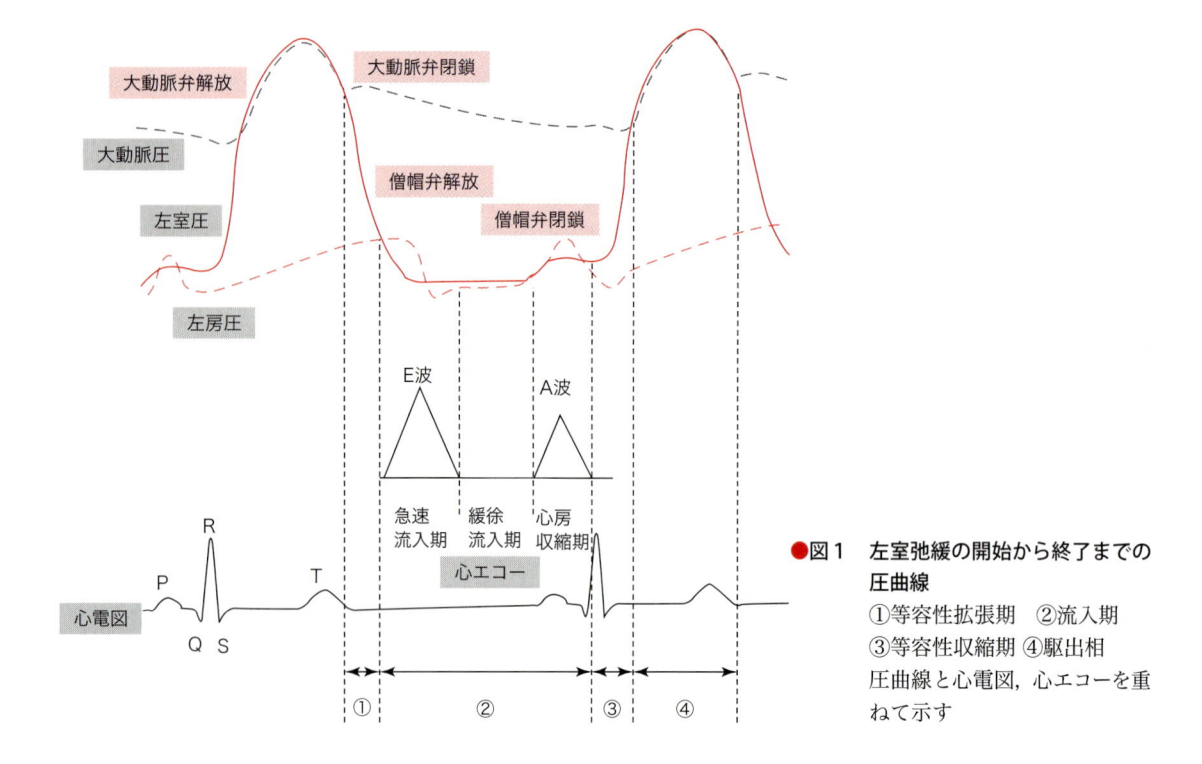

●図1 左室弛緩の開始から終了までの圧曲線
①等容性拡張期　②流入期
③等容性収縮期　④駆出相
圧曲線と心電図, 心エコーを重ねて示す

時期である．心エコーではドプラ法により**拡張早期急速流入期血流速波形（early rapid filling wave：E波）**としてとらえられる．

③緩徐流入期は左室への流入が緩徐にとなる時期である．

④拡張後期心房収縮期は心房収縮により心房内の血液が左室内に押し出させる．心エコーでは**拡張後期流入速波形（late filling wave duce to atrial contraction：A波）**としてとらえられる．

1）左室弛緩（relaxation）

左室弛緩とは収縮した後にエネルギーを使用し，能動的に拡張しようとする性質であり，等容性拡張期を規定する因子となる[4]．

細胞レベルにおいては，収縮期に増加していた心筋細胞の細胞質内 Ca^{2+} が拡張早期に心筋小胞体内に取り込まれて張力が低下するため起こる．そのため，心筋虚血や心肥大などの Ca^{2+} ハンドリングの異常，もしくはエネルギー代謝異常が生じると弛緩障害が生じる．臨床的には弛緩の開始をとらえることはできないため，動脈弁の閉鎖を開始とする．また，左室弛緩の終了は現時点ではとらえることは難しい．したがって，正確な弛緩能評価は困難であるが，等容性弛緩期の左室圧下降脚を解析して求められた時定数である τ（タウ）が指標として最もよく用いられる．nonzero asymptote 法[5] により計算され，

$$Pt=(P_0-P_\infty)e^{-t/\tau}+P_\infty$$

(Pt：左室圧，t：Peak $-dP/dt$ からの時間，P_0：Peak $-dP/dt$ 時の左室圧，P_∞：左室が収縮末期容積のままで完全に弛緩した際の左室圧）

で表される．一般的に47±10msecが正常値である．しかし，左室収縮期圧，心拍数，左房圧などの影響を受けやすく，変動しやすい．他の評価方法としては等容性拡張期の左室圧波形を微分した*Peak −dP/dt*がある．拡張障害が生じるにあたり*Peak −dP/dt*の絶対値が低下する．一般的に1,864±390mmHg/secが正常値とされている．また，大動脈弁から僧帽弁閉鎖までの時間を表す等容性弛緩時間（isovolumic relaxation time：IRT）も用いられる．拡張障害が生じると左室圧下降が遷延するためにIRTの延長が生じるが，拡張障害が進行するとむしろIRTは短縮する．しかし，二次的な左房圧の上昇が生じるとIRTは短縮せず，τ同様に左室収縮期圧，心拍数，左房圧などの影響を受けやすい（図2）．

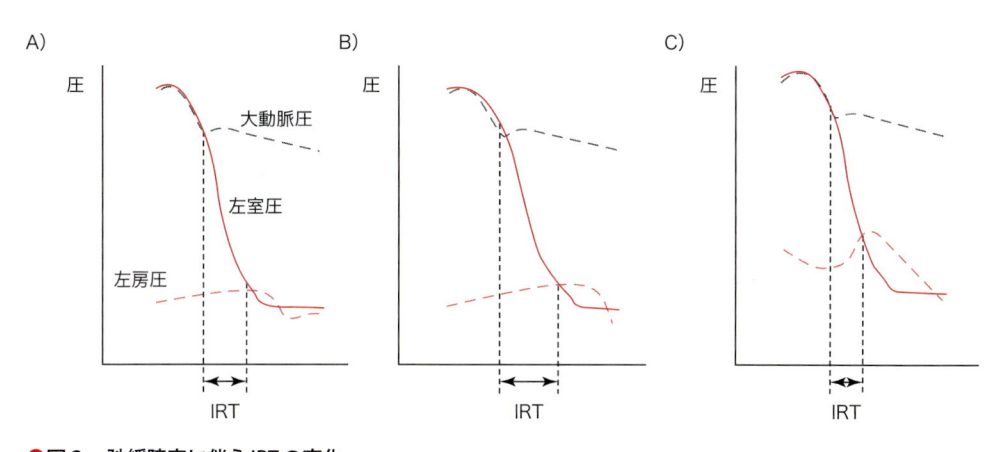

● 図2　弛緩障害に伴うIRTの変化
　　　　A）弛緩障害なし，B）弛緩障害例，C）二次的左房圧上昇

2）左室の硬さ（伸展性）

拡張中期から後期にかけての左室拡張能を規定する因子である．表現方法として，**左室スティフネス**もしくは**左室コンプライアンス**と言われている．スティフネスとは左室の硬さ，コンプライアンスは左室の伸展性を示す指標であり，2つは逆数の関係にある．左房圧または左房から左室への血液流入を規定する因子となる．左室スティフネスは収縮性心膜炎のような心膜変化や左室外からの圧迫などによる外的要素や，心肥大や線維化などの心筋性状に影響される．これらの変化がより進行すると左室のスティフネスは上昇する．評価方法としては**左室圧と左室容積関係から得られる容積変化に対する左室圧の変化**（*dP/dV*）で求められ，左室スティフネスの増悪に伴い*dP/dV*は増大する（図3）．

4　代償機構

Frank-Starlingの法則（§2-2参照）からもわかるように心拍出量をより多く出すためには，前負荷が大きくなければならない．そのため，拡張障害時においては一回心拍出量を保つために拡張末期圧を上昇させることにより前負荷を増し拡張末期容積を保つことにより代償される（図3）．

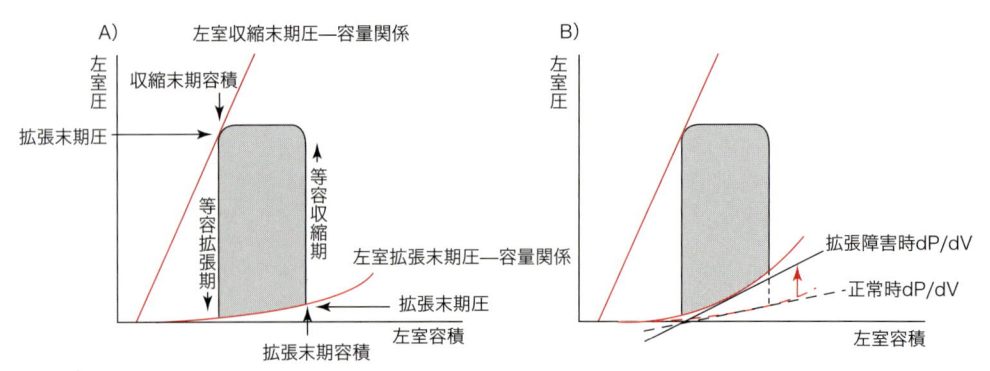

●図3　容量圧曲線
A）正常時，B）拡張障害に伴い拡末期圧─容量関係は上方へ移行．移行に伴い，dP/dVは大きくなる

5　最後に

　心不全の最も早期に出現するのが左室弛緩の遅延であることから心機能異常の早期発見ができる．また心不全の症状出現には収縮不全と同等かそれ以上に拡張不全が関与していることから心不全の病態評価として拡張能を評価する意義がある．治療前から非拘束パターンを示す群や治療後に拘束パターンが改善する症例の予後は良く，治療前から拘束パターンで治療後も持続する症例は予後が悪いと言われている[8]．拡張不全は運動耐容能を低下させ，QOLの低下をもたらすことが報告されている．そのため，いかに拡張不全の予防や早期発見・早期治療を行うかが重要である．

文献

1) Senni, M. et al. : Congestive heart failure in the community: a study of all incident cases in Olmsted County, Minnesota, in 1991. Circulation, 98: 2282–2289, 1998
2) Vasan, R. S. et al. : Congestive heart failure in subjects with normal versus reduced left ventricular ejection fraction: prevalence and mortality in a population-based cohort. J Am Coll Cardiol, 33 : 1948–1955, 1999
3) Pinamonti, B. et al. : Persistence of restrictive left ventricular filling pattern in dilated cardiomyopathy: an ominous prognostic sign. J Am Coll Cardiol, 29: 604–612, 1997
4) Nishimura, R. A. et al. : Assessment of diastolic function of the heart: background and current applications of Doppler echocardiography. Part I. Physiologic and pathophysiologic features. Mayo Clin Proc, 64: 71–81, 1989
5) Raff, G. L. et al. :Circ Res, 48 : 813–824, 1981
6) Koren, M. J. et al. : Relation of left ventricular mass and geometry to morbidity and mortality in uncomplicated essential hypertension. Ann Intern Med, 114: 345–352, 1991
7) Paulus, W. J. et al. : How to diagnose diastolic heart failure: a consensus statement on the diagnosis of heart failure with normal left ventricular ejection fraction by the Heart Failure and Echocardiography Associations of the European Society of Cardiology. Eur Heart J, 28,2539–2550, 2007
8) Pinamonti, B. et al. : Persistence of restrictive left ventricular filling pattern in dilated cardiomyopathy: an ominous prognostic sign. J Am Coll Cardiol, 29: 604–612, 1997

第1部　心機能評価を知るための基礎医学

§2 心臓の機能

4. 心臓の負荷と仕事

戸高浩司，砂川賢二

point

1. 心室の瞬時内圧と容積を心室圧―容積平面にプロットすると血行動態が理解しやすい
2. 収縮性は収縮末期圧容積関係によって，拡張特性は拡張末期圧容積関係によって記述される．これらの関係は前負荷，後負荷に依存しない
3. 収縮末期圧容積関係と拡張末期圧容積関係の両者の相対的関係によって，心ポンプ機能の良し悪しが決まる

1 はじめに

　心臓の動態を**心室圧―容積平面**（図1）で解析することにより，心機能と前負荷・後負荷の関係を深く理解することができる．心室の圧容積ループの右下隅が拡張末期であり，収縮開始により①の矢印方向へ容積不変で圧だけが高まる等容収縮となる．大動脈弁が開き拍出開始とともに容積が減少，左上隅の収縮末期に達して大動脈弁が閉鎖する．下方向へ容積不変で圧が低下する等容弛緩期となり，左下隅で僧帽弁が開いて左心房からの流入血により心室容積が増大，再び拡張末期に達して僧帽弁が閉じて心周期が完結する．これらの圧容積ループは心筋の収縮によって，**図2A**のように心室壁の硬さが変化することによって生じている．心室の硬さは時変エラスタンス＝圧/容積によって表わされ，平面上では収縮に伴い右上がりの直線の傾きが時々刻々と変化することで表される（**図2B**，圧を生じない死腔容積 V_0 があるため原点を通らない）．この関係を式で表すと

$$P(t) = E(t)(V(t) - V_0)$$

〔$P(t)$：心室圧，$E(t)$：エラスタンス，$V(t)$：心室容積〕

となる．圧容積関係の傾きが拡張末期の最

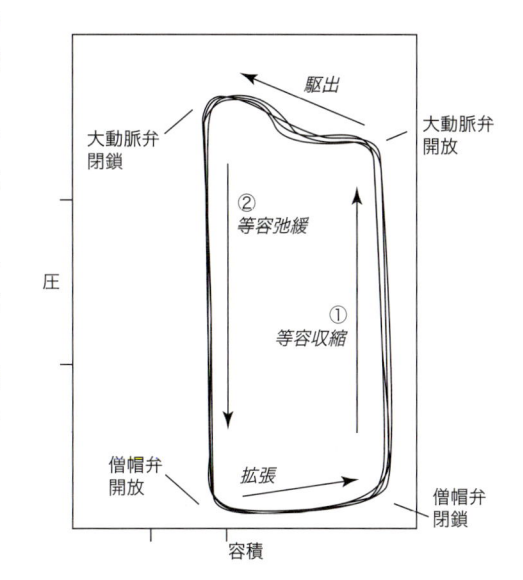

●図1　左心室圧容積関係と心周期
右下隅が拡張末期，左上隅が収縮末期
（文献1より）

もフラットな状態と収縮末期の最も急峻な状態の間を変化することによって，拡張期に流入がおき，収縮期に駆出する．

> ●memo　エラスタンス
> 中空の物体の壁の硬さを表す．コンプライアンスの逆数

2　ESPVR（収縮末期圧容積関係）

1）ESPVRの定義

$E(t)$の最大値は複数の圧容積ループから，最もエラスタンスが大きい点であるループの左肩を通る直線（次頁memo参照），いわゆる**収縮末期圧容積関係（end-systolic pressure-volume relationship：ESPVR）** の傾きである**収縮末期エラスタンス（E_{es}）** で定義される（**図2 C，図3**）．式で表すと

$$P_{es} = E_{es}(V_{es} - V_0)$$
（P_{es}：収縮末期圧，V_{es}：収縮末期容積）

となる．ESPVRは前負荷や後負荷に影響されず（次頁memo参照），強心薬により傾きE_{es}が大きくなる（**図3**）．E_{es}が小さくなると**図4 A**のようにループが小さくなり，一回拍出量〔stroke volume（SV）〕や外部仕事（stroke work）が減少する．このようにE_{es}という心室の硬さが心室の収縮性を表すことがわかる．

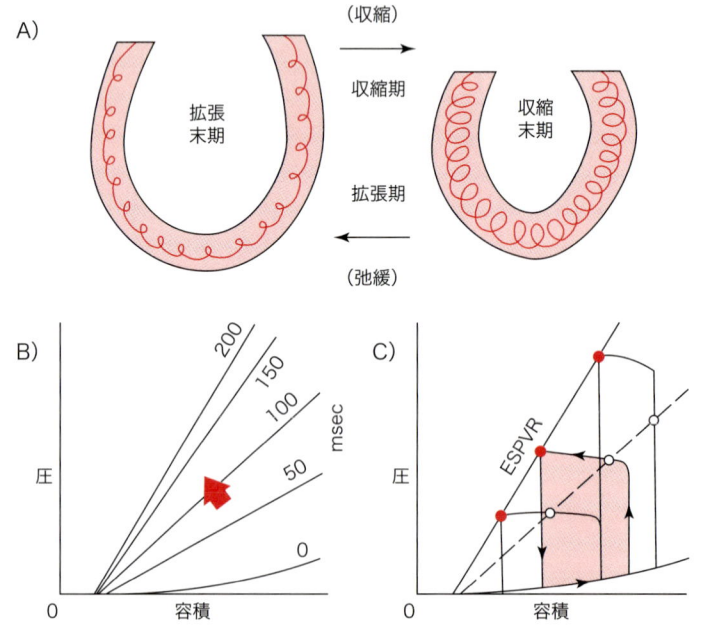

●図2　A：エラスタンスの概念図，B：収縮開始からの時間ごとの圧容積関係（負荷の変化によらず同じ），C：圧容積関係（●収縮末期，○収縮中期）
（文献2より）

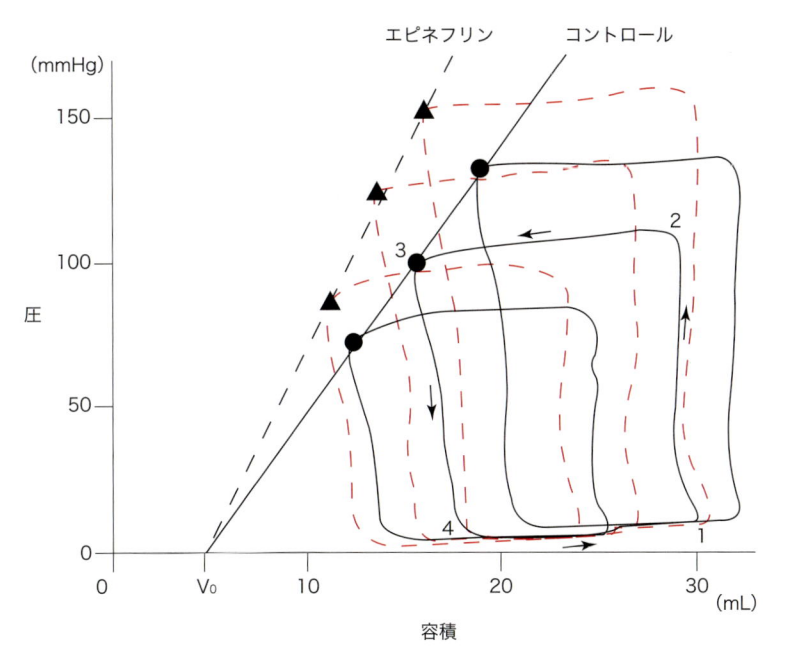

●図3　圧容積関係へのカテコラミンの影響
エピネフリンを使用すると傾き（E_{es}）が大きくなる（文献7より，一部改変）

> **memo　E(t) と Ees，ESPVR の詳細**
> 厳密にはE(t) の最大値がE_{max}でありESPVRの傾きであるE_{es}とは異なるが，通常は近い値になる．また，厳密にはESPVRは非直線であり，負荷に依存することが知られている．しかしながら，通常の状態ではいずれも無視できるレベルと考えられている．

E_{es}不変でV_0のみが増大しても図4Bのようにループが小さくなる．したがってV_0の増大も収縮特性の悪化を示す．いずれのパラメータの変化であっても，同じP_{es}で小さいV_{es}が得られればSVがより大きくなるので，ESPVRが左側，より立った状態であれば収縮性の強い心臓ということになる．

2）ESPVR の測定

ESPVRの測定には複数の圧容積ループが必要になる．臨床的には心室内にカテ先圧センサーを留置し，同時にコンダクタンスカテーテルで心室容積を測定し，下大静脈を一過性にバルーン閉塞することによって複数の圧容積ループを測定することが多い（図5）．肥大型心筋症（HCM）例では正常例よりESPVRが急峻であり，左にあるため心室の収縮性は強いと判断される（図5 B）．高血圧性心疾患（LVH-HTN）例ではESPVRの傾きはやや小さいが左にシフトしており収縮性は保たれていると判断される（図5 C）．拡張型心筋症（DCM）例ではESPVRの傾きは減少し大きく右にシフトしているため収縮性が高度減弱していることがわかる（図5 D）．

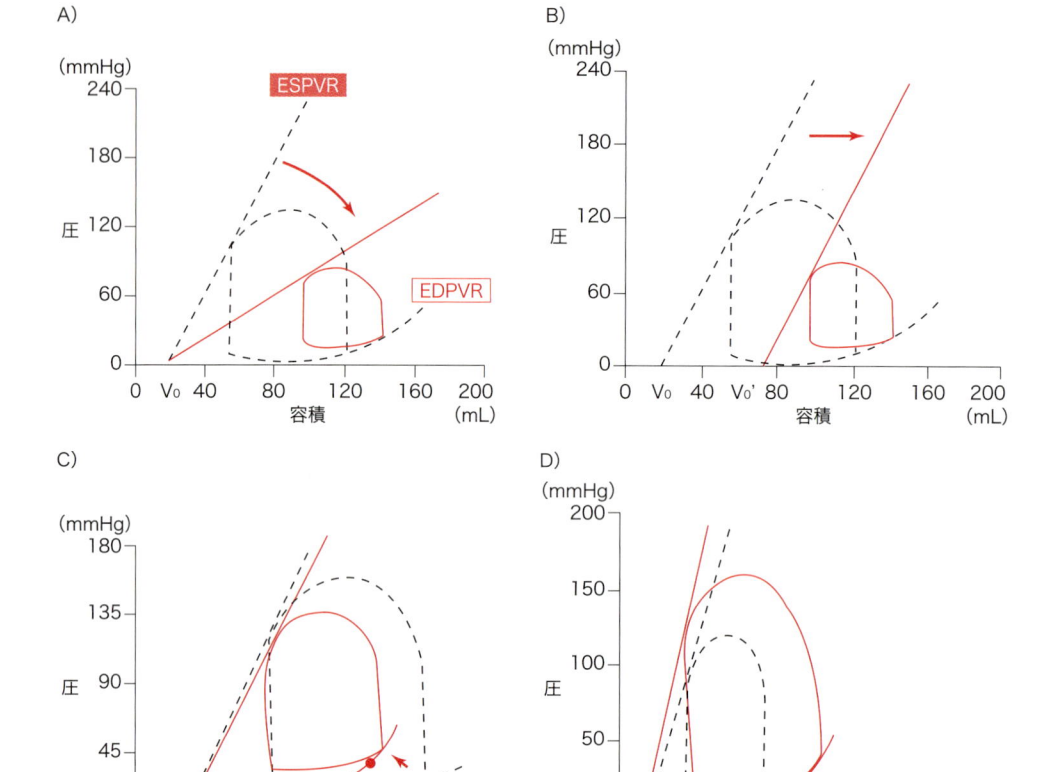

●図4 仮想的圧容積関係
(文献2より, 一部改変)
点線は正常心, 実線が病的状態
A) 収縮性の低下 (E_{es}減少), B) 収縮性の低下 (V_0の増大)
C) 拡張特性の悪化, D) 容量負荷による動作点の移動, 拡張末期圧上昇

3 ESPVRと一回拍出量, 駆出率の関係

　心室エラスタンスに対する後負荷の力学特性は**実効動脈エラスタンス (E_a)** で記述すると心室動脈結合の相互関連が理解しやすい. E_a は実効的に動脈を1つの弾性体として表したもので, $E_a = P_{es}/SV$ で定義される. E_{es} と E_a を用いることで, SV は解析的に求まり,

$$SV = \frac{E_{es}}{E_{es} + E_a}(V_{ed} - V_0) = \frac{1}{1 + \frac{E_a}{E_{es}}}(V_{ed} - V_0)$$

となる. この式は図6では V_0 から右上に伸びる心室のESPVRと V_{ed} から左上に伸びる動脈特性直線の交点を求めることに相当する. SV は心室と動脈のエラスタンスの比で決まることがわかる. P_{es} を平均動脈圧で近似すると $E_a = R/T$ (R:動脈抵抗, T:一心周期) となることか

A）正常例

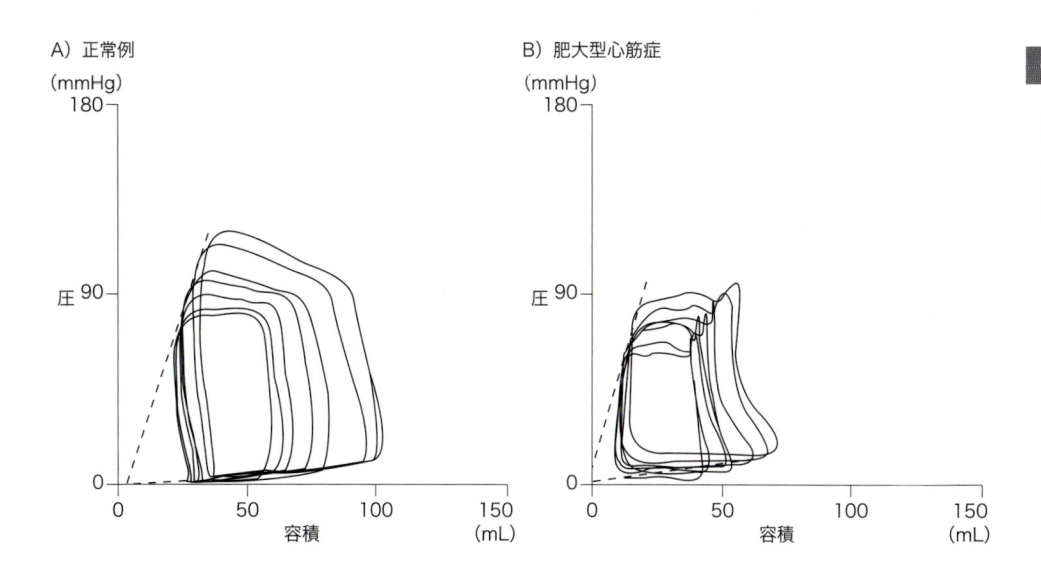

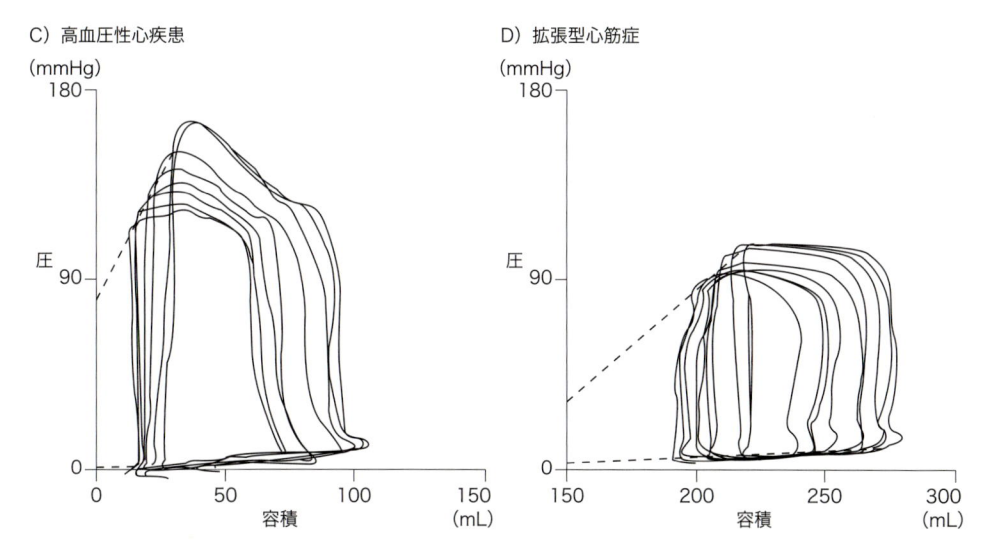

B）肥大型心筋症

C）高血圧性心疾患

D）拡張型心筋症

● 図5　実測圧容積関係
　　　　D）のみ横軸のスケールが異なる（文献3より）

ら，SV は一定の V_{ed} の元では E_{es} の増加に伴い増加し，R や脈拍の増加（いずれも E_a 増大）に伴い低下することがわかる．

駆出率（EF）は SV/V_{ed} なので，一般に $V_{ed} \gg V_0$ とすると，

$$EF = \frac{E_{es}}{E_{es}+E_a} \cdot \frac{V_{ed}-V_0}{V_{ed}} \approx \frac{1}{1+\frac{E_a}{E_{es}}}$$

となる．EF は SV と同様に心室収縮性と後負荷の比で表わされ，後負荷に大きく依存する．$V_{ed} \gg V_o$ の範囲内では前負荷にあまり依存しない．また，$E_a=E_{es}$ のときに機械効率が最大となり，EF は afterload mismatch（後負荷不整合）の指標としての性格も併せ持つ．

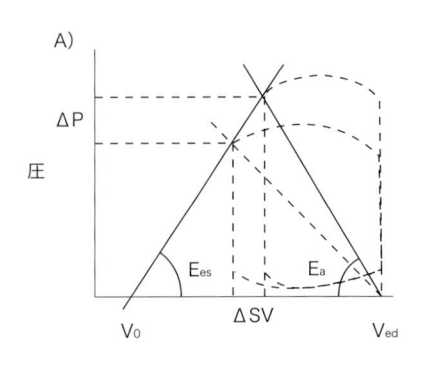

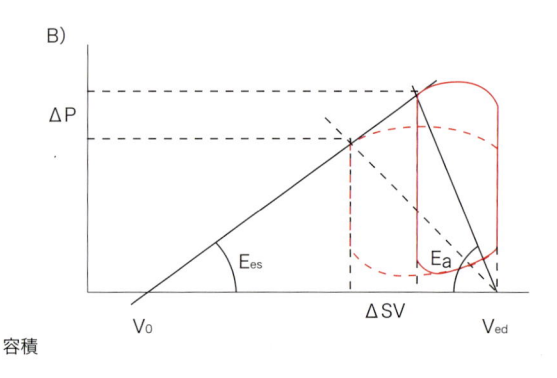

●図6　後負荷の変化による影響
　　　A）正常心，B）収縮性の低下した心臓（文献4より一部改変）

　心室の圧容積関係に基づく心機能の解析は，僧帽弁閉鎖不全症の際に E_{es} が低下していても，左房への逆流によって後負荷が軽減し EF が保たれることを良く説明する．また，図6のように E_{es} の低下した弱い心臓ほど EF（および SV）は後負荷の変化，E_a や P_{es} 減少（ΔP）による影響を強く受けることもわかる．

　同じく収縮力指標とされている dP/dt_{max} については等容期の指標であるため後負荷へは依存しないが前負荷に大きく依存することが解析的にわかっている．詳しい説明は紙面の関係で割愛する（文献2，8参照）．

4　EDPVR（拡張末期圧容積関係）

　心筋が完全に拡張した**拡張末期における圧容積関係（end-diastolic pressure-volume relationship：EDPVR）**は指数関数で近似できる右上がりの曲線になる（図4）．しかしながら，パラメータの決定には拡張期の圧容積関係の測定が必要であり，臨床応用は容易でない．EDPVRは容積が小さい部分では傾きが小さいこと，一定以上で急に傾きが大きくなることを理解されたい．拡張特性についてはESPVRの場合とは逆に，同じ P_{ed} でできるだけ大きい V_{ed} が得られれば SV が大きくなる．したがってESPVRに対してEDPVRができるだけ右にあり，フラットな状態であれば拡張特性は良いという評価になる．図4CのようにESPVRが同じでもEDPVRが左上にシフトしていれば SV は減り，P_{ed} は上昇する．左室肥大や拘束型心筋症，収縮性心膜炎のように収縮性の低下していない心不全に相当する．図5Bの肥大型心筋症実測例でも右下隅点を結んだEDPVRが正常例より左上にシフトしている．

　厳密には弛緩も拡張特性に影響を与える．弛緩不全が存在すれば本来のEDPVRから上方への乖離として現れる（図4Cと基本的に同じ）．

　また，心室拡張特性自体の障害（EDPVRの変化）と，動作点の移動による P_{ed} 上昇とは異なるものである．例えば急性腎不全において循環血液量が過剰となればEDPVRが正常でも心室容積が増大しEDPVRの急峻な部分（エラスタンス大）に動作点が移り，P_{ed} が上昇，肺うっ血や左室流入障害が生じる（図4D）．正常でも拡張末期容積は圧容積関係が急峻になる付近で動作していることから，僅かの拡張末期容積の増加でも P_{ed} は著明に増加する可能性があり，両者の区別は必ずしも容易ではない．

5 おわりに

　ESPVR, EDPVRは前述のようにコンダクタンスカテーテルなどを用いれば測定可能ではあるが，煩雑であるため日常臨床では用いられない．一心拍のみの圧曲線から求める方法も提案されているが普及していない．しかしながらその圧容積関係の概念の理解は，心不全症例の血行動態の理解や，心機能の指標（心室径・容積，EF，心室内圧など）の解釈においてきわめて有用である．

参考文献
1) Steendijka, P. et al. : Eur Heart J, 6（Suppl D）: D35–D42, 2004
2) 「Cardiac Contraction and the Pressure-Volume Relationship」(Sagawa K et al.), Oxford University Press, pp178–335, 1988
3) Pak, P. H. et al. : Circulation, 94 : 52-60, 1996
4) 杉町勝他：現代医療，22 : 532-536（20-24），1990
5) Kawaguchi, A. T. et al. : J Card Surg, 16 : 48-55, 2001
6) Burkhoff, D. et al. : Am J Physiol Heart Circ Physiol, 289 : H501–H512, 2005
7) Suga, H. et al. : Circ Res, 32 : 314–322, 1973
8) Kass, et al. : Circulation, 76 : 1422-1436, 1987

第1部 心機能評価を知るための基礎医学

§2 心臓の機能

5. 心臓のエネルギー代謝

武田守彦, 下川宏明

point

1. 正常心筋の主たるエネルギー源は脂肪酸である. 脂肪酸はβ酸化により代謝され心筋ATPの60〜80%を供給する
2. エネルギー源となる脂肪酸, ブドウ糖はいずれもアセチルCoAに分解され, ミトコンドリア内のTCA回路でATP産生に利用される
3. 病的心筋ではブドウ糖利用が亢進し解糖系が促進され, 脂肪酸利用は抑制される

1 はじめに

絶えず収縮と弛緩をくり返し, 毎分約6Lの血液を拍出している心臓は, その形態と機能を正常に維持するために莫大なエネルギーを消費している. そのエネルギー源となるのは**アデノシン三リン酸（ATP）**であり, 心筋は豊富な血液の灌流のもとで, 化学エネルギーであるATPの大部分を, ミトコンドリア内において酸化的リン酸化により効率よく産生している. そのために心筋細胞にはミトコンドリアが豊富に存在し, 細胞容積の約3分の1を占めている. 心筋におけるエネルギー代謝は, エネルギー源となるブドウ糖や脂肪酸などの基質濃度, ATPとアデノシン二リン酸（ADP）濃度比, さらには酸素の供給を直接反映する酸化・還元の補酵素のレベルなどの多岐にわたる細胞制御機構によって調節されており, 刻々と変化する心筋のエネルギー消費量に対応して化学エネルギーを産生し, その平衡を維持している.

2 健常心筋のエネルギー代謝

1）空腹時・食後・運動時でのエネルギー産生の変化

心筋細胞におけるATP産生経路を図1に示す. ATP産生に必要なエネルギー源は**炭水化物**と**脂質**である. 炭水化物からは**ブドウ糖**と**乳酸**が, 脂質として**脂肪酸**が利用される. 空腹時は脂肪組織から動員される脂肪酸をβ酸化することでエネルギー産生の約60%を担い, 解糖系は約30%を担う. 血中乳酸も心筋に取り込まれ, 乳酸脱水素酵素（LDH）の作用によりピルビン酸となり, TCA回路で利用される. 乳酸からは約10%のエネルギーが供給される. 食後はこの関係が変化し, エネルギー産生の約70%が解糖系, 約30%を乳酸が担い, 脂肪酸はほとんど利用されない. 激しい運動時には血中乳酸が上昇し, エネルギー産生の約60%は乳酸由来となり, 残りを解糖系と脂肪酸が担当する.

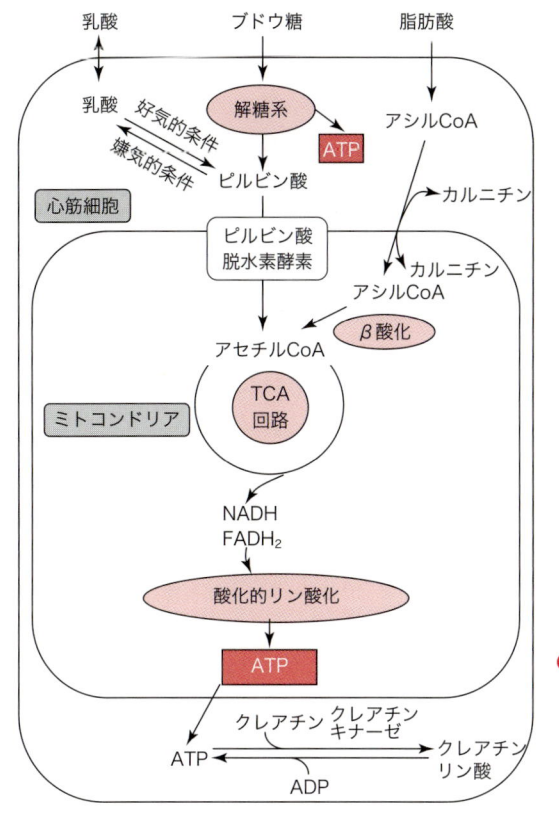

●図1 心筋エネルギー代謝
心筋細胞は脂肪酸，ブドウ糖，乳酸を燃料とし，主要なATPをミトコンドリアでの酸化的リン酸化によって生成している

2）心筋細胞内での代謝過程

ブドウ糖は心筋細胞内に取り込まれ解糖系により分解され，2分子のピルビン酸を生じる．ピルビン酸はミトコンドリアに流入し，ミトコンドリア膜に存在するピルビン酸脱水素酵素の作用によりアセチルCoAに変換される．脂肪酸は心筋細胞内に流入後アシルCoAに生成され，カルニチンと結合してアシルカルニチンとなり，ミトコンドリア内に移動して再びアシルCoAとカルニチンに分かれる．その後アシルCoAはβ酸化によりアセチルCoAに分解される．

3）ミトコンドリア内での酸化的リン酸化

このようにしてブドウ糖や脂肪酸から生成されたアセチルCoAはTCA回路に入り，さまざまな中間代謝産物に変換され，その過程でNADHやFADH$_2$といった還元型の補酵素が産生される．これらの補酵素由来の電子は電子伝達系を流れる．その際，電子の持つエネルギーによりミトコンドリアの内膜から外へH$^+$が移動し，膜を隔ててH$^+$イオン勾配が生じる．このH$^+$イオン勾配がADPリン酸化の駆動力となり，ATPが産生される．この過程を**酸化的リン酸化**と呼ぶ．好気性条件下では，ブドウ糖1分子からATP32分子（うち解糖系由来のATPは2分子）が産生され，脂肪酸の1例としてパルミチン酸1分子からATP105分子が産生されると考えられている．ATPは心筋細胞内でクレアチンキナーゼの作用によりクレアチンと結合し，クレアチンリン酸の形でエネルギーを蓄える．収縮やCa^{2+}サイクリングの維持，イオンの能動輸送に必要なATPはクレアチンリン酸から供給される．

3 病的心筋のエネルギー代謝

　高血圧や心筋症などにより**病的な肥大**を起こした心臓には，遺伝子情報のリプログラミングが起こり，エネルギー代謝は胎生型へ変化する．すなわちミトコンドリアでの酸化的リン酸化が低下し，主なエネルギー源は脂肪酸からブドウ糖に移行し，ブドウ糖を解糖系で燃焼させ，ATPの合成を行うようになる．この代謝変化は心筋酸素消費を抑え，一過性には適応現象となるが，やがてATPの産生不足から収縮不全を来すようになる．

　また，虚血性心疾患において**冠血流が障害**されると，心筋に十分な酸素の供給が得られず，脂肪酸のβ酸化は障害され，ミトコンドリアでの酸化的リン酸化が低下し，解糖系が促進される．この解糖系促進は，酸素に依存しないATPを供給し心筋を維持しようとする生体の防御機構である．しかし，嫌気性条件下ではピルビン酸がTCA回路に入らず，乳酸が産生され，細胞内に乳酸が蓄積し血中へと放出される．さらに重症の虚血では，ブドウ糖運搬の低下とグリコーゲンの枯渇，乳酸やH^+イオンの蓄積などにより解糖系も阻害される（**図2**）．

　このような病的心筋の脂肪酸代謝からブドウ糖代謝への移行を非侵襲的に画像化可能としたものが^{18}F-フルオロデオキシグルコース（^{18}F-FDG）を利用した**陽電子放射型断層撮影（PET）**である．PETの詳細については別項を参照されたい．

> **memo　冠静脈洞血中乳酸濃度**
>
> 好気性条件では心筋で消費される乳酸が，嫌気性条件では心筋に蓄積し放出され，心筋虚血時には冠動脈よりも冠静脈洞の乳酸濃度が高値を示す．この現象を利用し，冠動脈と冠静脈洞の血中乳酸値を測定し心筋虚血の有無の判定に利用することが可能である．

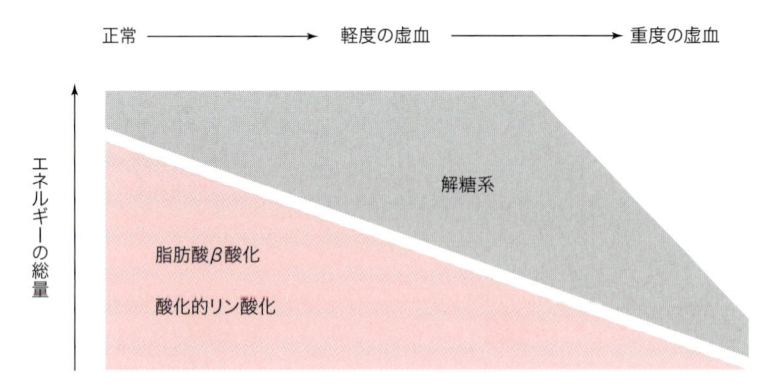

●図2　心筋虚血に対する代謝応答
正常時には脂肪酸を主な燃料とし酸化的リン酸化によってATPを生成しているが，虚血になるとブドウ糖を主な燃料として利用し，解糖系にてATPを生成する．重度の虚血になるとブドウ糖の運搬も低下し，解糖系も機能しなくなる

> **● memo**　¹⁸F-FDG PET
>
> ¹⁸F-FDGはブドウ糖のアナログであり，心筋のブドウ糖利用状態の評価に用いられる．心筋血流および収縮が低下した領域でブドウ糖代謝が保持されているいわゆる「冬眠心筋」の検出が可能であり，冬眠心筋は血行再建術が施行された場合，心機能改善が期待できる．

4　おわりに

心臓のエネルギー代謝のバランスは心疾患の発症や進展と密接に関連している．ブドウ糖，脂肪酸代謝経路やATP産生経路は，今後心疾患治療の標的となる可能性が高いと考えられる．

文献

1）「内科学　第九版」（杉本恒明，小俣政男，水野美邦 総編集）：p375-378, 朝倉書店，2007
2）Opie：「Heart Physiology：Fourth Edition」：p306-354, Lippincot Willians & Wilkins, 2003
3）Katz：「Heart Physiology：Fourth Edition」：p40-81, Lippincot Willians & Wilkins, 2006

第1部　心機能評価を知るための基礎医学

§2 心臓の機能

6. 刺激伝導系

浅井光俊，南野哲男

point

1. 洞結節で発生した活動電位が刺激伝導系を介して心臓全体に伝導されることで，規則正しい拍動が生まれる
2. 刺激伝導系はその部位によって活動電位，伝導速度が異なりさまざまな役割を担っている
3. 虚血，肥大，不全等の心疾患および，さまざまな薬剤により刺激伝導系に障害が生じ，不整脈が惹起される原因となる

1　はじめに

　心臓は通常，1分間に60〜80回の規則正しいリズムで拍動を繰り返し，血液を拍出するポンプの役割を担っている．ポンプ機能を円滑に，かつ規則正しく行うために，数百億といわれる細胞は，心臓の刺激伝導系により制御されている．刺激伝導系は，規則正しく活動電位を発生させペースメーカーとしての役割を担うと共に，伝導速度を変化させることで心房と心室の収縮のタイミングをも調整している．刺激伝導系は，洞結節，心房内結節間伝導路，房室結節，ヒス束，左右両脚，プルキンエ線維で構成される．刺激伝導系を構成する心筋細胞は特殊心筋と呼ばれ，実際の収縮を担う作業心筋とは異なった性質，形態をもっている．

2　刺激伝導系

　通常，心臓の興奮は洞結節に始まり，右心房に達する．そこから心房内へは3種の筋束が他より早く伝わり房室結節に至る．心房からの興奮は房室結節にて伝導遅延を生じるが，その遠位端はヒス束に連なり，伝導速度は急に速くなる．ヒス束を通過した興奮は右心室側の右脚，左心室側の左脚に分岐し最終的に作業心筋に接合する（**図1**）．以下に各々について概説する．

1）洞結節

　洞結節は上大静脈と右心房の移行部に存在するといわれ，結節内には豊富な神経組織を含んでおり周囲の心房筋とは組織学的には異なる．ポンプ機能を有する作業心筋では隣接する細胞から活動電位が伝わらない限り静止電位のままであるが，洞結節では，**自動的に，かつ持続的に脱分極する**（**図2a**）．この脱分極が，閾値を越えると活動電位が発生する．この活動電位

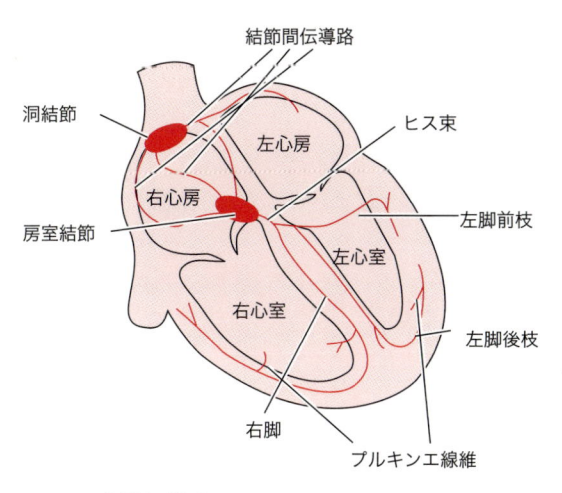

●図1　刺激伝導系

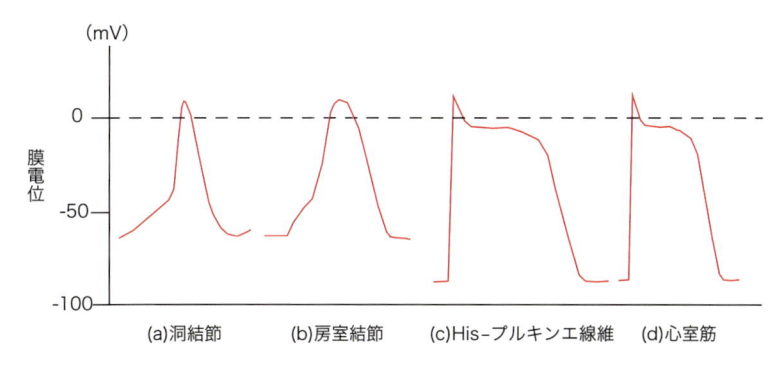

●図2　刺激伝導系各部位の活動電位

の発生はペースメーカーの作用をする細胞（洞結節，房室結節）に共通であり，正常な心臓では洞結節の歩調が一番速く心臓のペースメーカーとなっている．

2）房室結節

房室結節は右心房下部の冠静脈洞の開口部に接して存在する．他の特殊心筋線維と比し活動電位最大立ち上がり速度は遅く，また心筋線維は複雑な網目を形成し，筋線維間の連絡は非常に粗であることから房室結節内の伝導は遅延する．その結果，**心房の興奮，心室の興奮の時間差が生じ，心室充満が確保されポンプの効率を上昇させている**．（図2b）．通常，心房と心室は房室結節以外では電気的に隔絶されている．

3）ヒス束および左右両脚

房室結節から出た線維はヒス束となって中心線維体を貫通する．ヒス束は左室後方へ向かう左脚後枝がまず分岐し，ついで右脚，左脚前枝が分岐する．通常，**房室結節の終わりから左脚前枝と右脚の分岐点までをヒス束と呼ぶ**．

4）プルキンエ線維

左右両脚とも心膜下でさらに複雑に分岐し，プルキンエ線維となり作業心筋と接合する．活動電位の伝導速度は，プルキンエ線維内が最も速く心室内の同期的収縮につながっている（**図2 c**）．また，プルキンエ線維の活動電位は心室筋と比し延長している（**図2 c,d**）．このことにより心室筋からプルキンエ線維への逆伝導が起こりにくく，心室筋—プルキンエ線維間のリエントリーを防いでいる．

> ● memo　リエントリーの発見について
>
> 　生体内（ウサギ）で初めて房室結節内の不均一伝導，リエントリーが証明されたのは1965年のことである．その房室結節内のリエントリーが関与している房室結節回帰性頻拍症を初め多くの不整脈に対しアブレーション治療は普及してきている．これは一例であるが，その基礎となる知見が40年以上前に発見されていたことを考えると大変興味深い．

3　おわりに

虚血，肥大，不全等の心疾患および，さまざまな薬剤により刺激伝導系に障害が生じ，不整脈が惹起される原因となる．不整脈の治療も薬剤，アブレーション治療と多くの選択肢がある．刺激伝導系，その構成細胞の特色を理解することで病態への理解が深まるものと考えられる．また，特殊心筋細胞を新生，再生させることができれば新たな治療に結びつくことが期待される．

文献
1）「不整脈の診かたと治療　第5版」（五十嵐正男 著），医学書院，1997
2）Watanabe, Y. & Dreifus, L. S. : Inhomoreneous condaction in the AV-node. Am Hcare J, 70 : 505-514, 1965

§3 心機能の調節

1. 心筋収縮を決定する要素（前負荷，後負荷，心拍数）

山下尋史

point

1. 心筋収縮を決定する要素は，前負荷，後負荷，心拍数，そして，心筋の収縮性である
2. 前負荷の指標には，左室拡張末期圧や肺動脈楔入圧が用いられる
3. 後負荷の指標には，血圧，体血管抵抗が用いられる
4. 輸液などにより前負荷を増加させると，心拍出量が増加する
5. 血管拡張薬などで後負荷を低減すると，心拍出量が増加する
6. カテコラミンなどで心筋収縮性を増加させると，心拍出量が増加する

1 はじめに

臨床現場で最もよく用いられる心臓ポンプ機能の指標は心拍出量である．**心拍出量は，心拍数と一回拍出量の積**として与えられる．一回拍出量は，心筋固有の収縮力（収縮性）だけではなく，心臓の負荷状態に大きく左右される[1)〜3)]．すなわち，**左心室の充満度（前負荷）と駆出抵抗（後負荷）**である（図1）．

2 心拍数と心拍出量の関係

正常心では心拍数が増加すると，ある一定の心拍数までは心拍出量は増加するが，それを越えると増加は鈍り，やがて低下する．これは，**速すぎる頻脈では左室充満時間が短縮し，一回拍出量が低下するため**である．心機能に異常がなくても，著しい頻脈性不整脈では心拍出量は低下する．一方不全心では，正常心よりも低い心拍数で，心拍出量の増加が減少に転じる．不全心では，**左室拡張末期圧が高く左室充満が低下しており，低い心拍数の頻脈でも左室充満障害がさらに悪化するため**と考えられる．また，正常心では収縮頻度の増加とともに発生張力が増加するが（**陽性階段現象**），不全心では増加しないことも関与していると考えられる[4)]．

徐脈性心不全の治療では，ペースメーカーで心拍数を増加させると，心拍出量が増加する．また，頻脈を合併している心不全では，β遮断薬やジギタリスにより心拍数を低下させると，左室充満の改善から一回拍出量が増加し，結果として心拍出量は増加する．同時に，心筋酸素消費量を低下させエネルギー代謝を改善する．

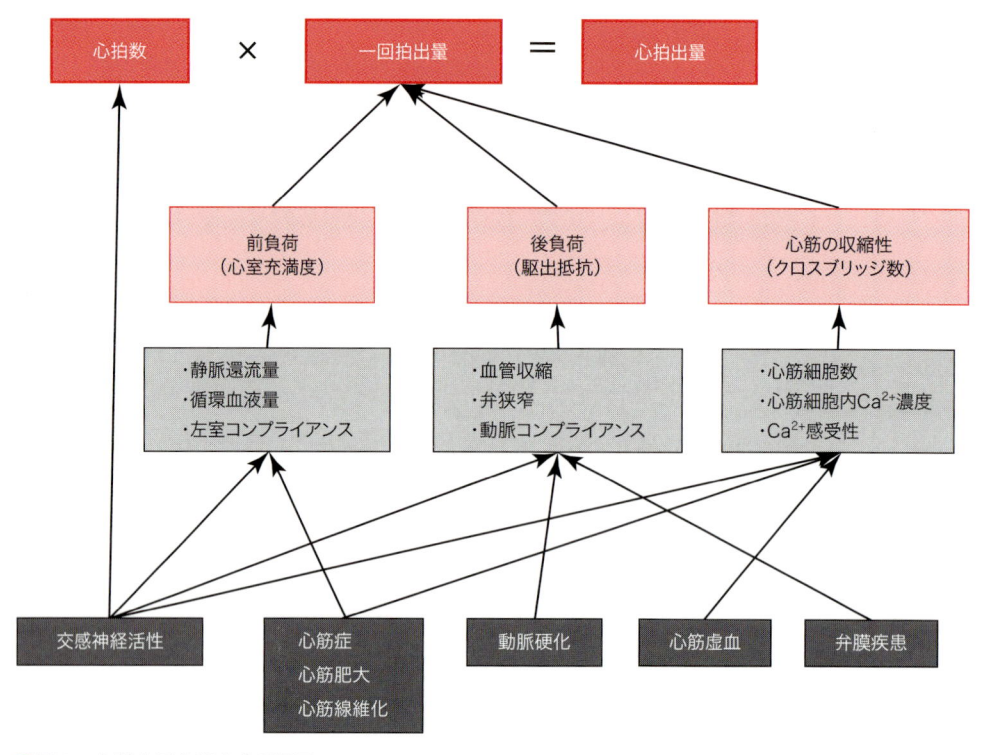

●図1　心拍出量を規定する因子

3　前負荷と心拍出量の関係

　　　前負荷とは，**収縮開始前の心筋細胞にかかっている伸展負荷**のことである．心筋細胞は，収縮前の細胞長が長ければ，ある一定の長さまでは発生張力が増加する．心臓レベルでは，左室拡張末期容積が大きければ，ある限度までは心拍出量が増加する（**Frank-Starling機構**，memo参照，**図2 A**）．しかし，不全心では前負荷が増加しても，心拍出量の増加は正常心に比較して小さい．心不全では，低下した心拍出量を回復させるように神経体液性因子による代償機転が働き，循環血液量の増加などにより前負荷が増大するが，左室拡張末期圧の上昇は肺うっ血の原因となる．
　　　臨床現場では，左室拡張末期容積の代わりに，**左室拡張末期圧**や**肺動脈楔入圧**が用いられることが多い．ただし，これらの圧指標は**左室コンプライアンス**（左室の伸展しやすさ）の影響を受けるため，肥大心や心筋線維化が強い場合，心膜疾患などにおいては，高い左室拡張末期圧は必ずしも心臓の前負荷を反映していない．脱水，右室梗塞などで左室前負荷が低下している場合には，輸液により循環血液量を増加させ心拍出量の回復を図る．

4　後負荷と心拍出量の関係

　　　後負荷とは，**収縮開始後の心筋細胞にかかる力学的負荷**のことである．心臓レベルでは，血管や弁狭窄による駆出抵抗の総和である．最も簡易な指標は体血圧であるが，体血圧は血管抵

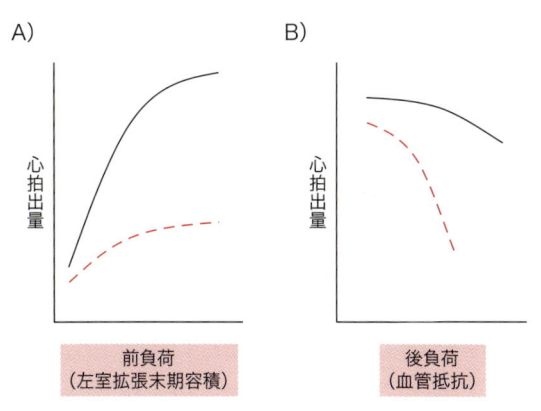

●図2　A. 前負荷と心拍出量の関係，B. 後負荷と心拍出量の関係
　　　―――：正常心，-----：不全心

抗と心拍出量の積であるため，**体血管抵抗〔＝80×（平均体血圧−平均右房圧）÷心拍出量〕**を後負荷の指標として用いることが多い．動脈硬化による動脈コンプライアンスの低下，大動脈弁狭窄，交感神経刺激による血管収縮などが，後負荷増大の原因となる．正常心では後負荷が増大しても，ある限度までは心拍出量は保たれるが，その後減少する（**図2 B**）．一方不全心では，正常心に比較して低い後負荷でも，心拍出量が早期に低下する（**後負荷不整合，afterload mismatch**）．このような状態では，血管拡張薬を用いて後負荷を低下させることにより，心拍出量は増加する．**大動脈バルーンポンピング（IABP）**では，拡張期に大動脈内で拡張させたバルーンを収縮期に急速に収縮させることにより，駆出抵抗を軽減して心拍出量を増加させる（収縮期減負荷：systolic unloading）．

5　心筋の収縮性

収縮性（contractility）は，同一の負荷状態における心筋活性化の程度と定義され，張力を発生している活性化クロスブリッジの数を表す．これは，拡張型心筋症や陳旧性心筋梗塞で心筋細胞数が減少すると減少する．心筋虚血では，心筋細胞内に無機リンや乳酸が蓄積し細胞内アシドーシスを生じる．トロポニンCへのCa^{2+}の結合はアシドーシス下では低下するため（Ca^{2+}感受性の低下），活性化されるクロスブリッジの数は減少し，収縮性は低下する．一方，交感神経刺激は，β受容体を介して筋小胞体からのCa^{2+}放出を増加し，活性化したクロスブリッジ数を増加させる．したがって，急性心不全において，心エコー図にて左室収縮能が低下している場合には，カテコラミンやホスホジエステラーゼ阻害薬の持続静注が用いられる．しかし一方で，収縮性の増大は心筋酸素消費量の増加を招くため，心筋虚血が関与している場合や，慢性期の使用には注意を要する．

6　おわりに

心臓のポンプ機能は，①心拍数，②前負荷，③後負荷，④心筋の収縮性の4因子により規定

される．心不全の治療においては，心拍出量の低下に各因子がどの程度関与しているかを分析して病態生理を理解すれば，最も合理的かつ有効な治療方針を立てることができる．

> ● memo　**Frank-Starling機構（第1部-§2-2も参照のこと）**
>
> 心筋細胞には，収縮前の筋長が長いほど収縮張力が大きくなるという固有の性質があり，この心室レベルの現象がFrank-Starling機構である．静脈還流量が増加すれば，心拍出量が増加するという合理的な適応機序と理解されている．古くは，サルコメアにおけるアクチンとミオシンのフィラメントの重なり部分（クロスブリッジが形成される領域）の長さの変化で説明されてきた．しかし最近では，筋長に依存してCa^{2+}感受性と細胞内Ca^{2+}濃度が高まることが関与していることが明らかになっている[3,5,6]．

文献

1) Opie, L. H. : Mechanism of cardiac contraction and relaxation. In Braunwald's Heart Disease : A Textbook of Cardiovascular Medicine. 8th ed（Libby P. et al eds）pp509-539, Saunders, Philadelphia, 2008
2) LeWinter, M. M. et al. : Normal physiology of the cardiovascular system. In Hurst's The Heart 11th ed（Fuster V. et al. eds）pp87-112, McGraw-Hill, New York, 2004
3) Katz, A. M. : Physiology of the Heart. 3rd edition. Lippincott Williams & Wilkins, Philadelphia, 2001
4) Mulieri, L. A. et al. : Circulation, 85 : 1743-1750, 1992
5) Allen, D. G. et al. : J Physiol (Lond), 327 : 79-94, 1984
6) Lakatta, E. G. et al. : J Am Coll Cardiol, 10 : 1157, 1987

第1部 心機能評価を知るための基礎医学

§3 心機能の調節

2. 心室相互作用（右心左心連関）

島本 健, 川名正敏

point

1. Frank-Starlingの下降脚は、心室相互作用により生じる
2. 心不全の病態においては心膜拘束と心室相互作用の関与があり、重症心不全では左室拡張終期圧や肺動脈楔入圧は左室前負荷の真の指標とはならない
3. 重症心不全における血管拡張薬の有効性は心室相互作用の軽減による

1 はじめに

　心室相互作用（ventricular interaction）についての報告は古く、1910年Bernheimが肥大した心室中隔が右室腔へ突出した結果、右室の機械的圧排により右心不全を来した例（ベルナン効果、Bernheim effect）で、これは左室拡大による右室充満障害である。右心系と左心系はそのほとんどは心膜に覆われ、また中隔を共有しており、その挙動はお互いに影響する。特に心臓の拡張機能は心筋、心室の弛緩性、拡張性だけではなく、心膜や心室相互作用の影響を少なからず受ける[1]。

2 Frank-Starling関係の下降脚

　心筋線維は前負荷により伸展されると、より強く収縮する。この収縮力増強は細胞内Ca^{2+}トランジエントの増加は伴っておらず、Ca^{2+}に対する感受性の増加による。太いフィラメントと細いフィラメントの近接によるアクチン・ミオシン結合数の増加やフィラメントタンパクであるタイチンの分子スプリングの作用によるとされている。骨格筋では過伸展によりアクチン・ミオシン相互作用の低下により発生張力の低下がみられる。

　心筋でも同様のことが起こるとされ、心不全において、伸展の限界を超えると心室パフォーマンスは低下し、この現象はFrank-Starling曲線の下降脚として知られている（図1）。心不全の治療において硝酸薬により前負荷が軽減するにもかかわらず心拍出が増加することは、Frank-Starling関係からは矛盾する現象であるが、この下降脚の改善による心室パフォーマンスの改善によると説明されてきた。しかしHolubarshらはヒト終末期不全心において、心筋線維レベルのFrank-Starling関係は保たれ、張力発生に下降脚はみられないことを示し、Frank-Starling関係の下降脚が心筋の張力低下によるとする明らかな根拠はないとした[2]。

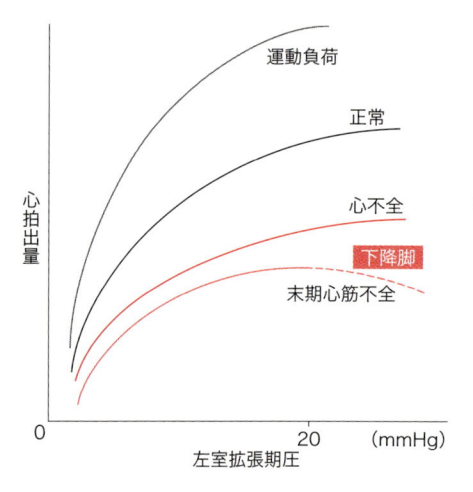

● 図1　Frank-Starling 曲線
心筋線維の伸展（臨床的には心室拡張期圧あるいは拡張期容量）の増大により，心室あるいは心筋の収縮性が高まる．心不全では正常に比し，収縮性の高まりは弱い．末期心筋不全では，むしろ収縮性が低下するいわゆる下降脚がみられる．しかし，臨床的にみられるこの下降脚は心筋線維レベルでは確認できない

3　心膜拘束と右室腔内圧

　心膜は心室の拡張，特に右心室に対し，抑制的に作用する．**心室拡張期圧は経心筋壁圧（myocardial transmural pressure）と心膜腔内圧（pericardial pressure）で決定される**．正常では，心膜腔内圧はほぼ0 mmHgであり，心室充満に及ぼす影響は最小限であり，右室拡張終期圧はほぼ0 mmHgである．左室拡張終期圧は5〜10mmHgであるが，これは定常状態での左室の高い経心筋壁圧による．これは左室が高い収縮期圧に対処するためにある程度の硬さ（stiffness）を有していることによる．

　心膜の伸展負荷と心膜腔内圧にはJ型の関係があり，心膜は心室コンプライアンス（容積伸展性）の規定因子となる．したがって心膜伸展が限界値を超えると，その影響は無視できなくなり心膜腔内圧は急激に上昇する[3]．右心室は壁が薄いため，心膜腔内圧の影響を受けやすく，心膜腔内圧に比例して右室拡張期圧は上昇し，心室中隔を変移させる．中隔の変移は**右室拡張終期圧（RVEDP）**と**左室拡張終期圧（LVEDP）**の圧較差（**経中隔圧較差**，diastolic trans-septal pressure gradient）に依存しており，**RVEDP＞LVEDP となれば拡張期には中隔は左室側へ変移し左心室の容積（前負荷）は減少する**[4]〜[6]（**図2，3**）．このような状況ではFrank-Starling関係に寄与する正味の充満圧はLVEDPから心膜腔内圧と経中隔圧較差を引いた圧であり，LVEDPは前負荷の指標とはならない．

　このようにFrank-Starling関係による左心室の心拍出の増加は，**心膜拘束（pericardial constraint）**と中隔変移を介し制限され，これを心不全における**拡張期心室相互作用（diastolic ventricular interaction）**という[5]．Frank-Starlingの下降脚は，左室拡張終期圧は上昇するにもかかわらず，拡張終期に左室が拡張できなくなることにより生じると考えられる[7]．

4　心不全における拡張期心室相互作用

　以上のような病態は実験的には右心室の急性の圧負荷や容量負荷でみられ，臨床的には**急性肺塞栓症**や**右室梗塞**などがあてはまる．心室の拡大した心不全でも心室相互作用が少なからず影響していると推測できるが，慢性的心室拡大に対しては，心膜の粘弾性や厚さは変わらず伸

展性を保つため，心膜拘束や心室相互作用が真に心不全に関与しているかについては疑問視されてきた．しかしながら，臨床的には心室相互作用の心不全への関与を示す多くの報告がある．

心不全において，瀉血により右房圧は低下するにもかかわらず心拍出が増加する[5]．また肺動脈楔入圧（PCWP）の上昇した心不全で持続的気道陽圧法（CPAP）により心拍出が増加するが，PCWPが低いと逆に減少する[8]．心不全に対し下肢陰圧をかけると，LVEDPが低い状態では左室拡張終期容量（LVEDV）は低下するが，LVEDPが高い状態では逆に増加する[6]．心不全患者において，ニトログリセリンやニトロプルシッドの投与により，心室充満圧は低下するにもかかわらず心拍出が増加する[5]．

このように代償機転により肺静脈血管容量が低下し，心室充満の限界を超えて肺うっ血，肺高血圧を来しているような重症の心不全では，左室と右室は限られた心膜容積の中で互いに競合するため，瀉血，血管拡張薬や胸腔内圧の上昇などによる静脈還流の低下によりRVEDPや右室拡張終期容量は減少しLVEDPは減少しているにもかかわらず，心拍出量は増加する[9]．心膜拘束と右室からの心室相互作用の減少がLVEDPの低下によるFrank–Starling関係の影響を上回るためと考えられる（**図2**）[7]．

心膜伸展性の低下した収縮性心膜炎，開心術後，放射線治療後や心囊液の貯留した状態では心膜拘束に加え心室相互作用の影響も顕著となり，心室腔の拡大のない拡張障害性心不全の病因の1つである（**図2**）．

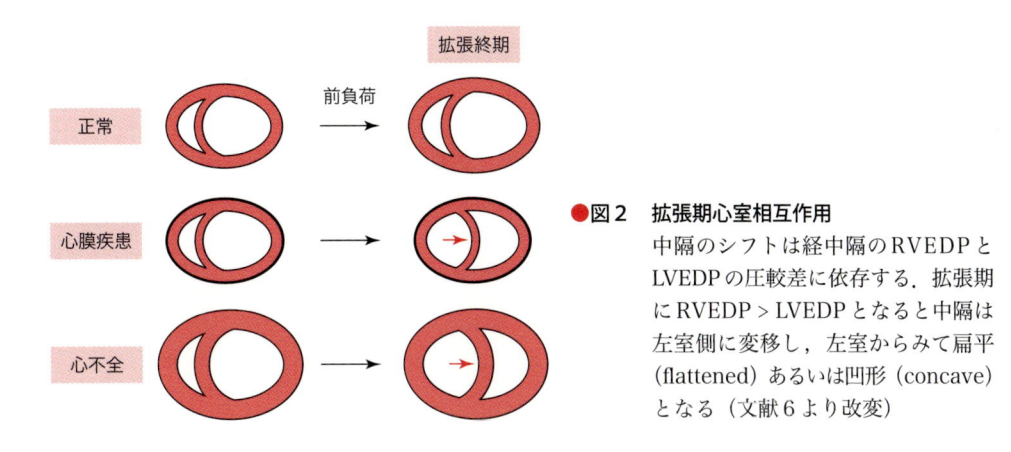

● 図2 拡張期心室相互作用
中隔のシフトは経中隔のRVEDPとLVEDPの圧較差に依存する．拡張期にRVEDP > LVEDPとなると中隔は左室側に変移し，左室からみて扁平（flattened）あるいは凹形（concave）となる（文献6より改変）

5 心室ペーシングによる新しい治療

重症心不全での血管拡張薬などの前負荷軽減による心室パフォーマンスの改善は，**心膜拘束を背景にした心室間相互作用の改善**によると考えられる．硝酸薬，カルペリチド，レニン・アンジオテンシン系阻害薬などの血管拡張薬やドブタミンやホスホジエステラーゼ阻害薬（PDEI）などの血管拡張作用をもつ強心薬は病態や病期に応じて使い分けることで，より効果的となる．最近では重症心不全に**両室ペーシング**が行われ，両心室の電気的非同期性（dyssynchrony）の軽減がその有効性の機序である．左室ペーシングにより心膜拘束と心室相互作用が軽減され，左室拡張期圧（前負荷）にみあった心拍出の増加が得られることから，明らかな電気的同期不全のない機械的同期不全（mechanical dyssynchrony）の症例にも両室ペーシングあるいは左室ペーシングが有用であるという[10]．

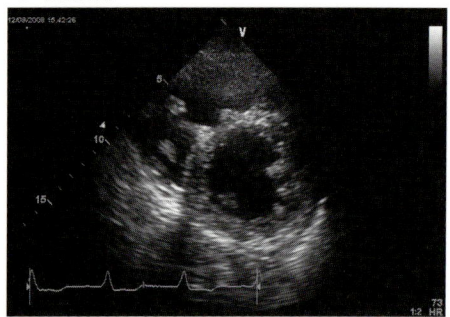

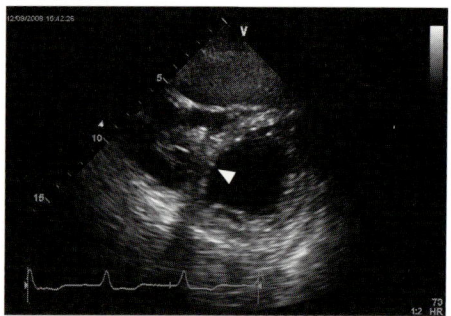

●図3　拡張型心筋症（巻頭カラー 4 参照）
左室乳頭筋レベルの短軸断面像である．NYHA Ⅳ度の拡張型心筋症で両室の拡大を認める．拡張終期に心室中隔の左室側への変移がみられD型を呈している（▽）

6　おわりに

　心不全の病態においては，程度の差はあれ心膜拘束と心室相互作用の関与があり，左室拡張終期圧や肺動脈楔入圧は左室前負荷の真の指標とはならない．またこの病態での各血管拡張薬の有用性や効果判定の方法を再評価する必要がある．今後は現在治療法に限界のある重症心不全において，心膜拘束や心室相互作用を減少させることも新しい治療方法として期待される．

文献

1) Kass, D. A. et al. : What mechanisms underlie diastolic dysfunction in heart failure？ Circ Res, 94 : 1533-1542, 2004
2) Holubarsch, C. et al. : Existence of the Frank-Starling mechanism in the failing human heart. Investigations on the organ, tissue, and sarcomere levels. Circulation, 94 : 683-689, 1996
3) Tyberg, J. V. et al. : The relationship between pericardial pressure and right atrial pressure: an intraoperative study. Circulation, 73 : 428-432
4) Kingma, I. et al. : Effects of diastolic transseptal pressure gradient on ventricular septal position and motion. Circulation, 68 : 1304-1314, 1983
5) Morris-Thurgood, J. A. & Frenneaux, M. P. : Diastolic ventricular interaction and ventricular diastolic filling. Heart Fail Rev, 5 : 307-323, 2000
6) Atherton, J. J. et al. : Diastolic ventricular interaction in chronic heart failure. Lancet, 349 : 1720-1724, 1997
7) Moore, T. D. et al. : Ventricular interaction and external constraint account for decreased stroke work during volume loading in CHF. Am J Physiol Heart Circ Physiol, 281 : H2385-2391, 2001
8) Bradley, T. D. et al. : Cardiac output response to continuous positive airway pressure in congestive heart failure. Am Rev Respir Dis, 145 : 377-382, 1992
9) Tyberg, J. V. et al. : Effects of positive intrathoracic pressure on pulmonary and systemic hemodynamics. Respir Physiol, 119:171-179, 2000
10) Bleasdale, R. A. et al. : Left ventricular pacing minimizes diastolic ventricular interaction, allowing improved preload-dependent systolic performance. Circulation, 110:2395-2400, 2004

第1部 心機能評価を知るための基礎医学

§3 心機能の調節

3. 神経性調節機序

朝倉正紀

point

1. 高血圧や体液貯留などの変化に対する循環調節機能が生体内に存在する
2. 循環調節は，神経性調節と体液性調節により行われている
3. 神経性調節は，主として，圧受容器，化学受容器，運動筋代謝受容器を介して行われる
4. 圧受容器は，大動脈弓および頸動脈洞に存在する高圧系圧受容器と肺静脈や心房壁に存在する低圧系圧受容器がある

1 はじめに

　生体内における循環調節は重要であり，高血圧や体液貯留などのさまざまな病的状態において，代償する機構が働く．この循環調節は，主として，神経性調節機序と体液性調節機序により行われている．**体液性調節機序**は分単位による調節機構であり，カテコラミン，レニン—アンジオテンシン，バソプレッシンなどの生理活性ペプチドにより制御されている．一方，**神経性調節機序**は，秒単位での循環調節を行う機序であり，求心性神経性調節と遠心性神経性調節から構成される．求心性による循環調節は，圧受容器 (baroreceptor)，化学受容器 (chemoreceptor)，運動筋代謝受容器 (metaboreceptor) を介して行われる（**図1**）．
　一方，遠心性による循環調節は，副交感神経や交感神経を介して伝達される．心不全においては交感神経活動が亢進していることが多いが，求心性の交感神経活動の抑制機序の障害や遠心性の交感神経活動の亢進が関与していると考えられている．

2 求心性神経性調節（Afferents）

1）圧受容器による神経性調節

　生体内における循環動態の変化は，血圧を感知する圧受容器から求心性神経を介して，中枢に伝達される．圧受容器には，高圧系圧受容器と低圧系圧受容器が存在する．
　高圧系圧受容器は，大動脈弓および頸動脈洞の血管外膜側に存在する．血圧上昇を大動脈弓に存在する圧受容器が感知すると，大動脈神経を介して，延髄孤束核に刺激インパルスが伝わる．また，頸動脈洞に存在する圧受容器が血圧上昇を感知すると，舌咽神経を介して，延髄孤束核に刺激インパルスが伝わる．このような血圧上昇というシグナルが求心性に中枢に伝達されると，中枢から遠心性に副交感神経の活性（心臓迷走神経反射）および交感神経活性の抑制

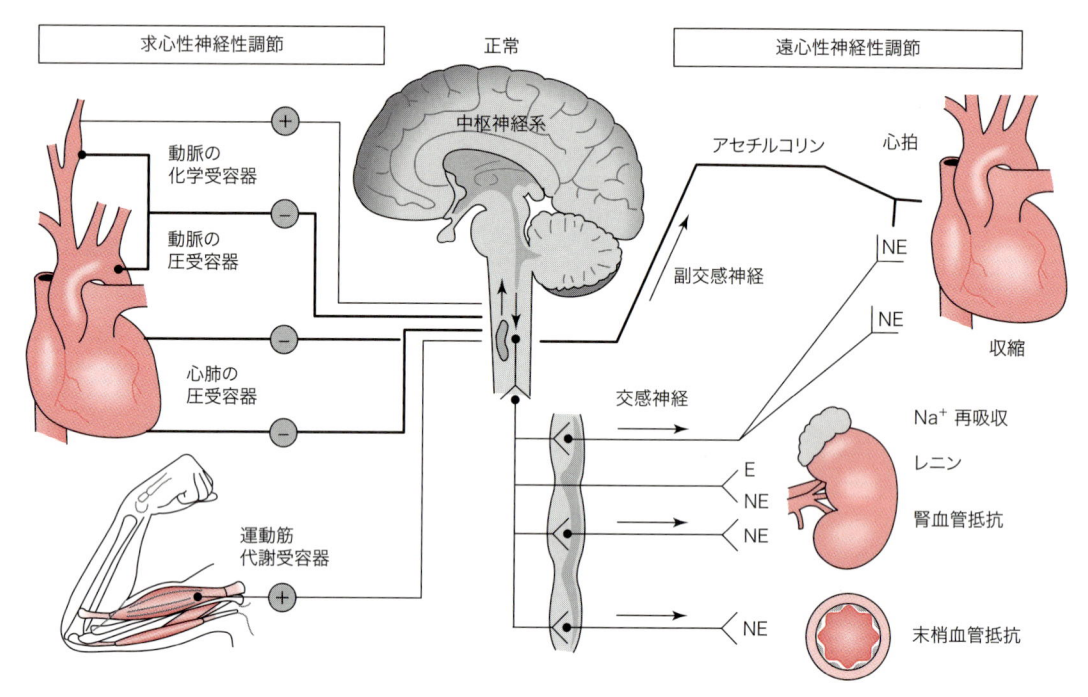

●図1　神経性調節機序
　E：エピネフリン，NE：ノルエピネフリン（文献2より改変）

（交感神経反射）に働き，血圧上昇を抑えようとした循環調節が行われる．この圧受容器反射を利用して，**発作性頻拍を徐拍化**するための**バルサルバ手技**や**頸動脈洞マッサージ**などが行われる．

　低圧系圧受容器は，肺静脈や心房壁に存在し，体液量を感知する．血液量が増加すると，低圧系圧受容器である心肺部圧受容器が作動され，そのシグナルが中枢へと伝達され，下垂体後葉からの抗利尿ホルモンである**バソプレッシン**（vasopressin）の分泌が抑制される．そのため，腎臓での水再吸収が抑制されることにより，血液量が低下する．

> ●memo　バルサルバ手技
> 　呼息後の息こらえにより，発作性頻拍の徐拍化を誘導する手技である．呼息後に息こらえを行うと，胸腔内圧が上昇し，心臓への静脈還流が減少することより，心拍出量が低下し，血圧が低下する．圧受容器からのシグナルが低下し，血圧の上昇，心拍数の増加が起こる．息こらえをやめると，胸腔内圧は正常化するが，血圧は上昇しているため，圧受容器の刺激により，心拍数の低下作用から徐脈になる．

2）化学受容器による神経性調節

　血圧と同様に，血中の酸素濃度やpHを感知し，そのシグナルを中枢へと伝達する循環調節を行う化学受容器を介した求心性神経性調節機構が存在する．化学受容器は**総頸動脈**と**大動脈**

弓に存在し，総頸動脈の化学受容器は頸動脈球と呼ばれ，大動脈弓の化学受容器は大動脈球と呼ばれる．頸動脈球で感知した血中酸素濃度の低下は，そのシグナルが舌咽神経を介して延髄に伝達される．また，大動脈球で感知した血中酸素濃度の低下も，大動脈神経を介して延髄に伝達される．これらのシグナルに対して，遠心性の交感神経活性化が伝達される．また，pHの変化も同様に感知し，血液がアシドーシスになりpHが低下すると，中枢へとシグナルが伝達され，交感神経活性抑制による血管拡張が惹起される．一方，血液のpHが上昇すると，血管収縮が引き起こる．さらに**延髄**においても，化学受容器が存在し，血中二酸化炭素濃度を感知し，過換気を惹起する機序が存在する．

3 遠心性神経性調節（Efferents）

延髄に存在する**心臓血管中枢**は，延髄腹外側部の吻側は昇圧や交感神経亢進に重要な部位である一方，延髄腹外側部の尾側は血圧低下や交感神経抑制作用に関与する部位である．中枢から遠心性の交感神経活性化の機序は，吻側延髄腹外側部から脊髄外側核へと神経線維が伝達され，胸髄および腰髄の側核にある交感神経節前ニューロンから交感神経節でシナプスを形成し，交感神経節後ニューロンへとシグナルが伝達され，最終的に心臓や血管に交感神経刺激が伝達される．血管に分布する神経線維の終末より，ノルエピネフリンが放出され，血管平滑筋に存在するα1受容体に結合することにより，血管収縮が惹起され，血圧が維持される．

4 おわりに

心不全患者を管理するうえにおいて，アンジオテンシンなどの体液性因子に注目して診断，治療が行われることが多い．しかし，循環調節においては，神経性調節も重要な役割を演じており，このことも意識して治療することが有用であると思われる．

文献
1）神経性調節，「内科学 第2版」（編集主幹／黒川清，松沢佑次）：p420，文光堂，2003
2）「Braunwald's Heart Disease: Eighth edition」p541-542, Saunders, 2007
3）能澤 孝：交感神経機能亢進のメカニズム．日本臨床65巻 増刊号4：p257-261, 2007

第1部 心機能評価を知るための基礎医学

§3 心機能の調節

4. 体液調節機序

松井　勝, 斎藤能彦

point

1. 循環は神経体液性物質により調節される
2. 心不全では神経体液性因子による体液調節機序の破綻によりさらなる心不全の悪化を招く
3. レニン–アンギオテンシン–アルドステロン系を遮断することで心不全予後は改善する
4. Na利尿ペプチドファミリーはNa利尿作用や血管拡張作用により，心保護作用を有する

1 はじめに

　循環機能はホルモンをはじめとする体液性作用物質により，緩徐に調節されているが，心筋に虚血，高血圧，炎症などのさまざまな負荷がかかり神経体液性因子による一連の代償機転が賦活化される．この代償機転は心筋のみならず，全身の血管や腎臓をはじめとする臓器に悪影響を及ぼす．すなわち，水やナトリウム（Na）の体内貯留による前負荷の増大，末梢血管抵抗の上昇による後負荷の増大が生じ，諸臓器のうっ血と組織の低灌流を来すいわゆる心不全状態に関与する．このような神経体液性因子は**交感神経系**，**レニン–アンギオテンシン–アルドステロン系**（renin–angiotensin–aldosterone system：**RAAS**），**アルギニン・バソプレシン**（arginine vasopressin：**AVP**）などの**心増悪因子**と**心房性ナトリウム利尿ペプチド**（atrial natriuretic peptide：**ANP**），**脳性ナトリウム利尿ペプチド**（brain natriuretic peptide：**BNP**）に代表されるNP系といった**心保護因子**の2つに大別される（**表1**）．心不全の治療は心保護因子を活かしつつ，心増悪因子を抑えるということが重要である．本項では特に心不全における体液調節機序について概説する．

●表1　体液調節因子

心保護因子	心増悪因子
・心房性ナトリウム利尿ペプチド（ANP）	・交感神経系
・脳性ナトリウム利尿ペプチド（BNP）	・レニン–アンギオテンシン–アルドステロン系
・プロスタグランジン（PGE_2，PEI_2）	・アルギニン・バソプレシン
・内皮由来弛緩因子（EDRF，NO）	・エンドセリン–1
・アドレノメデュリン	

2 体液性調節因子

1）交感神経系

　心不全での交感神経系の賦活化が重要視されるようになったのは，1984年にCohnらによって心不全患者でのノルエピネフリン濃度が生命予後に相関すると報告されてからである[1]．それ以後，心不全でノルエピネフリンが上昇することは多くの論文で報告されることとなったが，このような**交感神経系の賦活化は血管抵抗を上昇させ，後負荷を増し，不整脈を引き起こす**．また，心筋の酸素需要量の増加と過剰なCa^{2+}によりさらに心筋を傷害することとなる．腎臓に対してはβ受容体を介した傍糸球体装置からの後述するレニン産生亢進を促し，α1受容体を介した近位尿細管でのNaの再吸収を増加させ，心臓への負担を増大させる．

2）レニン–アンジオテンシン–アルドステロン系（RAAS）

　海で生まれた生物が上陸する際に，僅かしか摂取できないNaをなるべく体内に貯蓄する必要があった．筆者はその進化の過程で形成されたのがRAASであると考えているが，現在において高塩分食を摂取するようになったわれわれにとってしばしばRAASは邪魔者となっている．

　RAASは**循環型RAAS**と組織において局所的に産生される**組織型RAAS**に分けられ[2]，循環型RAASは血圧や体液・電解質バランスを調節する経路として知られており，肝臓で産生されたアンジオテンシノーゲンと腎臓の傍糸球体装置で産生されるレニンが酵素基質反応を起こす．RAASではその後に生成されるアンジオテンシンⅡ（AngⅡ）が中心であり，このAngⅡはAT1受容体，AT2受容体に結合し，さまざまな作用を生みだす（**図1**）．AT1受容体を介しての作用としては副腎皮質からのアルドステロン分泌刺激，血管収縮作用，近位尿細管からのNa・水の再吸収促進などがあり，これらは心不全における前負荷，後負荷の増大に繋がる．さらに組織型RAASにおいて肥大心，虚血心筋などの病的心筋の組織ではAT1受容体は過剰な活性化を介して心筋細胞の肥大や心筋線維化などの病態形成にも関わっている．

3）アルギニン・バソプレシン（AVP）

　AVPは視床下部の視索上核および室傍核で生成され，脳下垂体後葉より分泌される．腎に作用して尿量と浸透圧を調整する一方で，体液浸透圧と血管系容量と圧により調整されている．脳下垂体に存在する浸透圧受容体は有効浸透圧物質（例えば，塩化ナトリウムなど）にのみ反応し，体液の有効浸透圧が上昇すると，AVPは分泌される．この浸透圧受容体はわずか1～2％の血漿浸透圧の変化に対して反応し，3mOsm/kgの血漿浸透圧の増加に対して1pg/mLのAVP血中濃度の上昇がみられる．それに対して圧受容体を介したADH分泌は感受性が低く，血液量，心拍出量，あるいは血圧の5～10％の減少が必要となる．分泌されたAVPは**V1受容体**を介して**血管収縮**を起こし，腎集合管に存在する**V2受容体**を介し，水再吸収促進，腎レニン分泌促進および腎プロスタグランジンの生成と遊離を促進し，**血管拡張**をもたらす．

```
アンジオテンシノーゲン                    ブラジキノーゲン
        ↓ ← レニン
  アンジオテンシン I                          ブラジキニン
   キマーゼ ↓ ← ACE                           ↑ ACE
  ARB ⊣ アンジオテンシン II ← ACE阻害薬          → 不活性化
        ↓           ↓                          ↓
     AT1受容体     AT2受容体                  B2受容体
```

AT1受容体	AT2受容体	B2受容体
血管収縮	血管拡張	NO産生
交感神経活性化	細胞増殖抑制	PGI_2産生
水・Na再吸収	細胞分化促進	EDHF産生
心筋細胞肥大	陰性変時作用	
心筋線維化	心筋線維化抑制	
不整脈誘発		
アルドステロン分泌		

末梢血管抵抗増大 → **後負荷増大**　　循環血漿量増大 → **前負荷増大**　　心筋線維化

●図1　RASの心臓への影響

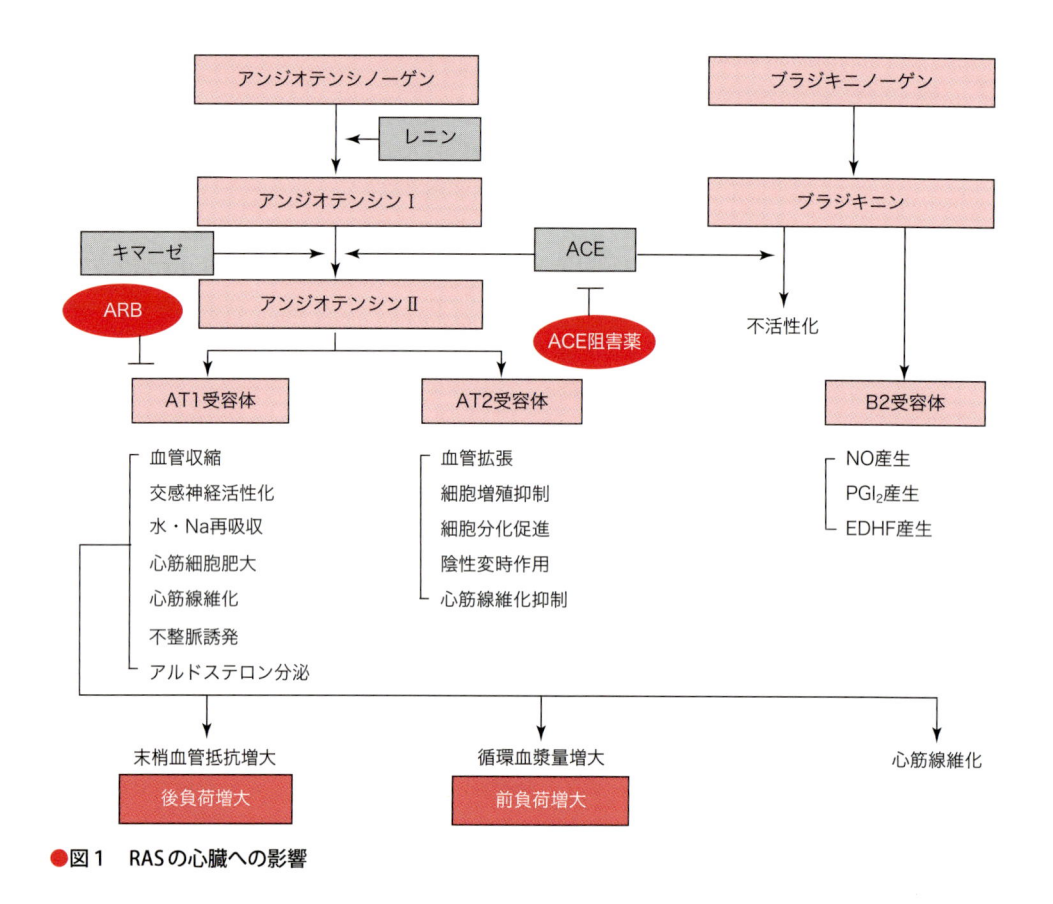

● memo　**AVPの作用を抑える新しい治療薬**

V2受容体拮抗薬であるtolvaptanは慢性心不全患者に対して腎機能障害や低K血症を起こすことなく，尿量，尿中Na排泄量を有意に増加させることにより，心不全を改善させた[3]．このことは心不全においてアルギニン・バソプレシンが水分貯留に影響していることを示唆するとともに心不全の新しい治療薬として期待されるものである．

4）ナトリウム利尿ペプチドファミリー

ナトリウム利尿ペプチドファミリーに含まれるものとしては**心房性ナトリウム利尿ペプチド（ANP），心室性ナトリウム利尿ペプチド（BNP），C型ナトリウム利尿ペプチド（CNP）**がある．1984年にわが国の松尾壽之博士，寒川賢治博士により心房組織から単離同定されたANPは心房に分泌顆粒として貯えられている．一方で最初，脳で同定されたBNPは心房，心室で分泌されるが，特に心室に多く存在する．CNPは血管内皮細胞や動脈硬化巣の平滑筋細胞・マクロファージで産生され，血管壁のリモデリングを調節しているものと考えられている．

ここでは体液調節に強く関与するANPとBNPについて述べる．心充満圧上昇に伴う心腔容積の変化を心房および心室の伸展受容体が感知し，ANPとBNPが分泌される．ANP，BNPは

中性エンドペプチダーゼにより不活化されるが，その作用はナトリウム受容体ペプチド（NPR）を介して行われる．ANP，BNPはNPR-Aの，CNPはNPR-Bに対する選択リガンドであることが判明しているが，NPR-AとNPR-Bは膜型グアニル酸シクラーゼであり，その活性化によりcGMP濃度が上昇する．NPRは血管平滑筋，内皮，血小板，副腎球状体，腎に局在しており，ANPとBNPは**尿量・Na排出量を増加**させ，**血管拡張**を促し，レニン，アルドステロンおよびバソプレシンの分泌を抑制する（図2）．

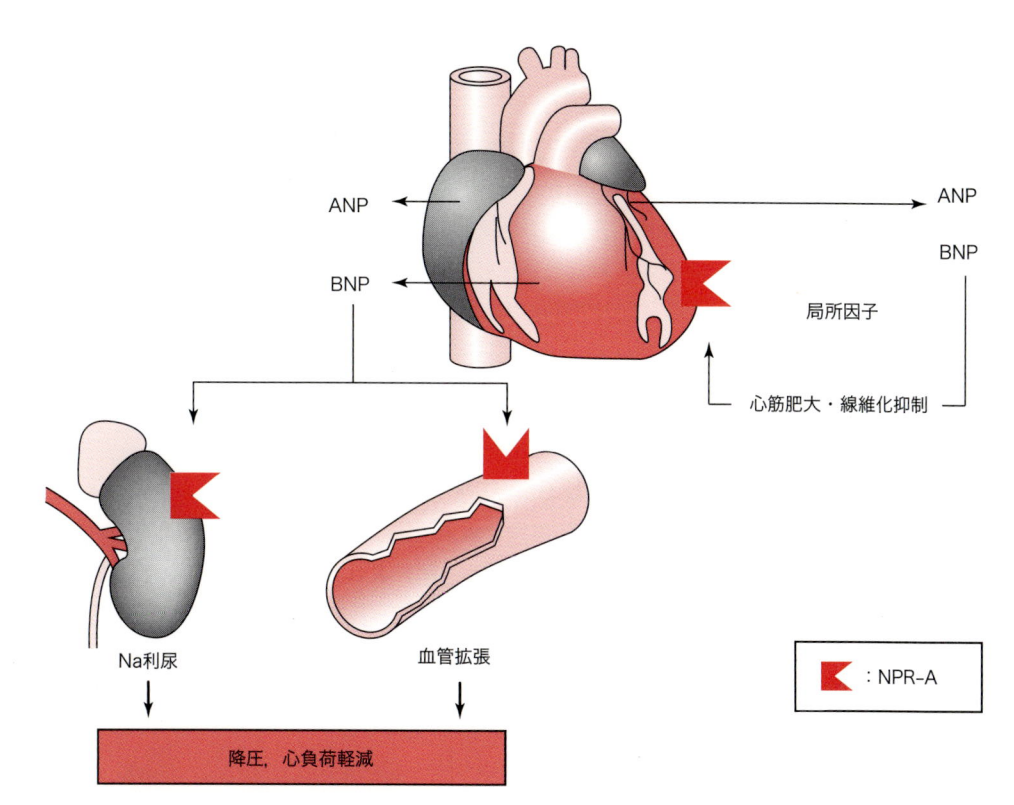

● 図2　ANP，BNPの産生と心血管作用

3　おわりに

　過去には心不全においての治療は血行動態を改善させることであった．それは現在も確かに重要ではあるが，神経体液性因子に対する拮抗薬を用いる心不全治療の方がより優れているというエビデンスが多数輩出されている．このような心血管内分泌代謝学は日々進歩しており，今後も新たな治療アプローチが期待される学問である．

文献
1）Cohn, J. N. et al. : N. Engl. J. Med., 311:819-823,1984
2）Unger, T. et al. : Am. J. Cardiol., 89:3A,2002
3）Gheorghiade, M. et al. : Circulation, 107:2690-2696,2003

第1部 心機能評価を知るための基礎医学

§3 心機能の調節

5. 体循環と肺循環

二藤部丈司, 久保田 功

point

1. 心臓は右心系と左心系から成り立ち, 体循環と肺循環のネットワークを形成している
2. 右心系は肺循環, 左心系は体循環を灌流するポンプとして働く
3. 循環の調節には, 神経性調節と液性調節の2つの機序がある

1 はじめに

体内の血液循環は高圧系の体循環と低圧系の肺循環から構成される直列閉鎖回路である（図1）[1]. 正常では左心室と右心室の心拍出量, 末梢血液量, 肺血流量は平衡状態が維持されている. 安静時の1分間の心拍出量は体重の約8％で約5リットルと言われている. 心臓は, **全身に酸素と栄養分を運搬する体循環**と, **肺による二酸化炭素と酸素の交換に携わる肺循環**を同時に行っている. そのため, この平衡が崩れると回路のいずれかに体液が貯留する. 例えば**左心不全**に陥ったときには, 左房圧が上昇して, その上流の肺静脈圧が上昇し, **肺うっ血として呼吸不全を呈する**.

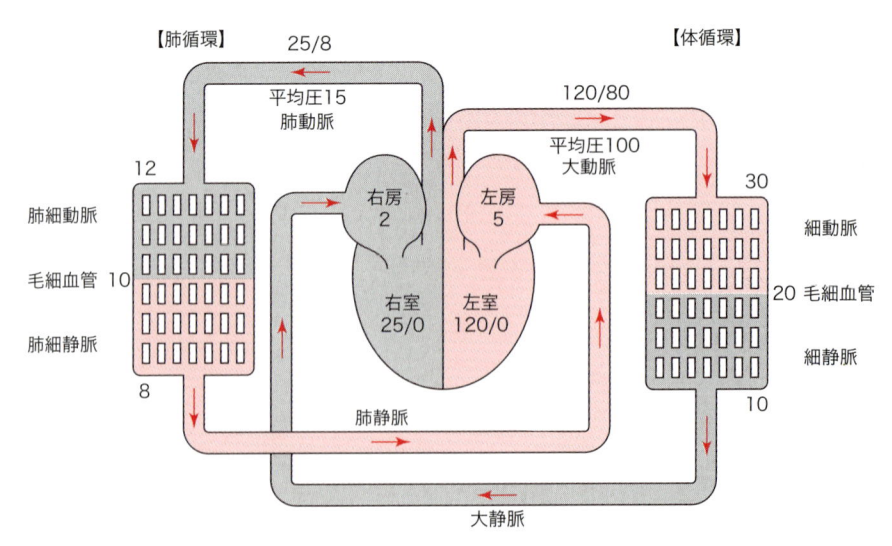

●図1 安静時の体循環・肺循環経路と圧力
（数値の単位はmmHg）

2 体循環

体循環は左心室から大動脈が分岐して小動脈から細動脈となり，最終的に，毛細血管網として各臓器に灌流する．右心系は肺循環へ，左心系は体循環へ灌流するポンプとして働く（**図2**）[2]．一方，各臓器への血液循環は，1本の大動脈から分岐された動脈が分配され，細動脈，毛細血管網となって灌流し静脈系に集合する並列回路をなしている．そのため，それぞれ機能の異なる臓器の血流量を個別に変えることを可能にしている．ショックなどの病的状況においては，成人では体重の約8％とされる循環血液のうち脳や冠動脈への血流量の分布の割合を増加できるように効率よく制御されている．

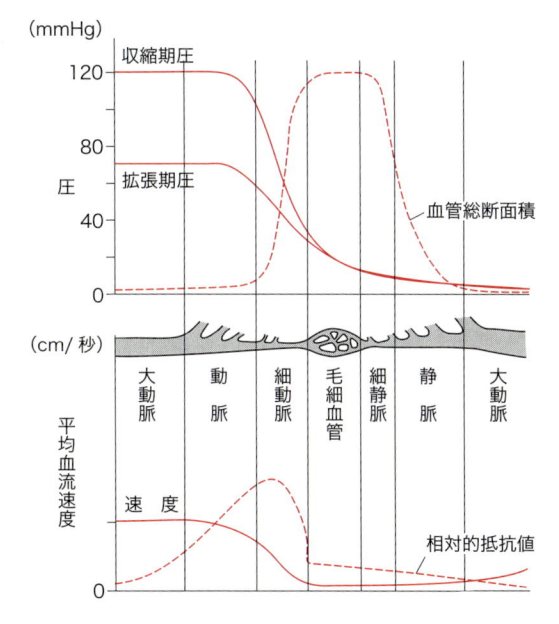

●図2 体循環における圧力と血流速度

3 肺循環

右心室から分岐した1本の肺動脈から肺細動脈，肺毛細血管を経て肺静脈となり左房に灌流する．体循環は高圧系であるのに対し，肺循環は低圧系であり，成人安静時の肺動脈圧は**収縮期20〜30 mmHg，平均血圧は10〜20 mmHg**である．その結果，肺血管抵抗は体循環抵抗の約1/5〜1/6と低い．肺血流量の増大を来した場合には肺動脈は容易に拡張し，圧の上昇を抑制できる．例えば，運動や労作による肺血流量の増加を来しても，ほとんど肺動脈圧は上昇せず肺循環—体循環を維持できる．

解剖学的に，肺動脈は気管支と並走し，末梢では100μm以下の細動脈となり，最終的に，肺胞壁には7〜10μmの毛細血管が網目状に分布する．肺血流量は体位や換気運動によって変動する．重力の影響で，立位や座位では肺尖部が最も血流が少なく，下肺野にいくほど肺血流量が増加する．吸気時には陰圧の増大によって増加する．これは，三尖弁逆流による収縮期

雑音が吸気に増大する現象（**Rivero-carvallo 兆候**）を説明できる．

　低酸素状態では肺動脈は収縮する（低酸素性血管収縮）．これは，呼吸器疾患における低酸素血症のときに，肺動脈が収縮して肺高血圧となり，それが右心室への圧負荷を来して肺性心を作り出す病態の要因とされている．また，肺毛細血管圧は約 10 mmHg，コロイド浸透圧は 25 mmHg であることから，内向きの圧較差 15 mmHg が存在しているが，左心不全で肺毛血管圧が 25 mmHg を超えると肺うっ血や肺水腫を来しうる．さらに，肺循環障害として肺塞栓症や右心不全がある場合には，上流への灌流障害が右室圧負荷となり，右房圧の上昇を来すようになると下腿浮腫を来す．

4 循環の調節機序

　循環調節は**神経性調節**（第 1 部-§3-*3* 参照）と**液性調節**（第 1 部-§3-*4* 参照）の 2 つの機序がある．前者は血管平滑筋に分布する交感神経であり，神経興奮によって血管径が収縮すると血管抵抗が上昇し血流が減少する．後者には，ノルエピネフリン，エピネフリン，アンジオテンシンⅡ，エンドセリンなどの収縮作用物質と，プロスタグランディン，セロトニン，ブラジキニンなどの拡張作用物質が存在する．それらは，お互いに複雑に影響し合い循環調節をおこなっている．

5 おわりに

　体循環と肺循環の解剖学的特徴，生理学的特性を理解することは，左心不全，右心不全のみならず，肺疾患に関連する呼吸不全においても，その治療法を選択するうえで，重要な知識である．

> ● memo　容量血管と抵抗血管
>
> 　静脈系は動脈の約 8 倍のコンプライアンスがあるとされ，内圧の上昇を伴わずに伸展することで大量の血液を貯留することができるため，容量血管（capacitance vessel）と呼ばれる．一方，動脈系の特に細動脈は末梢抵抗をつくりだす抵抗血管（resistance vessel）と呼ばれる．この抵抗に対して心臓は拍動性に血液を拍出しているため，血管抵抗が高値であると心不全発症の要因となりうる．

文献
1) West, J. B. : Regional differences in the lung. Academic Press, New York, 1977
2) William, F. G. : Review of Medical Physiology, 22nd Edition, 2005

6. 冠循環と冠血流調整因子

南野哲男

point

1. 冠循環は自己調節能を有する
2. 冠循環は大きな血流予備能を有する
3. 冠循環は交感神経系やさまざまな血管作動物質により調整されている
4. 虚血心では心筋内血流分布に変化が生じ，心内膜側から冠血流の低下が生じる

1 はじめに

　冠血管は収縮弛緩を繰り返す心筋内を走行するために，冠循環は他の臓器と異なった独自の血流パターンを示す．すなわち，心室を灌流する冠動脈血流は**拡張期優位の血流パターン**であり，他の臓器血流が収縮期優位であることと著しく異なる．これは，心筋収縮による血管外圧迫力が，心筋内冠血管を圧迫して心筋内への流入血流に対しては阻止的に，心筋外への流出血流に対して促進的に働くからである．また，冠循環は交感神経系やさまざまな血管作動物質により制御されている．そのため，冠循環は**自己調節能**を有し，さらに，運動による心筋酸素消費量の増大に伴い冠動脈血流量が著しく増加することが可能になる．一方，冠動脈径が50％未満になると冠灌流圧の低下が始まるが，心筋内血流分布にも変化が生じ，心内膜側から冠血流の低下が生じる．本項では，正常心ならびに虚血心での冠循環の特徴について述べる．

2 心筋酸素需要と心筋酸素供給の規定因子

　心筋酸素需要は**心拍数，心収縮力，左室仕事量**によって規定される．運動時には，心筋酸素需要を規定する心拍数，心収縮力，心室仕事量のいずれも増加するため，**運動は心筋酸素需要を増加させる最も重要な生理的刺激である**．一方，**心筋酸素供給**は，**冠血流，酸素運搬能力，心筋酸素摂取量**により規定される．安静時においても高いレベルにて心筋酸素摂取がなされているため，心筋酸素需要の増加への対応は主に**冠血流量増加**によって行われる[1]．

3 冠循環の自己調整能

　冠循環の自己調節能とは，**冠灌流圧が70〜130 mmHgの範囲では冠血流量が一定に保たれるメカニズム**をいう[2]（**図1**）．自己調整能や冠血流予備能はさまざまな因子により冠循環

●図1　冠循環の自己調節能
　冠灌流圧が70～130 mmHgの間では圧変化にもかかわらず冠血流量は一定である（文献3より改変）

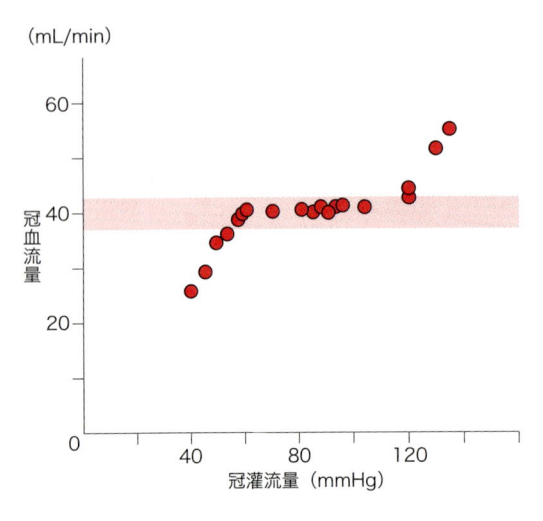

●表1　冠血管調整因子

血管収縮性	交感神経α受容体 アンジオテンシンⅡ エンドセリン トロンボキサンA2
血管弛緩因子	交感神経β受容体 ブラディキニン ヒスタミン 一酸化窒素 EDHF プロスタグランジンI2 アデノシン ATP感受性カリウムチャネル

が調整されている．すなわち，交感神経α受容体・β受容体，血管作動ペプチドであるアンジオテンシンⅡ，ヒスタミンやブラディキニンなどのオータコイド，一酸化窒素（NO），プロスタノイド，内皮細胞依存性過分極因子（EDHF），エンドセリンなどの内皮由来性血管作動物質，代謝性因子（二酸化炭素，pH，アデノシン，ATP），ATP感受性カリウムチャネル，カルシウム感受性カリウムチャネルなどが冠循環制御に関与している（表1）．70～130 mmHg前後の冠灌流圧では，NO合成酵素阻害剤投与により冠血流量は変化しない．一方，冠灌流圧が低下した際には，NO合成酵素阻害剤投与により冠血流量が低下することが示されており，NOは冠循環の自己調節能の下降脚部分で重要な役割を果たしていると考えられる．また，NOのみならず代謝性因子も冠循環自己調整に関与することも報告されている．運動などによる冠血流増加にはアデノシン，ATP感受性カリウムチャネル開口，プロスタノイド，NOなどが関与する．しかし，動物実験では，単独の血流調整因子を阻害しても運動による冠血流増加は認められるため，代償的機構が作動していることが示唆される．事実，NO産生が阻害された際にはアデノシン産生酵素活性増加を介してアデノシンが増加し冠血流が維持される[3]．

4　虚血心臓での冠循環

　冠循環は自己調節能を有するため，全身血圧が多少変動しても冠血流量は維持されることになる．さらに，冠動脈疾患患者において高度な狭窄病変を有しない限り，冠血流量が減少して虚血が生じないのは自己調整能による．しかしながら，アデノシンやパパベリンなどの血管拡張薬投与により冠動脈末梢血管を最大に拡張した条件下では，自己調節能は消失し，冠灌流圧と冠血流量は直線関係を示す．**コントロール時と最大冠拡張時における冠血流量比を冠血流予備能と呼ぶ**．臨床においても，**冠血流予備量比**は冠動脈インターベンションの適応判断に使用されている（次ページmemo参照）．また，安静時では，心筋内血流分布は心内膜側と心外膜

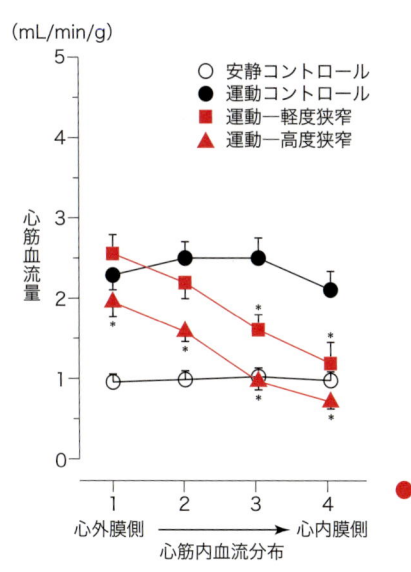

●図2　冠動脈狭窄が運動中の心筋内分布に及ぼす影響
冠動脈狭窄存在下では，運動に伴い心内膜側から心筋血流量が低下する

側でほぼ同等である．冠動脈狭窄が存在しない場合，運動時においても心筋内血流分布は変化しない．しかし，冠動脈に高度狭窄が存在する場合，安静時には心筋内血流分布は保たれていても，運動時には心外膜側に比べて心内膜側への血流低下が最初に生じる[1]．これは，心内膜側が高い血管外圧力を受けるためと考えられている（図2）．

> ● memo　**冠血流予備量比の算出法**
>
> 冠血流予備量比（fractional flow reserve：FFR）は，圧力・流速測定ガイドワイヤーによって狭窄部前後の冠動脈内圧より，以下の計算式より求められる．
> $$FFR = (Pd - Pv) / (Pa - Pv)$$
> Pd：最大充血時の狭窄遠位部平均冠動脈圧，Pv：平均中心静脈圧，Pa：大動脈圧
> FFRにより，冠動脈狭窄により引き起こされる心筋虚血の程度が評価される．FFR＜0.75にて機能的に有意で虚血の原因となる．

5　おわりに

正常心ならびに虚血心での冠循環の調整メカニズムについて述べた．冠循環動態を念頭においた冠動脈疾患患者の治療や循環器系薬物の適切な使用の一助になることを望む．

文献
1）Duncker, D. J., et al.：Physiol Rev, 88：1009–1086, 2008
2）Minamino, T. et al.：Circulation, 96：1586–1592, 1997
3）Rouleau, J. et al.：Circ Res, 45：804–815, 1979

第2部
心機能評価のモダリティを使いこなす

第2部 心機能評価のモダリティを使いこなす

1. 心不全の診断と評価 (Nohriaの分類とForrester分類)

橋村一彦

point

1. 急性心不全の初期治療時にはうっ血と組織低灌流の有無の把握が必須である
2. ForresterとNohriaの分類がよく使われる
3. 初診時の血圧と体重増加の有無も病態を把握するうえで重要である

1 Forresterの分類

　従来，Forresterの分類（図1）が急性心不全の治療戦略を立てるうえで汎用されてきた．しかしながらForrester分類は急性心筋梗塞に伴う急性心不全の予後分類であり，梗塞による急激な左心機能の低下に基づく心不全という大前提がある．すなわち，右心機能は保たれていること，循環血液量は一定である（当然のことであるが急性心筋梗塞に伴う急性心不全では体重増加はない）ことが前提である．したがって急性心不全症候群（acute heart failure syndrome：AHFS）の半分以上の頻度を占める"慢性心不全の急性増悪"に対して，Forrester分類だけを用いて治療戦略を立案するには自ずと無理がある．

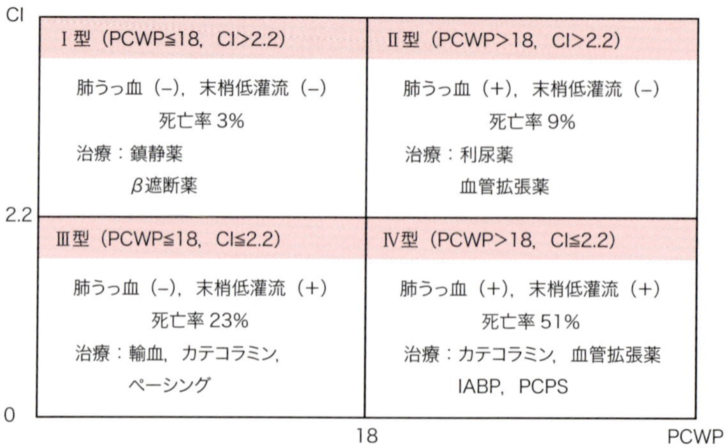

	I型（PCWP≦18, CI>2.2）	II型（PCWP>18, CI>2.2）
	肺うっ血（−），末梢低灌流（−） 死亡率3% 治療：鎮静薬 β遮断薬	肺うっ血（＋），末梢低灌流（−） 死亡率9% 治療：利尿薬 血管拡張薬
	III型（PCWP≦18, CI≦2.2）	IV型（PCWP>18, CI≦2.2）
	肺うっ血（−），末梢低灌流（＋） 死亡率23% 治療：輸血，カテコラミン， ペーシング	肺うっ血（＋），末梢低灌流（＋） 死亡率51% 治療：カテコラミン，血管拡張薬 IABP，PCPS

●図1　Forresterの分類

2 Nohriaの分類

1）4型の病態分類について

　2002年 Nohria A, Stevenson LWらが提唱したのが，急性心不全を身体所見から，うっ血（後方障害）の有無，組織低灌流（前方障害）の有無でClinical Profileを4型に分類し，治療戦略のガイドとして役立てようとする試みである（**図2**）．

　A型はForrester分類のI型に相当し重症度としては軽症と考えられる．L（low profile）型の病態は不明な点が多いが極度の両心不全と考えられる．B型，C型が急性心不全の大部分を占める．どちらのタイプでも左室拡張末期圧は高いが，心拍出量が異なる．心拍出量が保たれているB型では左心機能不全が主体と考えられ，治療の第一選択はカルペリチド，硝酸薬などの血管拡張薬が選択される．C型では心拍出量は低下しており右心不全が前面に現れる．このような場合，血管拡張薬単独投与では前負荷の低下を契機に右心から左心への流入血流が減り，低血圧を起こし，心不全の悪化を招くことがある．心拍出量低下の程度をよく把握し必要ならドブタミンなどのカテコラミンの使用を選択する．右心不全がさらに低下してくると低心拍出量症候群（low output syndrome：LOS）を呈するようになるが，このような場合はドブタミンに加えてミルリノン，オルプリノンなどのPDE III阻害薬を併用することでさらなる強心作用を期待できる．

2）right-left mismatch

　Nohriaの分類のうっ血所見の中には，肺うっ血を表す起坐呼吸と浮腫，腹水などの体うっ血が同時に記載されている．通常，両心不全への進展過程において，慢性左心不全からの左室拡張末期圧の上昇に呼応して肺高血圧が起き，最終的には右心不全も起こし右房圧が上昇し，両心不全が完成する．このとき，大部分の症例では左室拡張末期圧と右室拡張末期圧は約2〜

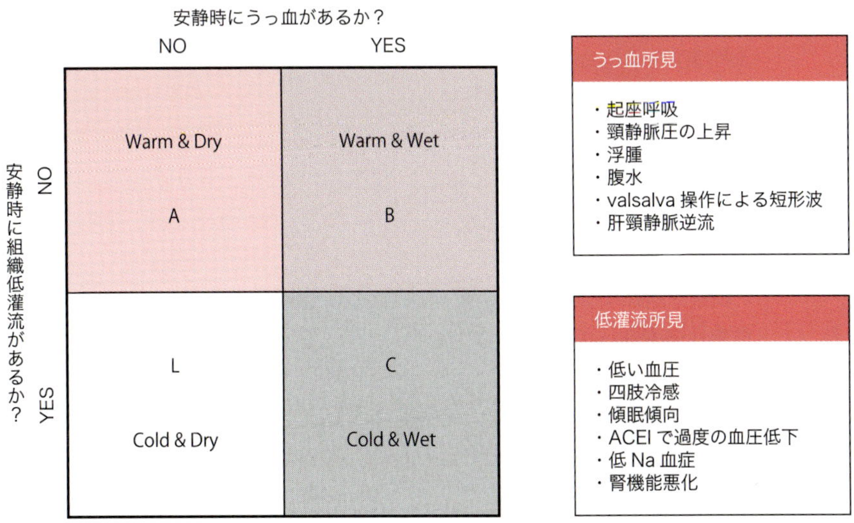

●図2　急性心不全の病態分類
（文献1より）

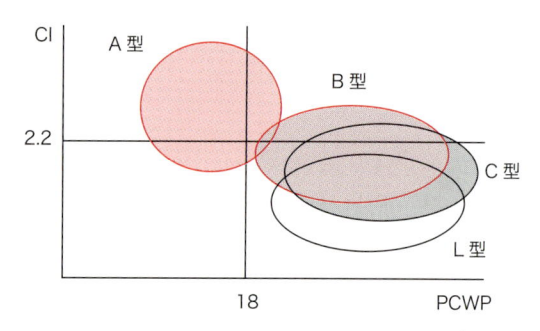

●図3　Nohria分類とForrester分類の相互関係
（文献2より改変）

3：1程度の比率（L/R ratio）で推移する．Nohriaの分類で両者を一緒に記載しているのは，この比率が基本的に守られている場合（concordant）を前提にしているためと考えられる．したがって，この比率から著しく逸脱したタイプの心不全，すなわち，左心不全メインの両心不全（例えばPCWP 35 mmHg，CVP 8 mmHg：L/R ratio 4.4）または右心不全メインの両心不全（例えばPCWP 25 mmHg，CVP 20 mmHg：L/R ratio 1.25）ではNohriaの分類ガイドだけでは治療の方向性を誤る可能性もある．このようなright-left mismatch（discordance）とも呼ばれるものの頻度は急性心不全の約21％に存在する[3]．mismatchのある症例では病態の把握に難渋することがあり，この場合は一時的にでも肺動脈カテーテルを挿入し，心内圧，心拍出量，血管抵抗などを指標に治療方針を考える必要がある．Forrester分類の上にNohria分類を照らし合わせたものを示す（図3）．B型，C型，L型に多くの重なり部分があるのに注意されたい．

3　その他の分類−CS分類

Nohria分類でもForrester分類でも血圧の指標が縦軸に入っていないために初期治療時の薬物選択に困ることがある．例えば"cold"を例に挙げると，血圧70 mmHgの心原性ショックでは低心拍出量のために末梢はcoldになる．一方，血圧200 mmHgの高血圧性急性心不全で急性肺水腫例でも，やはり末梢は非常にcoldである．このような症例では全身血管抵抗（SVR）は著明高値を示している．治療法は心原性ショックに対しては強心薬，高血圧性心不全では動脈系の血管拡張薬が第一選択になる．すなわちcoldであるからといって強心薬が第一選択には必ずしもならず，血圧を考慮に入れる必要がある．

血圧を指標に急性心不全の病態を分類し，治療方針決定に利用しようという試みを紹介する[4]．電撃性肺水腫，急性冠症候群に伴う急性心不全，孤立性右心不全を除く急性心不全の約75％を血圧で3群（clinical scenario 1〜3）に分けている（CS分類，**表1**）．Gheorghiade M[5]らも同様の分類をしているので参照されたい．

しかしながら実臨床の場で血圧により上記のように正確に病態を弁別できることはまずあり得ず，Nohriaの分類とclinical scenarioの両方を常に意識しながら，病態を把握する必要がある．それでも治療方針決定が困難であれば**肺動脈カテーテルを躊躇せず挿入し血行動態を正確に把握**し治療に望むことが大事である．

● 表1 CS (clinical scenario) 分類

clinical scenario (CS)	収縮期血圧	症状	治療	備考
CS1	>140 mmHg	・症状は急速に進行 ・肺うっ血が主体の急性心不全 ・体うっ血は最小限にとどまる	・血圧とボリュームのコントロール ・血管拡張薬が主体	vascular failure と呼ばれる
CS2	100〜140 mmHg	・症状は徐々に進行し体重増加を伴う ・体うっ血が主体 ・肺うっ血は最小限にとどまる ・心腎肝障害，貧血，低アルブミン血症	・血管拡張薬と利尿薬が主体 ・場合により強心薬も使用	
CS3	<100 mmHg	・低灌流が主体 ・充満圧は高いが肺うっ血や体うっ血も顕著ではない	・心拍出量のコントロール ・強心薬が主体	cardiac failure と呼ばれる

> **memo Vascular failure**
> 急速に進行する呼吸困難（肺水腫）を呈する急性心不全のタイプ．高血圧を伴うことが多く，高齢者，女性に多い．左室駆出率は比較的保たれている．初回発症が多く，de novo 心不全とも呼ばれる[6]．

4 おわりに

Forrester 分類，Nohria 分類，CS 分類はそれぞれに特徴があり，単独で用いるのではなく常に他を意識しながら組み合わせて使うのが肝要である．

文献

1) Nohria, A. et al. : Medical management of advenced heart failure. JAMA, 287 : 628-640, 2002
2) Nohria, A. et al. : Clinical assessment identifies hemodynamic profiles that predict outcomes in patients admitted with heart failure. J Am Coll Cardiol, 41 : 1797-1804, 2003
3) Drazner, M. H. et al. : Relationship between right and left-sided filling pressures in 1000 patients with acvanced heart failure. J Heart Lung Transplant, 18 : 1126-1132, 1999
4) Mebazaa, A. et al. : Practical recommendations for prehospital and early in-hospital management of patients presenting with acute heart failure syndromes. Crit Care Med, 36 (Suppl.) : S129-S139, 2008
5) Gheorghiade, M. et al. : Acute heart failure syndromes. J Am Coll Cardiol, 53 : 557-573, 2009
6) Cotter, G. et al. : Acute heart failure : a novel approach to its pathogenesis and teatment. Eur J Heart Failure, 4 : 227-234, 2002

第2部 心機能評価のモダリティを使いこなす

2. 古典的心電図と新しい手法

川端美穂子, 磯部光章

point

1. 運動負荷心電図は, 心機能低下症例の運動耐容能の評価と心予備能の判定が可能である
2. 加算平均心電図による心室遅延電位は, 重症心室性不整脈の基質の存在を示唆する
3. 心拍変動の評価は心不全の予後評価に有用であり, その低下は予後不良である
4. 心不全症例における心臓突然死のリスク評価は, 心電図諸検査の結果を組み合わせて総合的に判断する

1 はじめに

　心電図は直接心機能評価を行う手段ではないが, 心筋梗塞や心筋症などの心機能低下を伴う基礎疾患の診断を行ううえで欠くことのできない検査である. 各々の疾患についての心電図所見は第3部に譲るが, 異常Q波, ST上昇・低下, 脚ブロック・心室内伝導遅延, 高電位・低電位, 陰性T波, 軸異常などの所見がみられる.

2 運動負荷心電図

1）運動負荷心電図の目的

　自転車エルゴメーターやトレッドミルによる運動負荷試験により心拍数・収縮期血圧は上昇し, 心筋の酸素需要は増加する. 運動負荷による心電図変化や狭心痛の出現は冠動脈疾患による心筋虚血と密接に関連しているため, **虚血性心疾患の有無や心筋虚血の重症度の判定**に有用である. また, 心機能低下症例において, 運動耐容能を評価し心予備能の判定が可能である. このため, **心不全治療の効果判定**にも用いられている. そのほか, **不整脈の誘発**にも有用である.

2）運動負荷心電図の判定

　運動負荷による1 mm以上の水平（horizontal）型あるいは下降傾斜（down-sloping）型のST低下を陽性とする. 心筋虚血の程度はST低下の程度と相関する（図1）. またQ波のない誘導におけるST上昇はまれではあるが, 明らかな心筋虚血を示唆する. 心電図判定のうえで, 左脚ブロック, ペーシングリズム, 早期興奮症候群などの症例は判定困難である. また, ジゴキシン, β遮断薬, Ca拮抗薬その他の降圧薬を服用中の症例でも結果の判定が困難なことがある. このような症例では核医学検査の方が有用である.

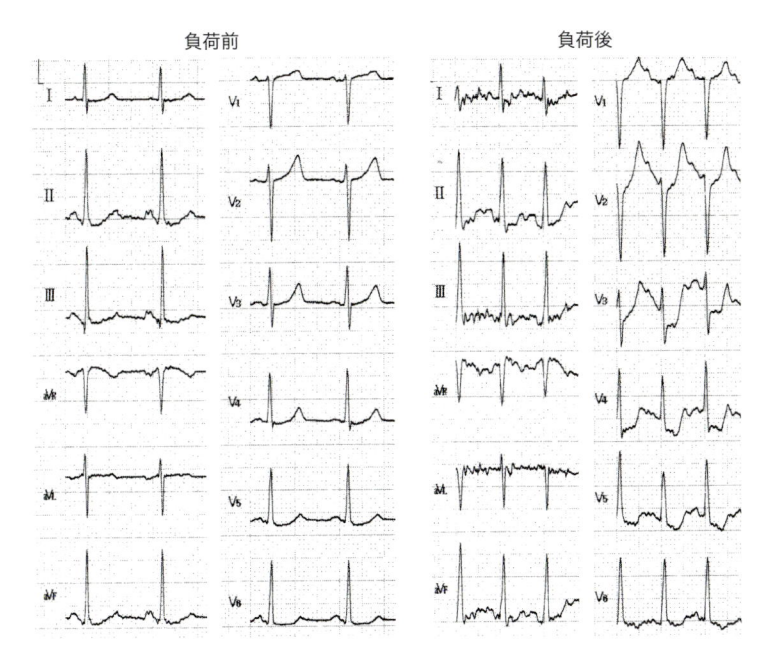

●図1　運動負荷心電図
58歳，男性．労作と無関係の非特異的胸痛を訴えて受診．トレッドミル運動負荷試験により無症状ながらV4-6誘導でのsagging型3mm ST低下を認め，陽性と判定された．冠動脈造影では＃3 100%（filled with collateral from LAD），＃7 90%の2枝病変を認めた

> ● memo　**MET**
> 運動耐容量を表すのにmetabolic equivalents of task（MET）がよく用いられる．1METは座位での安静時酸素消費量に相当する単位である．65歳以下の症例における5METs以下の運動耐容能は予後不良である．薬物療法下の虚血性心疾患症例における10METs以上の運動耐容能は予後良好である[1]．

3　加算平均心電図

1）加算平均心電図とは

古典的12誘導心電図では記録できない心臓の微小な電位を体表面から記録する方法である．多数（100〜500）の心拍を重ね合わせて平均化（加算平均）することにより，同じ時相で出現する電位を増幅し，不規則に出現する雑音はキャンセルされ，微小電位のみを記録できる．

2）心室遅延電位

加算平均心電図で記録される代表的な微小電位である．心室局所の障害による興奮伝導遅延

や不均一性を反映しており，**重症心室性不整脈**の基質の存在を示唆すると考えられている[2)～4)]．

さまざまな解析法が行われているが，一般的には体表心電図を記録し，高感度増幅，デジタル変換，加算平均，フィルタリング，再生を行う．Simson法による加算平均心電図記録では，時間領域解析した心室遅延電位の計測値のうちフィルター化QRS幅が114msec以上，終末部40msecの平均電位（RMS40）が20μV未満，終末部での40μV未満の低電位信号の持続時間（LAS40）が38msec以上の3項目のうち2項目以上を満たした場合を陽性と判定することが多い（**図2**）．

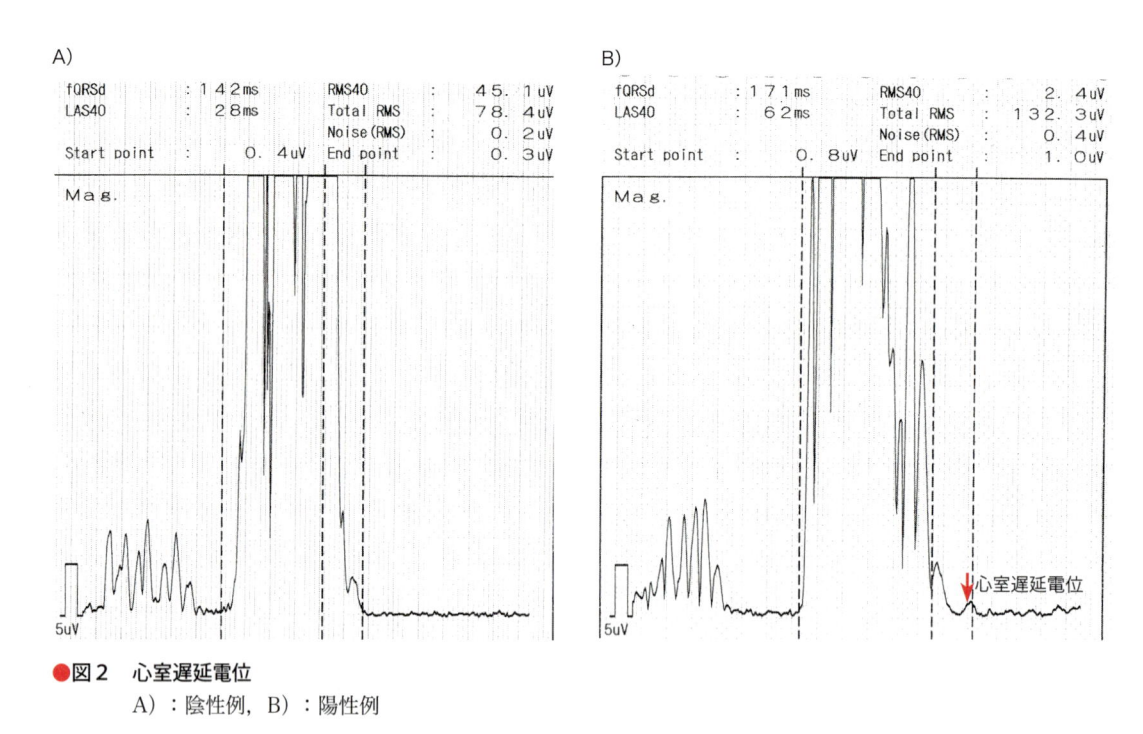

●図2　心室遅延電位
　　A）：陰性例，B）：陽性例

4　自律神経活動評価

心室性不整脈の発生は自律神経活動の変化と関連があり，特に交感神経系の興奮により生じやすい[5)]．**心拍変動（HRV）** は洞結節への自律神経の影響を反映し，心不全の予後評価に有用である．その低下は予後不良と考えられている[6)]．一方，HRVによる心不全症例における心臓突然死の予測に関しては，さまざまな報告がなされている．

自律神経活動評価の方法としてさまざまな解析法が行われ，統一した指標はないのが現状であるが，心電図のR-R間隔変動検査における周波数領域の分析から得られる指標であるlow-frequency（LF）およびhigh-frequency（HF）成分は自律神経活動を反映していると考えられ，不整脈のリスク評価にも用いられている[7)]．HF成分の大きさは心臓迷走神経活動，LF/HFは交感神経活動の評価として使われている．HRVによる予後予測には，時間領域の分析から得られる指標である，24時間R-R間隔の標準偏差を示すstandard deviation of the NN intervals（SDNN）および24時間中288測定値の5分毎平均R-R間隔の標準偏差を示すstandard deviation of the average NN intervals（SDANN）が有用である．

5 おわりに

　心不全症例における心臓突然死は高率であり，植え込み型除細動器による一次・二次予防が有効である．そのリスク評価は重要であり，前述のような侵襲度の低い心電図検査のほか，侵襲的な心臓電気生理学的検査が行われる．単一の検査結果によるリスク評価は困難であり，諸検査の結果を組み合わせて総合的に判断する必要がある．

文献
1) Higgins, J.P. et al. : Int J Cardiol, 116 : 285-299, 2007
2) Gomes, J.A. et al. : Circulation, 104 : 436-441, 2001
3) Goedel-Meinen, L. et al. : Am. J. Cardiol., 87 : 809-812, 2001
4) Simson, M.B. : Circulation, 64 : 235-241, 1981
5) Goldberger, J.J. et al. : Circulation, 118 : 1497-1518, 2008
6) Cygankiewicz, I. et al. : Heart Rhythm, 5 : 1095-1102, 2008
7) Task Force of the European Society of Cardiology and the North American Society of Pacing and Electrophysiology : Circulation, 93 : 1043-1065, 1996

第2部 心機能評価のモダリティを使いこなす

3. 心エコーから判ること
①総論

村田和也，松﨑益徳

point

1. 左室容積の測定には断層心エコー法，3D心エコー法が有用である
2. 心不全の診断，治療には収縮機能評価とともに，拡張機能評価を行う
3. 左室容積，左房容積，左室収縮能，拡張能は心疾患患者の予後を反映する

1 はじめに

　従来Mモード心エコー法で"径"の変化として捉えていた心機能も，断層心エコー法の解析法の発展，3D心エコー法の実用化により，MRIやCTに匹敵する精度で容積変化を評価できるようになり，より正確な心機能評価が可能となった．また，ドプラ法，組織ドプラ法の進歩は弁膜疾患の診断・重症度評価，各種心疾患での血行動態，局所心機能の評価を可能とした．心エコー検査は，単に心機能の評価法に留まることなく，"心エコー法から判ること"を理解し，治療のガイド，予後改善に役立ててこそ意義がある．

2 心臓の大きさ，容積

　心臓の径，容積とそれらの変化より求まる収縮能の評価は心機能評価の根幹をなす部分である．**心臓の大きさの評価は断層心エコー法での計測が一般的である**．断層心エコーによる左室径の計測は，**図1**のように心尖四腔断層像，傍胸骨長軸および短軸像を用いる[1]．断層心エ

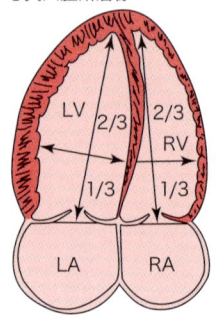

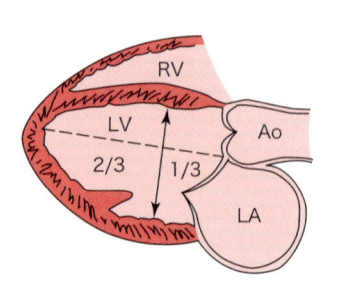

A）心尖四腔断層像　　　B）傍胸骨長軸像　　　C）傍胸骨短軸像

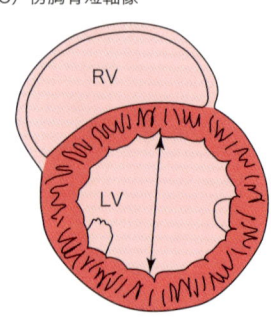

●図1　断層心エコー法による左室径の計測法
　　　LV：左室，LA；左房，RV：右室，RA；右房，Ao：大動脈（文献1より）

コー法での心臓の容積計算には，modified Simpson法が用いられる（**図2**）．近年，断層法に加え，**リアルタイム3D心エコー法**が実用化し左室容積の算出が容易となった（**図3**）．3D心エコー法で得られる左室容量は，MRI，CTで得られる値と遜色ないと報告されている[2)3)]．

> **memo　Modified Simpson法**
>
> 左室の長軸を数mm間隔に等分し，長軸に直交する短軸の断面を楕円と仮定して，左室をn枚の楕円形のdiskの積み重ねとみなし，各々のdiskの容積を足すことにより左室容積を算出する方法である（**図2**）．実際には心尖二腔断層像と四腔断層像を記録し，心内膜をトレースすることにより，左室の容積は，図に示す式から算出される．

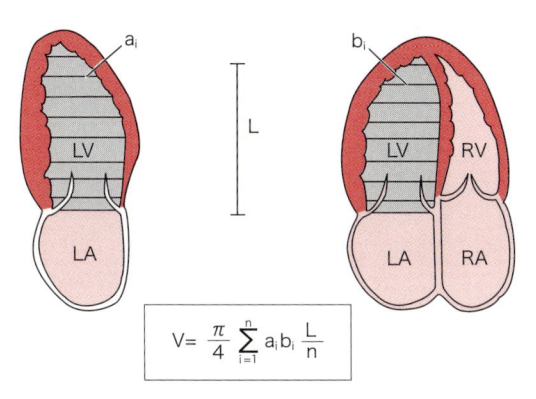

$$V = \frac{\pi}{4} \sum_{i=1}^{n} a_i b_i \frac{L}{n}$$

●図2　Modified Simpson法による左室容積の算出
（文献1より）
LV：左室，LA：左房，RV：右室，RA：右房
a_i, b_i：各スライスでの短径，L：長径

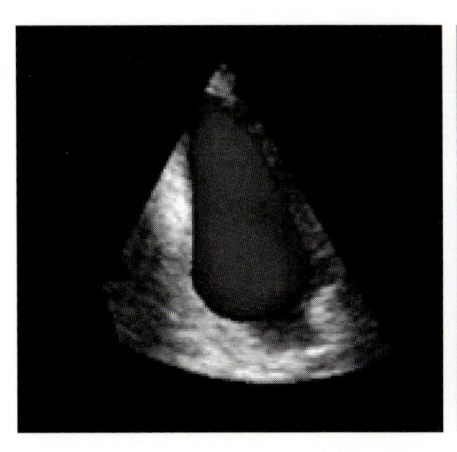

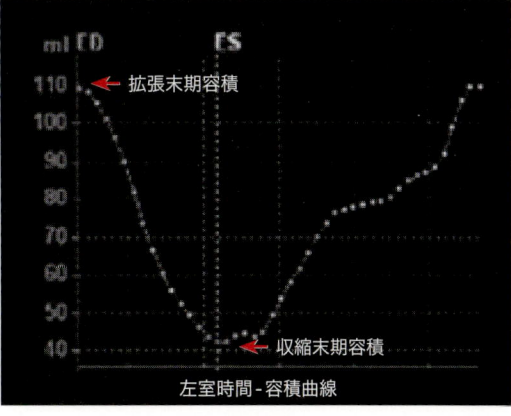

●図3　3D心エコー法による左室容積の算出

3 壁運動

左室壁運動はAmerican Society of Echocardiography（ASE）により推奨された16分画（図4）にて局所の壁運動をnormokinesis, hypokinesis, dyskinesis, hyperkinesisとして評価する[1)4)]. 16分画にapexを加えた17分画を用いることもある[5)].

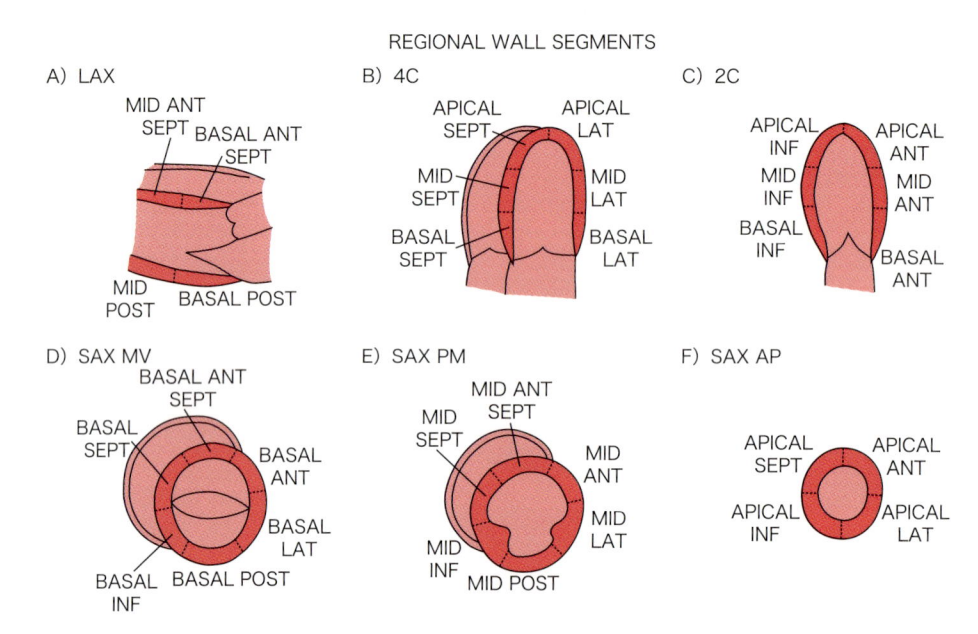

●図4 American Society of Echocardiography（ASE）の提唱による左室16分画
（文献5より改変）
LAX：長軸像，4C：四腔断層像，2C：二腔断層像，SAXMV：僧帽弁レベル短軸像，SAXPM：乳頭筋レベル短軸像，SAXAP：心尖部短軸像，ANT：前壁，SEPT：心室中隔，POST：後壁，LAT：側壁，INF：下壁

4 収縮機能

左室収縮性の評価には代表的な指標として，

左室駆出分画（LVEF）＝（左室拡張末期容積−左室収縮末期容積）／左室拡張末期容積×100

が用いられる．従来はMモード法により測定した径から，Teichholz法などの計算式により左室容積を求め，LVEFを算出していたが，左室局所壁運動異常のある症例には適用困難であるため，断層心エコー，3D心エコーによる左室容積の算出が推奨されている．

5 拡張機能

心不全患者の30～40%は左室収縮性が保たれていても心不全症状をきたすことが明らかと

なり，拡張不全の概念が確立されるとともに**拡張性**の評価がクローズアップされるようになってきた[6)7)]．現在，簡便な評価法としては，**パルスドプラ法**（第2部-*3*-③参照）を用いた左室流入血流速波形の解析が用いられている．特に左室流入血流速波形が拘束型パターンを示す心不全例は予後不良である．近年これに加え**組織ドプラ法**（第2部-*3*-④参照），**スペックルトラッキング法**（第2部-*3*-⑥参照）なども用いられている．

> ● memo　**拘束型パターン**
>
> 左室流入血流速度波形を用いた拡張障害の重症度評価では，高度の障害であり予後不良と判断される．E/Aの増大（＞2），拡張早期左室流入血流の減速時間の短縮（DcT＜160msec）を特徴とする．

6　圧較差

弁逆流，シャント疾患の診断には**カラードプラ法による異常血流の検出**は欠かせないものである．連続波ドプラ法にて弁狭窄部の最大血流速度を測定し，**ベルヌーイの簡易式**から圧較差を求めることにより，弁疾患，シャント疾患の重症度診断を行う．

> ● memo　**ベルヌーイの簡易式**
>
> 狭窄部位で測定された最高血流速度をVとすると，狭窄部位の前後の圧較差（ΔP）は，$\Delta P = 4V^2$で表される．大動脈弁狭窄症での重症度評価や，三尖弁逆流症から右室圧を推定する場合などに用いられる．

7　治療効果の判定

心エコーはベッドサイドで非侵襲的に繰り返し測定可能であるため，左室径の変化，収縮能，拡張能の変化をみることにより，心疾患の経過観察，治療効果の判定が可能である．

8　予後予測

左室の収縮機能，拡張機能とともに，左室容積，左房容積も各種心疾患の予後の予測に有用であることが明らかとなってきた[8)〜10)]．これらの指標をモニターしながら治療を進めていくことにより，心エコー所見を心疾患患者の予後改善に役立てる必要がある．

文献
1) Schiller, N. B., et al. : Recommendations for quantitation of the left ventricle by two-dimensional echocardiography. American Society of Echocardiography Committee on Standards, Subcommittee on Quantitation of Two-Dimensional Echocardiograms. J Am Soc Echocardiogr, 2 : 358-367, 1989

2）Sugeng, L., et al. : Quantitative assessment of left ventricular size and function: side-by-side comparison of real-time three-dimensional echocardiography and computed tomography with magnetic resonance reference. : Circulation, 114 :654-661, 2006
3）Jenkins, C., et al. : Left ventricular volume measurement with echocardiography: a comparison of left ventricular opacification, three-dimensional echocardiography, or both with magnetic resonance imaging. Eur Heart J, 30 : 98-106, 2009
4）Lang, R. M., et al. : Recommendations for chamber quantification: a report from the American Society of Echocardiography's Guidelines and Standards Committee and the Chamber Quantification Writing Group, developed in conjunction with the European Association of Echocardiography, a branch of the European Society of Cardiology. J Am Soc Echocardiogr. 18 : 1440-1463, 2005
5）Cerqueira, M. D., et al. : Standardized myocardial segmentation and nomenclature for tomographic imaging of the heart: a statement for healthcare professionals from the Cardiac Imaging Committee of the Council on Clinical Cardiology of the American Heart Association. Circulation, 105 : 539-542, 2002
6）Nishimura, R. A. & Tajik, A. J. : Evaluation of diastolic filling of left ventricle in health and disease: Doppler echocardiography is the clinician's Rosetta Stone. J Am Coll Cardiol, 30 : 8-18, 1997
7）Masoudi, F. A., et al. : Gender, age, and heart failure with preserved left ventricular systolic function. J Am Coll Cardiol, 41 : 217-223, 2003
8）Grayburn, P. A., et al. : Echocardiographic predictors of morbidity and mortality in patients with advanced heart failure: the Beta-blocker Evaluation of Survival Trial (BEST) . J Am Coll Cardiol, 45 : 1064-1071, 2005
9）Moller, J. E., et al. : Left atrial volume: a powerful predictor of survival after acute myocardial infarction. Circulation, 107 : 2207-2212, 2003
10）Pinamonti, B., et al. : Persistence of restrictive left ventricular filling pattern in dilated cardiomyopathy: an ominous prognostic sign. J Am Coll Cardiol, 29 : 604-612, 1997

第2部 心機能評価のモダリティを使いこなす

3. 心エコーから判ること
② 2Dエコーで心不全を評価する

中谷 敏

point

1. 2Dエコーで定性的に評価した心臓の大きさ，形，動きだけでもかなりの程度診断，重症度評価が可能である．ただし2Dエコーで見ただけで異常と判断するためには多くの正常を知っておく必要がある
2. 大きな心臓，丸い心臓は要注意．大きな左房も要注意
3. いろいろな断面から情報を得て，総合的に判断する

1 大きさを見る

超音波探触子を胸壁にあてたときに，目に飛び込んでくる最初の情報は心臓の大きさであろう．緊急時にはこの情報だけですぐ次の処置に移らざるを得ないことも多いが，正確な評価や経時的評価には定量的計測が必要である．そのためには**Mモードエコー法**または**2Dエコー法**で**左室拡張末期径，収縮末期径**を計測する．また心尖部二腔像，四腔像で内腔をトレースして**area-length法**や**Simpson法**で**拡張末期容積，収縮末期容積，駆出率**を求める（**図1**）．

1）左室や左房が拡大している場合

心臓（心室と心房）の大きさはさまざまな病態を反映している．何らかの原因で心筋に障害が生じると残った心筋は壁にかかるストレスを軽減するため**代償的にリモデリングを起こし，壁厚は分厚くなり，心室は拡張し，球形を呈するようになる**．したがって心エコー検査で大きい心臓を見たときには**収縮不全**の可能性を考えなくてはならない．ただしスポーツ心，著しい徐脈例では収縮不全がなくても左室拡張末期容積は軽度拡大する．なお収縮末期容積は拡張末期容積に比べてより鋭敏に心機能を反映する．心筋梗塞や拡張型心筋症では心拡大の程度が予後と相関することが知られており，予後推定の面からも大きさの評価は重要である[1]．

左房の大きさは，流入障害がない場合には左室拡張

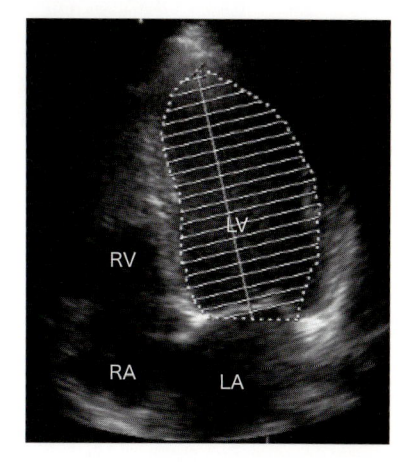

●図1　**Simpson法による左室容積計測**
心尖部二腔像，四腔像で左室内腔をトレースすることにより左室容積を計測できる．LA=左房，LV=左室，RA=右房，RV=右室

期圧を反映しており，拡張障害では拡大する．また心房細動例でも拡大する．検査時に洞調律であっても，左房が若干拡大している例のなかに発作性心房細動例がある．

2）左室の拡大が著明でない場合

もし**左室拡大が著明でないにもかかわらず心不全症状を呈する**ならば，**拡張障害**（高血圧心，収縮性心膜炎，アミロイドーシス，特発性拘束型心筋症，肥大型心筋症など），**左室流入障害**（僧帽弁狭窄症，何らかの原因による肺静脈流入障害など），**肺高血圧**，肺疾患などの可能性を考えなければならない．そのうえでそれらの病態に合致する所見の有無を探しにいく（**図2**）．拡張障害には心膜などの心室外部からの圧迫による拡張制限（constriction）と心筋自体に問題があって拡張性が低下している場合（restriction）とがある．両者の鑑別にはドプラ法でみた左室流入血流速と右室流入血流速の呼吸性変動が有用であるが[2]，詳細は他項を参照されたい（**第2部-3-③参照**）．

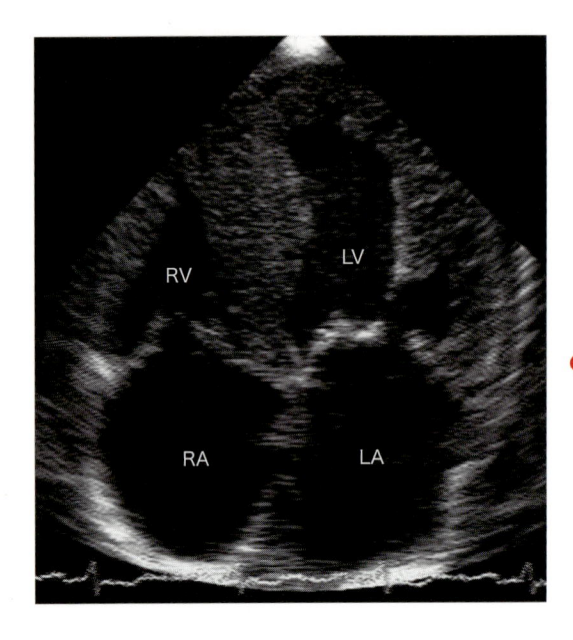

●図2　アミロイドーシス例の心エコー図
　心室腔はそれほど大きくないが，左室壁は一様に分厚く，また両心房も拡大している．この所見を見れば次は僧帽弁流入血流波形を記録して拡張障害の有無を評価する．LA=左房，LV=左室，RA=右房，RV=右室

2　形を見る

左室長軸は細長い回転楕円体を呈しているが，心拡大に伴って次第に楕円の短径が大きくなり左室は球状を呈するようになる．したがって心尖部四腔像や傍胸骨長軸像などで**長軸の割に短軸が大きい**と感じれば，**左室拡大**があると考えて計測すればよい．また傍胸骨長軸像および短軸像で**左室が右室側から押されている**と感じられた場合には**右心系の容量負荷疾患**（重症三尖弁逆流，心房中隔欠損症など），**圧負荷疾患**（原発性肺高血圧，肺動脈血栓塞栓症など）を考えて次の検索に移る（**図3**）．

正常の左室短軸像はほぼ円形である．もしも円形でなく，かつ斜め切りでもないとすれば，何らかの原因による変形を考えなければならない．心筋梗塞のために一部が瘤化すれば円形にはなりえない．また肥大型心筋症では肥厚した心室中隔のために内腔が三日月型になる．

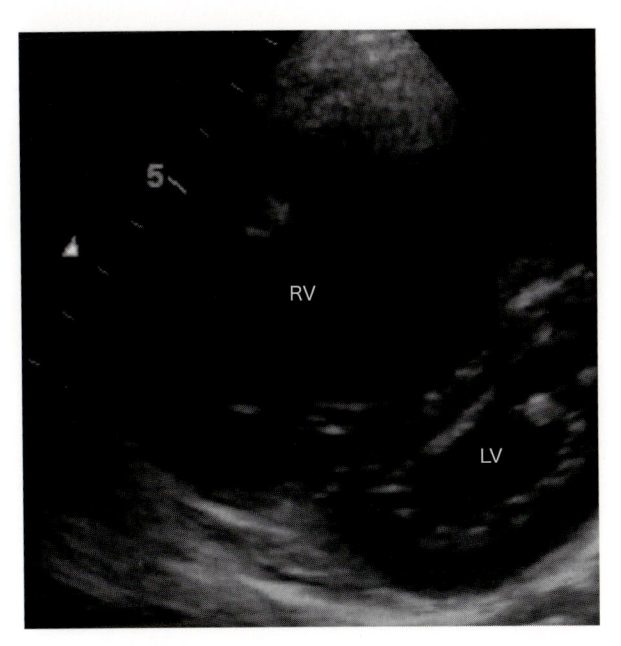

●図3　原発性肺高血圧例の拡張期左室短軸像
右室からの圧排が著明である．LV＝左室，RV＝右室

3 動きを見る

1）壁運動異常の種類と評価法

壁運動異常の検出は心エコー検査の最も得意とする領域の1つである．壁運動異常の程度は，心筋梗塞例において予後と関連すると言われており臨床的に重要である[3]．心室の局所壁運動異常（アシナジー）はその程度により **hypokinesis（壁運動低下）**，**akinesis（壁運動消失）**，**dyskinesis（収縮期外方運動）** と表現される．図4にAmerican Heart Associationが推奨する左室17分画モデルとその冠動脈支配を示す[4]．これにより冠動脈疾患例においては壁運動異常の部位からある程度標的冠動脈を予測することができる．

壁運動は通常，**心内膜面の収縮期内方運動の多少**により評価されるが，心外構造物の影響を受けたり，また心筋障害部が隣接する正常部の運動に引っぱられるなどして評価が困難なことがある．したがって壁運動を評価する際には，壁の収縮期内方運動のみならず**壁厚増加**も見るように心がける．

2）各種心疾患の壁運動による鑑別

収縮障害例では局所的または全体的アシナジーを認める．冠疾患で説明可能なアシナジーであれば心筋梗塞を考える．説明不可能なアシナジーであれば拡張型心筋症，サルコイドーシス，拡張相肥大型心筋症，心筋炎後，高血圧性心疾患などを考慮する．これらの疾患は心室壁厚である程度鑑別が可能である．例えば拡張型心筋症では多くの場合，全体的に心筋壁が薄くなり壁運動が低下する．サルコイドーシスは冠疾患で説明がつかないような局所的な壁ひ薄化

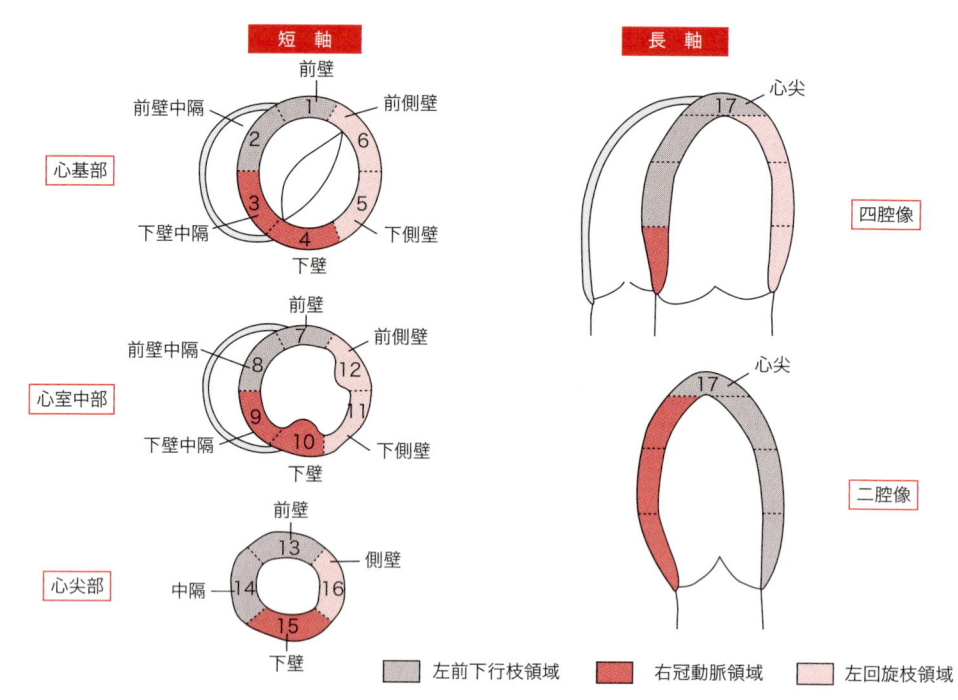

●図4　左室17分画モデルとその冠動脈支配
（文献4より）

や瘤化を伴うことがあり，なかでも心室中隔基部の壁ひ薄がよく知られている．拡張相肥大型心筋症では非対称的な壁肥厚が残存し，高血圧性心疾患では求心性の壁肥厚が残存することが多い．

なお，従来，拡張型心筋症では壁運動の全般的低下が特徴とされてきたが，実は壁運動の局所的異常を呈する例も多い．経験的には拡張型心筋症と診断された症例のうち前壁中隔の動きが悪く後側壁の動きが比較的保たれている例が約半数を占める．

4 異常構造物を見る

1）血栓

拡張型心筋症や心筋梗塞のために心室壁の動きが極端に低下している例では**心室内血栓**を認めることがある（図5）．また心房拡大例で心房細動を合併している例では**心房内血栓**を認める．心房内血栓は多くの場合，心耳にできるため経胸壁心エコー検査では観察困難である．疑わしい場合には経食道心エコー検査を行う．

2）心嚢液・陥凹

少量の**心嚢液**は健常者にもみられるが，心不全では正常以上に貯留し病態を修飾することがある．心嚢内に心嚢液や血液が貯留し，心嚢内圧が上昇して心腔内圧を凌駕すると心臓の拡張障害を来し，心タンポナーデとなる．心嚢液貯留でタンポナーデが生じるか否かは心嚢内圧と

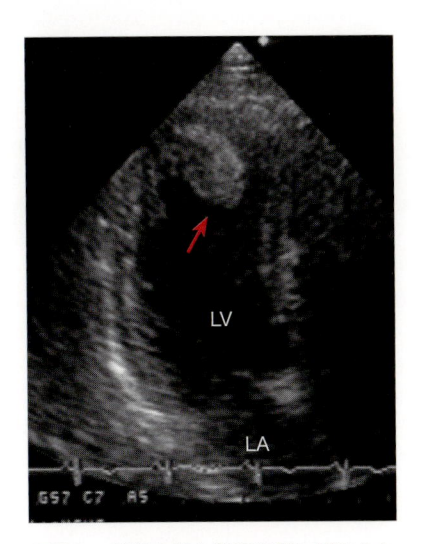

●図5　前壁中隔心筋梗塞例に認められた心尖部血栓（→）
LA＝左房，LV＝左室

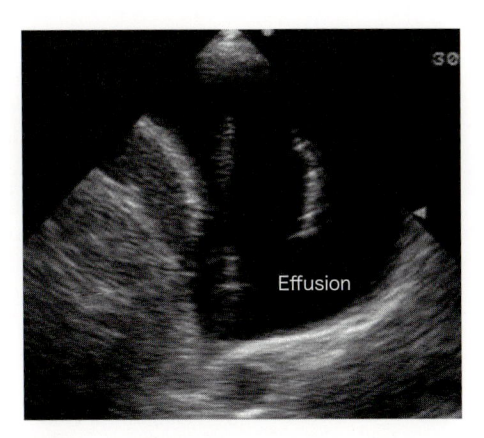

●図6　心不全例に認められた胸水（Effusion）

心腔内圧とのバランスにより決まり，心嚢液の量とは関係がない．例えば液貯留が慢性的に徐々に起こる場合には心膜は引き伸ばされ大量に貯留するまで無症状のことがある．心エコー法ではタンポナーデに伴う心腔壁の**陥凹（collapse）**を検出することにより診断する．心腔内圧はその心腔がまさに今から拡張するという時相で最も低くなるため，心腔壁陥凹はその時点で生じることになる．すなわち右室壁では右室拡張初期，右房壁では右房が拡張する時点（心時相としては収縮初期）において認められる．心腔壁陥凹のタイミングを正確に判定するためにはMモード法が有用である．

3）胸水

胸水は臥位または坐位で肺下部側後方から探触子を当てることにより容易に診断できる（**図6**）．呼吸困難の増悪因子ともなりうるので心不全患者を診るときには併せて評価しておきたい．

> **memo　JAMP study**
>
> 日本人の心エコーの正常値はどのくらいか？実はこのことに関して今まであまりまとまったデータはなかったが，2008年にこの問いに答える研究が報告された（JAMP study）．JAMPというのはJapanese Normal Values for Echocardiographic Measurements Projectのことである．全国から20〜79歳の正常日本人700例のデータを集計し，年齢別に正常値を出している．それによると左室拡張末期径は男性4.8±0.4 cm，女性4.4±0.3 cm，収縮末期径は男性3.0±0.4 cm，女性2.8±0.3 cmである．これらは2Dエコーで計測されたものであり臨床的に広く用いられうる基準である．なおその他の数値に関しては原論文を参照されたい[5]．

文献

1) White, H. D. et al. : Left ventricular end-systolic volume as the major determinant of survival after recovery from myocardial infarction. Circulation, 76 : 44-51, 1987
2) Oh, J. K. et al. : Diagnostic role of Doppler echocardiography in constrictive pericarditis. J Am Coll Cardiol, 23 : 154-162, 1994
3) Køber, L., et al. : Changes in absolute and relative importance in the prognostic value of left ventricular systolic function and congestive heart failure after acute myocardial infarction. Am J Cardiol, 81 : 1292-1297, 1998
4) Cerqueira, M. D. et al. : Standardized myocardial segmentation and nomenclature for tomographic imaging of the heart: a statement for healthcare professionals from the cardiac imaging committee of the council on clinical cardiology of the American Heart Association. Circulation, 105 : 539-542, 2002
5) Daimon, M. et al. : Normal Values of Echocardiographic Parameters in Relation to Age in a Healthy Japanese Population. Circ J, 72 : 1859-1866, 2008

3. 心エコーから判ること
③ パルスドプラ法で心機能を知る

和田希美, 赤阪隆史

point

1. 拡張能は左室流入血流速波形だけではなく肺静脈血流速波形や組織ドプラ法による僧帽弁輪部速度を組み合わせて総合的に評価する
2. 左室流入血流速波形や肺静脈血流速波形は加齢, 前・後負荷などの影響を受ける
3. 左室収縮能が正常でも拘束型拡張障害が持続する症例では予後が不良である

心エコー図検査ではパルスドプラ法を用いて左室流入血流速波形や肺静脈血流速波形を記録することによって左室拡張能を評価することができる. また拡張能評価だけではなく心不全の予後を予測することも可能である.

1 パルスドプラ法を用いた拡張能の評価

1) 左室流入血流速波形とは

左室の拡張期は**等容弛緩期, 急速流入期, 緩徐流入期, 心房収縮期**の4つの時相に分けられる (**図1**). この拡張期に生じる左房−左室間の圧較差に伴う左房から左室への血液の流入速度をとらえた波形が**左室流入血流速波形**である. 急速流入期には左室圧が左房圧より低下するため圧較差が生じ, 左房から左室へ血液が流入する. これが**E波** (**拡張早期急速流入期血流**, early rapid filling wave) と呼ばれる. 続いて左室圧が上昇し左房圧と等しくなり血液の流入が一時的に停止する. その後, 拡張末期に心房が収縮し左房圧が左室圧を越えたとき, 左房から左室に押し込まれる血流を**A波** (**心房収縮期血流**, atrial contraction) と呼ぶ. 拡張能を評価する際, E波・A波の大きさやE/A比だけではなく**DT** (deceleration time, **E波の減速時間**) を計測することも重要で, DTはE波のピークから左房−左室間の血液の流入が停止するまでの時間をいう.

> **memo 左室流入血流速波形記録時のサンプルボリュームの位置**
>
> パルスドプラ法で左室流入血流速波形を記録する際, サンプルボリュームの位置は計測値に大きく影響を与える. 例えば弁尖レベルよりも左房側にずれるとE波が低下してしまうため必ず僧帽弁開放時の弁尖レベルに合わせる必要がある.

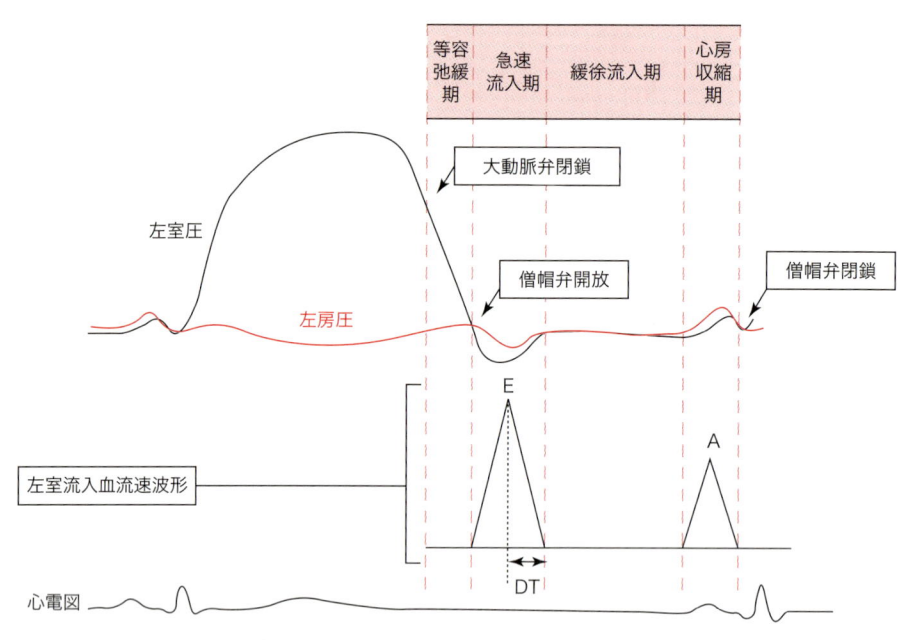

●図1 左室，左房圧と左室流入血流速波形との関係
E：拡張早期急速流入期血流，A：心房収縮期血流，DT：E波の減速時間

2) 左室流入血流速波形の評価

正常例ではE/Aは**0.75<E/A<1.5**で，**DT>140ms**である．**軽度拡張障害**（弛緩障害，abnormal relaxation pattern）がある場合は左室弛緩の遅延により**DTは延長**し，しかも拡張早期の左室圧が上昇し左房との圧較差が少なくなるためE波が低下し，**E/A≦0.75**となる．また，心房収縮による左室流入が増強してA波が増高し，さらにE/Aが小さくなる．このような左室弛緩障害は高血圧心や肥大心，虚血性心疾患などで広く認められる．

さらに拡張障害が進行（**偽正常化**，pseudonormalized pattern）すると心房収縮による左室流入血流量だけでは心拍出量が保てないため左房圧が上昇し，左室との圧較差が低下し**0.75<E/A<1.5，DT>140ms**とあたかも正常例のような波形になる．

高度の拡張障害（**拘束型障害**，restrictive pattern）になると左房圧はさらに上昇し左房―左室圧較差のさらなる増加に伴ってE波が著明に増高する．そして左房から左室への流入に伴い左室拡張期圧は速やかに増加し，左房―左室圧較差は急激に減少するため**DTは短くなりE/A>1.5，DT<140ms**となる[1]．

3) 肺静脈血流速波形とは

肺静脈血流速波形は肺静脈から左房へ流入する血流速の波形で，収縮期順行波の**S波**（S1波・S2波），拡張期順行波の**D波**，心房収縮逆行波の**PVA波**（AR：pulmonary venous atrial reversal flow，心房収縮による逆行血流速波形）から構成される（**図2**）．

S波は収縮期に認められる二峰性の波で，S1は左房の弛緩によって肺静脈から左房に流入し，S2は左室収縮に伴って僧帽弁輪部が心尖部に移動する際に生じる左房へ流入する血流の

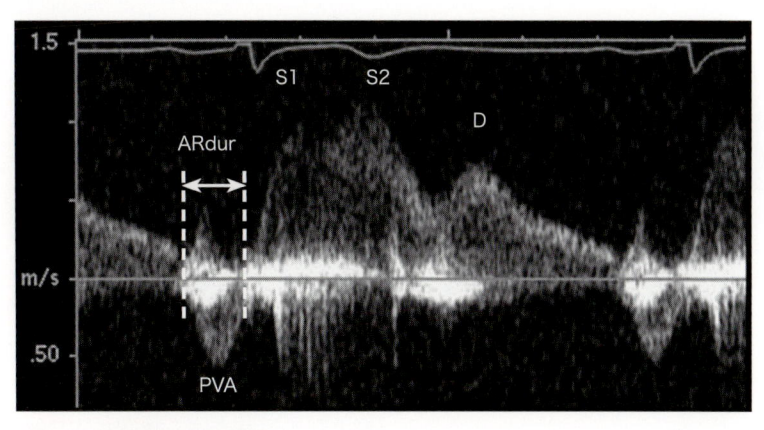

● 図2　肺静脈血流速波形
　　　パルスドプラ法で肺静脈血流の収縮期順行波（S1，S2），拡張期順行波（D），心房収縮逆行波（PVA）を記録する．ARdurはPVA波の持続時間

波形である．D波は拡張早期に左室弛緩に伴って肺静脈から左房へ流入する血流を反映している．このため左室血流速波形のE波と肺静脈血流速波形のD波は同じ動態を示す．PVA波は左房収縮に伴って肺静脈から逆流する血流波形である．

4) 肺静脈血流速波形の評価

若年健常例ではS/Dは1より大きくなりPVA波の持続時間（ARdur）は左室流入血流速波形のA波の持続時間（Adur）より短い．拡張障害の進行とともにS波は減高し，D波は増高するためS/D<1と減少する．中等度以上の拡張障害では左房から左室への血流障害により肺静脈血流が逆流するためARdurは長くなりARdur>Adurとなる．

左室流入血流速波形だけでは正常と偽正常型の拡張障害との鑑別が困難であるが，肺静脈血流速波形や第2部*3*-④の「組織ドプラ法」による**僧帽弁輪部速度波形**を組み合わせて評価することによって両者の判別が可能となり，拡張障害の重症度診断ができる[2]（図3）．

5) 拡張能を評価する上での注意点

左室流入血流速波形は**年齢に応じて変化し，加齢に伴いE波が減高し，E/Aが次第に低下してくる**．同様に肺静脈血流速度波形もS/D比が増加するため年齢を考慮して評価する必要がある．E/A比の正常値は20〜30歳代では2.0くらいであるが50歳代では1.0となり，60歳以上では1.0以下となる．例えば若年者でE/Aが2.0以上であっても年齢相応だが，60歳以上の高齢者であれば異常と考えるべきである．脱水やバルサルバ負荷で前負荷が軽減し左房圧が低下すると拡張能に変化がなくてもE波が減高するためE/Aは低下する（図3）．また血圧が上昇してもE/Aが低下する．

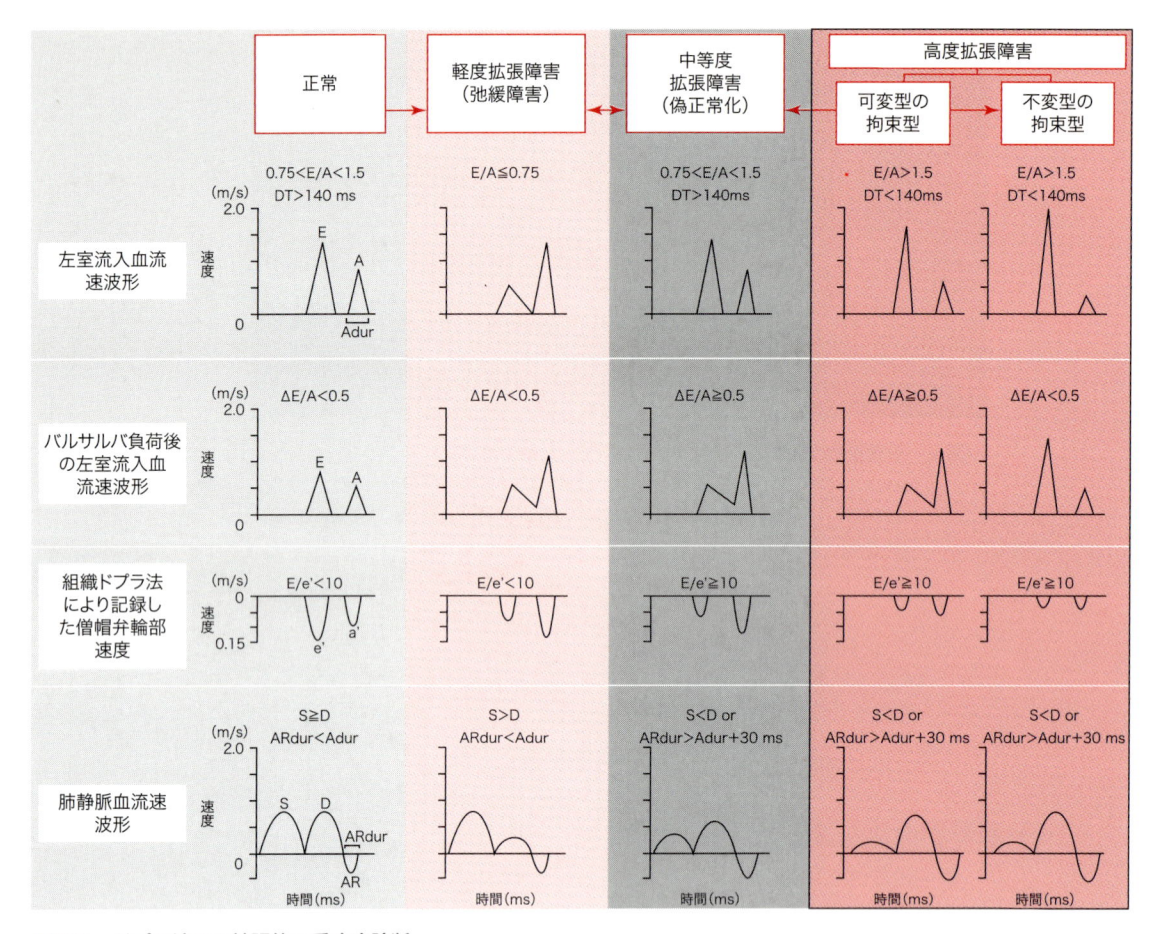

●図3 ドプラ法での拡張能の重症度診断
左室流入血流速波形だけではなく肺静脈血流速波形や僧帽弁輪部速度などを組み合わせることによって拡張能の重症度診断が可能である（文献9より）

2 拡張障害から予後を推測する

　　　　　　左室流入血流速波形はさまざまな心疾患の予後を予測するのに有用であると言われている．Redfieldらは安静時の左室流入血流速波形やバルサルバ負荷による左室流入血流速波形の変化，組織ドプラ法，肺静脈血流速波形を用いて拡張障害の重症度評価を行い予後を検討したところ（図3），左室収縮障害がない場合は拡張障害が重症となるに従い予後が不良であることを明らかにした（図4）．

　一方，拡張型心筋症のような収縮能障害を有する症例でも拡張障害の程度が重症であるほど予後不良[3)4)]で，同様に心筋梗塞後の症例においても拘束型拡張障害を呈するものでは予後不良であることが明らかにされている[5)]．心疾患の有無にかかわらず一般住民を対象にした検討においてもE/Aが1.5以上の群はその他の群と比較して高い全死亡率，心臓死亡率であったと報告されている[6)]．

　また心不全の治療前後で左室流入血流速波形の変化をみた検討（図5）では，治療前から非

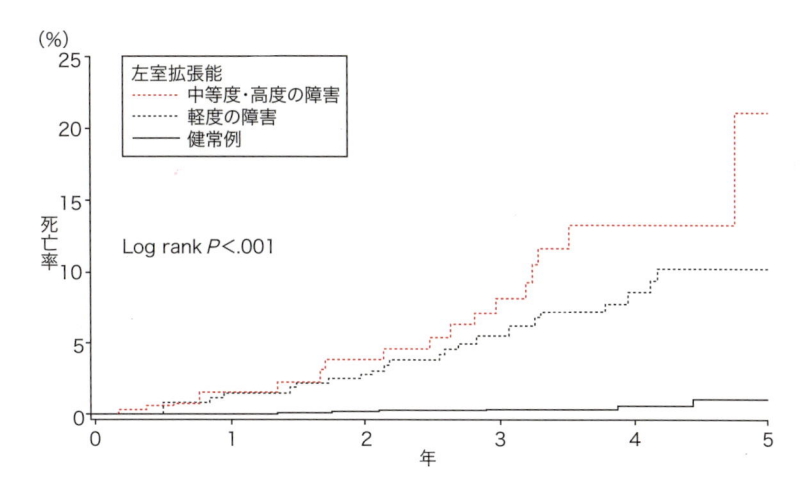

● 図4　拡張能の重症度と予後
　　　拡張障害が重症なほど予後が悪くなる（文献9より）

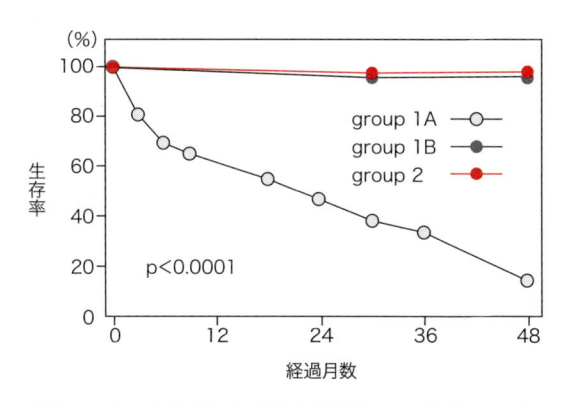

● 図5　心不全患者における治療前後での拡張能の変化と予後の関係
　　　Group1A：治療後も拘束型が持続する群
　　　Group1B：治療後に拘束型から非拘束型に変化した群
　　　Group2：治療前から非拘束型を示す群
　　　治療前から拘束型拡張障害を呈し治療後も持続する群は他
　　　の群と比べ非常に予後が悪い（文献7より）

　拘束型拡張障害であった例（group 2）や，治療前から拘束型であっても治療後に非拘束型に変化した場合（group 1B）は予後が良く，治療前から拘束型で治療後も拘束型が持続する症例（group 1A）ではそれ以外の群と比較して予後が悪かったと報告されている[7]．ニトロプルシド投与による前負荷軽減や下肢挙上による前負荷増大に対する左室流入血流速波形の変化をみた検討でも同様の結果が報告されており，左室収縮能障害を有さない症例においても同様の結果であった[9]．
　このように下肢挙上やバルサルバ負荷などで前負荷を軽減させる方法を使い左室流入血流速波形の変化を観察することも臨床的に有用であると思われる[8][10]．

文献

1) Oh, J. K. : "The echo Manual, 2nd ed", pp45-57, Lippincott Raven, 1999
2) Ommen, S. R. et al. : Circulation, 102 : 1788-1794, 2000
3) Pinamonti, B. et al. : J Am Coll Cardiol, 22 : 808-815, 1993
4) Xie, G. Y. et al. : J Am Coll Cardiol, 24 : 132-139, 1994
5) Nijland, F. et al. : J Am Coll Cardiol, 30 : 1618-1624, 1997
6) Bella, J. N. et al. : Circulation, 105 : 1928-1933, 2002
7) Pinamonti, B. et al. : J Am Coll Cardiol, 29 : 604-612, 1997
8) Pozzoli, M. et al. : Circulation, 95 : 1222-1230, 1997
9) Redfield, M. M. et al. : JAMA, 289 : 194-202, 2003
10) Dumesnil, J. G. et al. : Am J Cardiol, 68 : 515-519, 1991

第2部 心機能評価のモダリティを使いこなす

3. 心エコーから判ること
④組織ドプラ法で心不全を評価する

神﨑秀明

point

1. 僧帽弁輪速度Ea＜8cm/sは左室の拡張性低下を反映している
2. E/Eaは左房圧を反映しており，E/Ea＞15では左房圧の上昇が疑われる
3. 心室中隔と左室側壁の駆出期の組織速度ピークのずれ65ms以上で，同期不全ありと診断される

1 組織ドプラ法

1）組織ドプラ法とは

心臓の壁の動きは血流に比べて通常15 cm/s以下と速度が遅く，信号強度は40dB以上と非常に強い．したがってドプラフィルターとゲインを調節して血流由来のドプラ信号を除去すれば壁運動由来のドプラ信号だけを取り出すことができる．組織ドプラ法では，心臓壁や弁などの動きに由来する信号だけを取り出して表示・解析している．

2）組織ドプラ法の種類と特徴

組織ドプラ法には，大きく分けて2種類の方法が存在する．**パルス組織ドプラ法**と**カラー組織ドプラ法**である．前者は，汎用性が高く，現在ほとんどの機種上で利用可能である．ただし，サンプルボリュームが1カ所しか設定できないので，複数の箇所で計測を行う場合には，異なる心周期での評価となる．現在では，**僧帽弁の弁輪速度の計測**に用いられることが多い．
一方，カラー組織ドプラ法では，通常のカラードプラ法と同様に探触子に向かう運動を赤色系で，遠ざかる運動を青色系で表示する．通常の断層像から組織ドプラモードに切り替え，デジタルデータとしてハードディスクに保存し，記録を呼び出して解析を行うのが一般的である．複数の関心領域が設定できるので，**同期不全**の評価に用いられる．

3）組織ドプラ法を用いる際の注意点

パルス組織ドプラ法から得られた速度波形の各成分のピーク値と，カラー組織ドプラ法から得られたピーク値は一致しない．これは，パルス組織ドプラ法を用いた場合は，サンプルボリューム内での最大組織速度を計測しており，カラー組織ドプラ法では，関心領域内の平均組織速度を計測しているためと説明されている．**ピーク値を参照する場合には，どちらの方法で**

得られた値か注意が必要である．

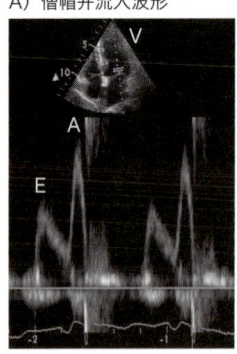

　パルス組織ドプラ法は，サンプルボリュームを1 cm程度に設定し，計測したい部位の動きがなるべく扇型画面の頂点に向かうように（ドプラ入射角が0°に近づくように）超音波探触子の角度や位置を調節することが望ましい（**図1**）．僧帽弁輪の側壁端は，肺の影響を受けやすいため，必要があれば呼気止めを行う．過剰なドプラゲイン設定や，弁輪部とは違う（ドプラ信号の弱い）場所にサンプルボリュームが置かれていると，それぞれピーク値の過大・過小評価の原因となる．可能な範囲で体位の変換も併用して，一定の波形が数心拍描出できたものを採用する．

　カラー組織ドプラ法でも同様に，アーチファクトを避け，可能な範囲で息止めも併用して安定した波形を得ることが大切である．

> **memo　ドプラ入射角**
> 対象の移動方向に対する超音波探触子からの超音波ビームの角度をドプラ入射角という．これが大きくなるほど，計測結果は本来の値から低下する．

2　拡張性の評価

　心不全症例の約半数は，左室収縮能は保持されており，このような症例では左室流入動態異常が認められることから[1)2)]，心不全の評価には収縮性のみならず，拡張性の評価も重要である．

1）組織ドプラ法単独で用いる場合

　組織ドプラ法を用いた拡張能の評価には，僧帽弁輪の**拡張早期速度Ea**（あるいは**E'**）が用いられる（**図1**）．大動脈弁より血液の駆出が終了すると，絞った布がほどけるように左室心筋が急速に伸展し，左室内圧は急激に下降する．この圧較差の発生により左房内の血液は僧帽

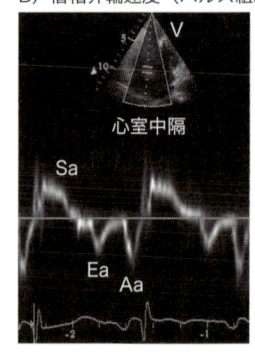

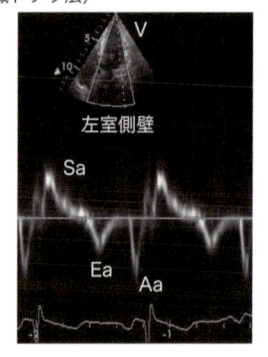

●図1　左室流入波形と僧帽弁輪速度波形
パルスドプラ法を用いた僧帽弁流入波形（A）とパルス組織ドプラ法を用いた僧帽弁輪移動速度（B）．パルスドプラ法では，サンプルボリュームの位置は僧帽弁の弁尖の間であり，パルス組織ドプラ法では，僧帽弁輪の心室中隔側あるいは側壁側で，それぞれ速度波形を得る

弁を通って左室内へ吸引されるが，この能動的な拡張早期の左室の変形は，心筋の拡張特性をよく反映していると考えられる．他のドプラ指標に比べると前負荷の影響が比較的少ないことから，Eaは臨床利用されるようになった．例えば，心筋は正常であるが心臓を包む心膜により拡張性が低下した収縮性心膜炎と，心筋そのものの異常により拡張性が低下している拘束型心筋症を鑑別診断することは，治療方針の決定のうえで非常に重要であるが，Eaが8.0cm/s以上であれば，心筋の拡張性はよく保たれており，95％以上の感度・特異度で収縮性心膜炎を拘束型心筋症の典型である心アミロイドーシスと鑑別できたと報告されている[3]．

2）E/EaあるいはE/E'による評価

呼吸不全の原因が，肺うっ血であるのか，それとも喘息や肺炎など，その他の原因かについて診断することは臨床的に重要である．ここでは，**E/Eaを用いた左房圧の推定**について説明する．

拡張早期に発生する左室—左房間圧較差に従って僧帽弁を血液が通過する状態は，僧帽弁流入波形の拡張早期波（E波）として記録されるが，この流入血流の最高速度は，左室の拡張特性のみならず左房圧の上昇にも影響を受ける．そこで，拡張性の指標である前出のEaで除することによって得られるE/Eaは，左房圧の上昇あるいは左室充満圧を反映すると考えることができる．

その妥当性についてこれまで多くの検討がされており，Naguehら[4]は，肥大型心筋症においてE/Eaが心房収縮直前の左室圧（概ね左房圧に相当）と良好な相関を示すことを報告した．Ommenら[5]は，連続100例でE/Eaと左房圧の代用として平均左室拡張期圧と比較し，E/Ea＜8であれば85％の例で平均左室拡張期圧は正常であり，E/Ea＞15ならば全員，平均左室拡張期圧＞12 mmHgであったと報告している．

Eaの値は，**心室中隔側**と**側壁側**を比較すると，側壁側の方が振幅が大きいことが多いため，**どちらで計測したEaかに注意する必要がある**．Naguehらは，振幅の大きいほうが正常と異常の分離がより明瞭であることから，側壁側を採用しており，OmmenらMayoのグループはROC解析の結果から，より診断能の高い心室中隔側を採用している．ドプラ入射角の観点からは，心室中隔側がより理想的であるが，左脚ブロック例などでは，Eaの同定に苦慮する症例も確かに存在し，心室中隔に心筋梗塞が及んだ例などでは，同部位のEaが左室全体の拡張性を反映しているか疑問がある．一方，側壁側は，肺の影響を受けやすく，正確な組織速度の計測が困難な場合がある．最近は，両方の平均値を用いるという折衷案もある．この場合，E/Ea＞15で肺動脈喫入圧＞15 mmHgを感度86％，特異度88％で予測可能だったと報告されている（**図2**）[6]．

3 同期不全の評価

近年，**心臓再同期療法**（cardiac resynchronization therapy：**CRT**）が心不全治療の1つとして広く認知されるようになってきた．CRTは，従来の右心房—右心室に加えて左心室もペーシングすることにより，心臓全体の同期性を回復させ，結果としてポンプ効率を改善させる治療であるが，これには修正可能な同期不全が予め存在することが大前提となる．

心臓局所心筋の移動速度を一心周期の波形として可視化し，**心室中隔と左室自由壁との間の**

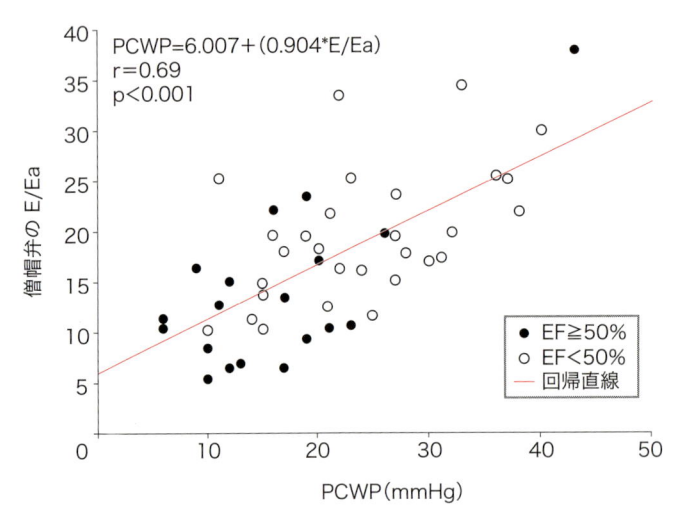

●図2　僧帽弁のE/Eaと肺動脈楔入圧の関係
　　　　文献6より

同期性について評価するためには，**カラー組織ドプラ法が有用**である．パルス組織ドプラ法を用いた方法[7)8)]もあるが，あまり一般的ではない．組織ドプラ法を用いた同期不全の指標としては，Baxらの方法[9)]が有名で，心室中隔の基部と側壁の基部に関心領域を設定して，この間の駆出期ピークのずれが**60msをカットオフ値**としている．その後の報告では，至適カットオフ値は65 msに変更されたが[10)]，慢性期に心機能が回復する例では，両心室ペーシング開始直後からこの指標が改善することも報告され[11)]，現在最も代表的な組織ドプラ指標と思われる．

　CRT効果の予測指標に関する多施設大規模試験PROSPECT[13)]で，組織ドプラ法を用いた指標の再現性に問題があることが指摘された．これは，左脚ブロックで伝導障害の程度が強い場合には，真の収縮ピークが駆出期範囲内に必ずしも存在しないことが原因と考えられる[12)]．組織ドプラ法を用いた同期不全の評価は，施設間でピークを採用する基準にばらつきがあるのが問題である．

4　収縮性の評価

　パルス組織ドプラ波形の，等容性収縮期のピークの値が，カテーテルで求めた収縮性の指標**LV max dP/dt**とよく相関することが知られている[14)]．また，カラー組織ドプラ法を用いて求めた，等容性収縮期のピークまでの加速度もLV max dP/dtと相関することが報告されている[15)]．駆出期のピーク値も鋭敏に収縮性を反映する指標であり[16)]，CRTの慢性期には増加が観察される[17)]．

> **memo　LV max dP/dt**
> 一心周期の左室圧の変化を時間微分した際にとる最大値で，左室の収縮性を反映する指標．前負荷や心拍数の影響を受けるため（後負荷の影響もある程度受ける），収縮性を比較する際にはこれらが一定条件下で行う必要がある．

5　おわりに

心不全診療において心エコー法は，多くの情報を得ることができる．しかし，それには適切な画像をもとに正確な計測を行うことも大切である．

文献
1) Devereux, R. B. et al.：Am. J. Cardiol., 86：1090–1096, 2000
2) Bhatia, R. S. et al.：N. Engl. J. Med., 355：260–269, 2006
3) Ha, J. W. et al.：Am. J. Cardiol., 94：316–319, 2004
4) Nagueh, S. F. et al.：Circulation, 99：254–261, 1999
5) Ommen, S. R. et al.：Circulation, 102：1788–1794, 2000
6) Dokainish, H. et al.：Circulation, 109：2432–2439, 2004
7) Penicka, M. et al.：Circulation, 109：978–983, 2004
8) Bordachar, P. et al.：Heart, 89：1401–1405, 2003
9) Bax, J. J. et al.：J. Am. Coll. Cardiol., 44：1834–1840, 2004
10) Van de Veire N. R. et al.：Heart, 93：1034–1039, 2007
11) Bleeker, G. B. et al.：Circulation, 116：1440–1448, 2007
12) 神崎秀明：私が考えるCRT（心臓再同期療法）適応基準．日本心臓病学会誌, 3：139–143, 2009
13) Chung, E. S. et al.：Circulation, 117：2608–2616, 2008
14) Oki, T. et al.：J. Am. Soc. Echocardiogr., 12：121–128, 1999
15) Lyseggen, E. et al.：Circulation, 111：1362–1369, 2005
16) Gorcsan, J. 3rd. et al.：Am. J. Cardiol., 81：615–623, 1998
17) Kanzaki, H. et al.：Am. J. Cardiol., 92：752–755, 2003

第2部 心機能評価のモダリティを使いこなす

3. 心エコーから判ること
⑤ストレインを活用する

中坊亜由美，増山 理

point
1. ストレインは物体の歪み（変形）を意味し，ストレインレートはその歪み速度（変形速度）を意味する
2. ストレイン，ストレインレートを解析することで，局所心筋障害を定量的に評価できる
3. 虚血の検出のみならず，心筋症，左室協調運動，左房機能の評価に用いられている

1 ストレイン（strain）

1）ストレインとは

物体に力が加わるとその物体は歪み（ひずみ）を生じる．この歪みの程度が**ストレイン**である．硬い物体であれば歪みが小さくストレインの値は小さくなり，柔らかい物体であれば歪みが大きくストレインは大きい．また，**ストレインレート**はストレインの時間微分（**図1**）であり，歪み率を意味し，力を加えたときに物体が歪む速度を表している．**図2**にストレイン，ストレインレートの概念を示す．今，長さLの心筋が伸展（または圧縮）により長さdx：D2−D1だけ伸びた（または縮んだ）とするとストレイン（ε）は$\varepsilon = dx/L$で表わされ，長さの変化量を元の長さで除した値として求められる．ストレインレート（S）はストレインの時間微分であるから，

$$S = \frac{d\left(\frac{dx}{L}\right)}{dt} = \frac{d(D2-D1)}{dt}\Big/L = \frac{\frac{d(D2)}{dt} - \frac{d(D1)}{dt}}{L} = \frac{V2-V1}{L}$$

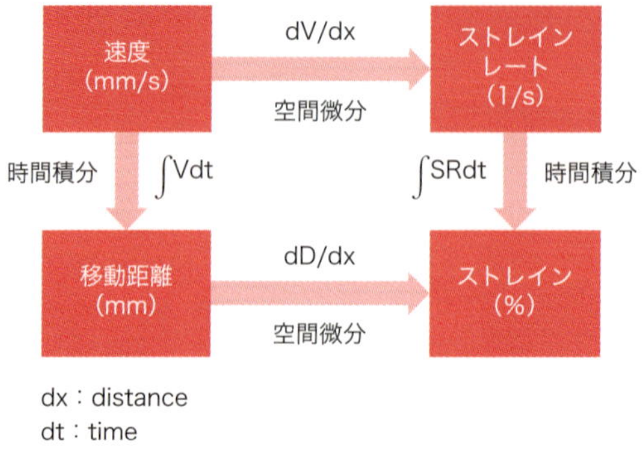

dx：distance
dt：time

●図1 ストレインとストレインレートの関係

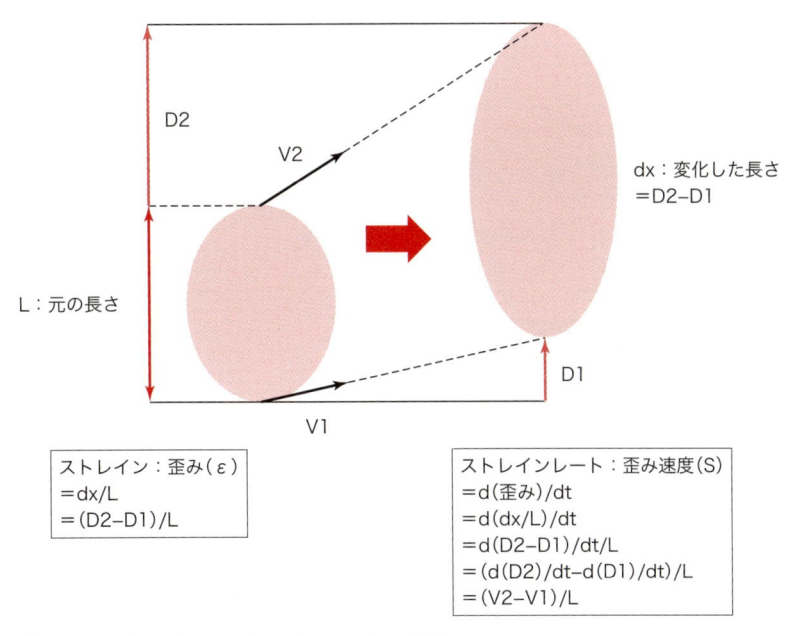

●図2 ストレイン・ストレインレートの概念

となり，結果，ストレインレートとは，ある2点の速度の差（$V2-V1$）をその間の距離Lで除した値として求めることができる．

2）ストレインの求め方

組織ドプラ法から計測された心筋運動速度は，心臓全体の動き（translation）や周辺組織の動き（tethering）の影響を受けるが，ストレイン，ストレインレートは，これらに影響されにくい指標であり，**組織ドプラ法**と**スペックルトラッキング法**から求めることができる．ドプラ法は，その性質上ビーム方向に直交する方向の速度を正確に測ることができず，角度依存性が存在するため，左室の限られた領域でしかその値を算出することができない．一方，**スペックルトラッキング法では，角度依存性が解消され，任意の方向の心筋の伸び縮みが評価可能となった**（図3）．現在では主にスペックルトラッキング法から求めたストレイン，ストレインレートが臨床に応用されている．

2 虚血の評価

心エコーによる虚血の診断は，冠動脈支配領域に準じた左室壁運動異常を視覚的に評価することで行われてきた．この方法は，半定量的であり，検者の主観に左右されるため，エコー熟練者と非熟練者の間で，評価に差異が生じることがある．そのため，左室壁運動評価において定量的評価法が望まれ，心筋ストレイン，ストレインレート解析により定量的評価が可能となった．

心筋ストレインは局所心筋の伸び縮み具合を表す指標であり，壁運動が低下している部位ではストレインが低値を示す（図4）．また，虚血が存在する心筋は健常部よりも収縮が遅れて

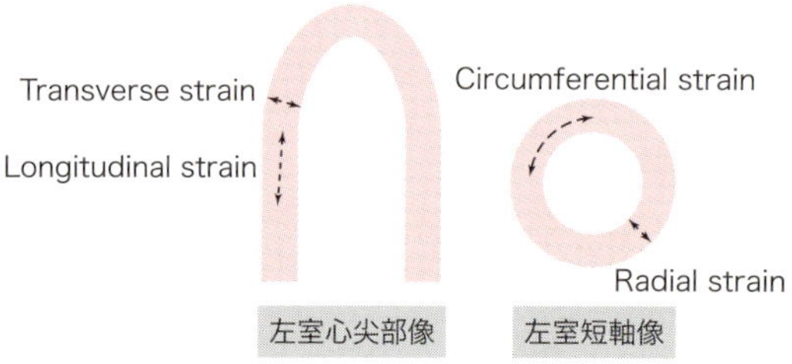

● 図3 ストレインの方向

左室心尖部像	長軸（心基部から心尖部に向かう）方向：longitudinal	
	長軸と直交する方向：transverse	
左室短軸像	円周方向：circumferential	
	中心に向かう方向：radial	

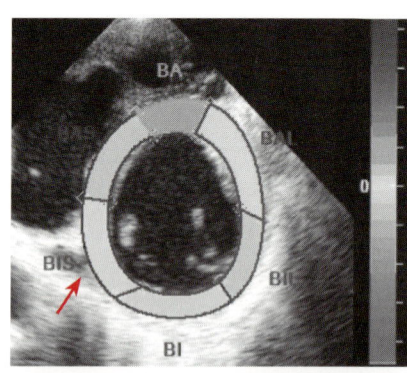

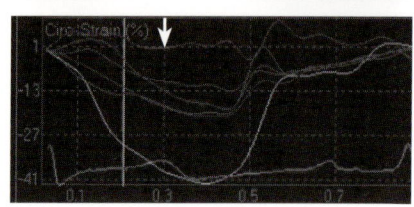

● 図4 局所心筋障害を認める1例（巻頭カラー 5 参照）
上段は，収縮中期のcircumferential strainをカラー表示したものである．収縮能が正常部位は暖色系で，低下部位は寒色系で表示され，一目で下壁領域の壁運動が低下していることがわかる（→）．
下段は，一心周期におけるcircumferential strainの変化を示している．緑の線で表示される下壁領域のストレイン値は低値である（⇒）

始まり（駆出が終了し大動脈弁が閉鎖した後）遅れて終わる現象（postsystolic shortening）を認める．**この駆出終了後の収縮は虚血の鋭敏な指標の1つと考えられている**．しかし，この現象は健常者でも認めることがあり，**生理的なpostsystolic shorteningと病的なものを区別する必要がある**．

　心筋虚血では，まず心筋の代謝障害が生じ，次いで左室拡張障害から収縮障害が生じる．その後，心電図異常が出現し，最終的に胸痛が現れる．この一連の流れは**虚血カスケード（ischemic cascade）**と呼ばれる．心エコーでは，収縮期の壁運動を評価しているが，拡張期の異常を検出した方が虚血をより早期に診断できる可能性がある．従来の断層法では，時間分解能の問題から拡張能評価は困難であったが，局所心筋速度，ストレイン・ストレインレート解析からこの拡張能評価による虚血診断が可能となった．

　石井らは，運動負荷後の収縮末期から拡張期1/3の時点での局所ストレインの変化をみることで，拡張早期の運動異常（diastolic stunning）を検出することができ，この手法による冠動脈有意狭窄の診断精度は感度97％，特異度93％と報告した．この結果は，従来の収縮運動異常を検出する負荷心エコー法より明らかに優れている．

> **memo** **ストレインの符号について**
>
> ストレインは，2点間の距離が初期長に比べ伸びていれば正の値，短縮していれば負の値となる．拡張末期を初期長としたとき，正常な左室心筋では収縮により壁厚が増加するためradial strain，およびtransverse strainでは正の値となる．一方，円周方向，長軸方向は収縮によって短縮するためcircumferential strain，longitudinal strainは負の値となる．

3 心筋症の評価

　虚血の評価だけでなく心筋症の評価にもストレイン解析は応用されている．

　心アミロイドーシスは，全身性アミロイドーシスにおいて心筋にアミロイドタンパクが沈着し，形態的，機能的異常をきたす．小山らは，心不全が発症する以前に組織ストレイン・ストレインレートで評価される局所心筋機能が低下していることを報告している[2]．Fabry病は，加水分解酵素の1つであるαガラクトシダーゼAが遺伝的に欠損もしくは低下することにより生じる二次性心筋症の一種で心肥大を呈する．近年，治療として酵素補充療法が有効である．Weidemannらは酵素補充療法により収縮期ストレイン，ストレインレートが改善し，通常の心エコーよりも鋭敏に治療効果を評価できると報告している[3]．Friedrich失調症においても，症状出現前に拡張早期ストレインレートが低下している[4]．収縮性心膜炎と拘束型心筋症はどちらも拡張障害を認め，その鑑別が困難である．近年，僧帽弁輪運動速度による鑑別法が用いられている[5]が，Palkaらは，拡張早期ストレインレートが拘束型心筋症で低下していることを報告している[6]．

　肥大型心筋症（hypertrophic cardiomyopathy：HCM）の基本病態は心筋の不均一な肥大であり，心エコー図により左室肥大の部位や形態的特徴が評価できる．ストレイン解析を用いれば，肥大部位のストレインが低下していることがわかる（図5）．近年，遅延造影MRI検査

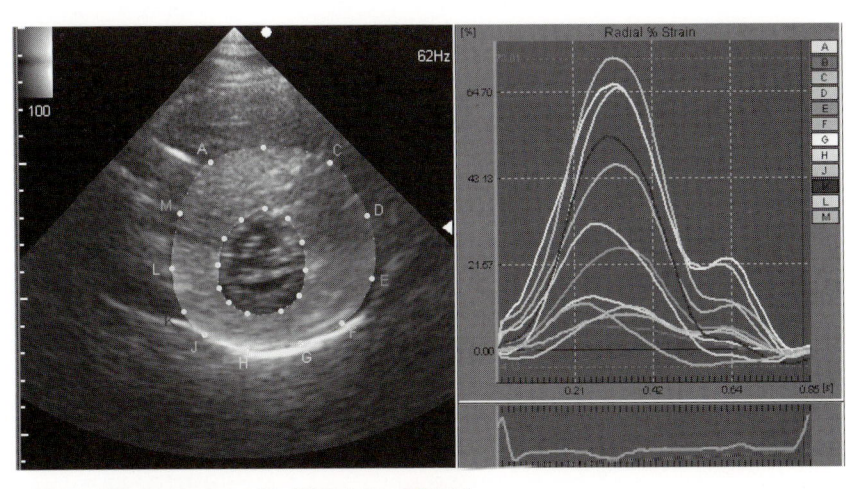

●図5　肥大型心筋症の1例（巻頭カラー6参照）
　　　中隔から前壁にかけて心肥大を認め，同部位のストレインが低下している（A〜E，Mの領域）

にて検出される心筋線維化部位においてlongitudinal strainが低下していることが報告されている[7]．

このように，**ストレイン，ストレインレートは症状出現前の心筋障害の検出，早期の治療効果判定，心筋線維化部位の検出などに有用**であり，今後ますます普及する検査法であると考えられる．

4 協調運動の評価

薬剤抵抗性の重症心不全症例に対して，両心室ペーシングを用いた心臓再同期療法（cardiac resynchronization therapy：CRT）による予後の改善効果が認められた[8]．CRTに反応する症例（responder）と反応しないもしくはCRTにより心機能が増悪する症例（non-responder）を判別するために，心エコーを用いた収縮のずれの評価がなされるようになった．これまで，パルスドプラ法，Mモード法，組織ドプラ法などによるさまざまな同期不全の指標が提唱されてきた．そこで，CRTのresponder予測に最も有用な指標を明らかにするために多施設共同試験（PROSPECT）[9]が行われた．結果は期待に反し，Mモード法や組織ドプラ法から求めた同期不全指標では，responderとnon-responderを判別することが困難であった．組織ドプラ法と異なり角度依存性がなく局所収縮能や時相の解析が可能であるスペックルトラッキング法によるストレイン解析では，長軸方向だけでなく短軸方向の心室内同期不全を評価できることが期待される．Suffolettoらは，左室短軸のストレイン解析から前壁と後壁の収縮ピーク間の時間差が130msec以上で，CRT後の心機能改善を予測できると報告している[10]．

5 おわりに

局所の心機能を評価できるストレイン法は，今後ますます臨床応用されると考えられる．また，近年三次元心エコー法の発展はめざましく，スペックルトラッキング法を用いた三次元ストレイン解析が可能となっている．

文献
1）Ishii, et al. : J.Am.Coll.Cardiol., 53：698-705, 2009
2）Koyama, J. et al. : Circulation, 107：2446-2452, 2003
3）Weidemann, F. et al. : Circulation, 108：1299-1301, 2003
4）Dutka, D. P. et al. : Circulation, 102：1276-1282, 2000
5）Ha, J. W. et al. : Am J Cardiol, 94：316-319, 2004
6）Cleland, J. G. et al. : N Endl J Med, 352：1539-1549, 2005
7）Palka, P. et al. : Circulation, 102：655-662, 2000
8）Popović, Z. B. et al. : J Am Soc Echocardiogr, 21：1299-1305, 2008
9）Chung, E. S. et al : Circulation, 117：2608-2616, 2008
10）Suffoletto, M. S. et al. : Circulation, 113：960-968, 2006

第2部 心機能評価のモダリティを使いこなす

3. 心エコーから判ること
⑥ トラッキング法を活用する

神﨑秀明

point

1. 組織トラッキング法の開発により，ストレインは精度が改善し，多方向からの評価が可能となった
2. 同期不全の評価にトラッキング法によるストレインは有用である
3. 左室ねじれ運動や心房容積変化も評価可能となった
4. 再現性が画質に強く依存することと，時間分解能の低さが問題である

1 はじめに

　組織ドプラ法を用いたストレインは，局所機能を反映するが，ドプラ入射角の影響を受けるため，運動方向によっては計測に制限があった．近年，一般化してきた**トラッキング法**は，パターンマッチングを繰り返して局所の組織情報を追跡し，角度とは無関係に局所心筋の変化を計算することができるようになった．この技術は，現在さまざまな解析に臨床応用されている．

2 トラッキング法

1）組織ドプラ法の限界

　従来から組織ドプラ法を応用し，ストレイン・ストレインレートの計測は可能であったが，その臨床応用には限界があった．ドプラ法では，超音波探触子の先端から発射される超音波ビームの方向の成分しか計測できないため，観測対象の運動方向と超音波ビームとの角度が大きくなるほど，計測結果は本来の値から乖離し，垂直方向ではもはや計算不可能となる．これが，ドプラ法の角度依存性の問題であるが，組織ドプラ法を用いて計算する従来のストレイン・ストレインレートも，その限界から逃れられない．

　この問題により，組織ドプラ法や，それを用いたストレイン・ストレインレートの臨床応用は，左室心尖部からの長軸方向などに限定されていた．例えば，組織ドプラ法による僧帽弁輪速度（Eaあるいは E'）を用いた左室拡張性の評価などが有名である．

2）スペックルトラッキング法

　スペックルとは，超音波が心筋で散乱・透過して干渉するために生じる明暗の斑点模様のことで，**スペックルトラッキング法**は，追跡したい局所が指定されると，小さな領域ごとに組織

のスペックルの関係を認識し，パターンマッチングを繰り返して，これに最も近い分布パターンを持つ領域を次のフレームから探し出して追跡（トラッキング）する技術である．これを繰り返し行うことで局所の心筋組織が一定時間ごとに，どのように移動・変形していくかを計算することができる．

3 トラッキング法の臨床活用

1）同期不全の評価

ストレインは，局所心筋の圧縮・伸張を反映し，その時間微分であるストレインレートは，局所の収縮性あるいは，拡張性の評価に用いられる．組織トラッキング法では，運動方向に関する制限はなくなり，**あらゆる方向のストレインが解析可能**となっている（図1）．

現在では，**同期不全**は，主として乳頭筋レベルの左室短軸における**求心方向のストレインのピークのズレ**で評価される（図2）．中隔と後壁のストレインピークのズレ（septal-to-posterior

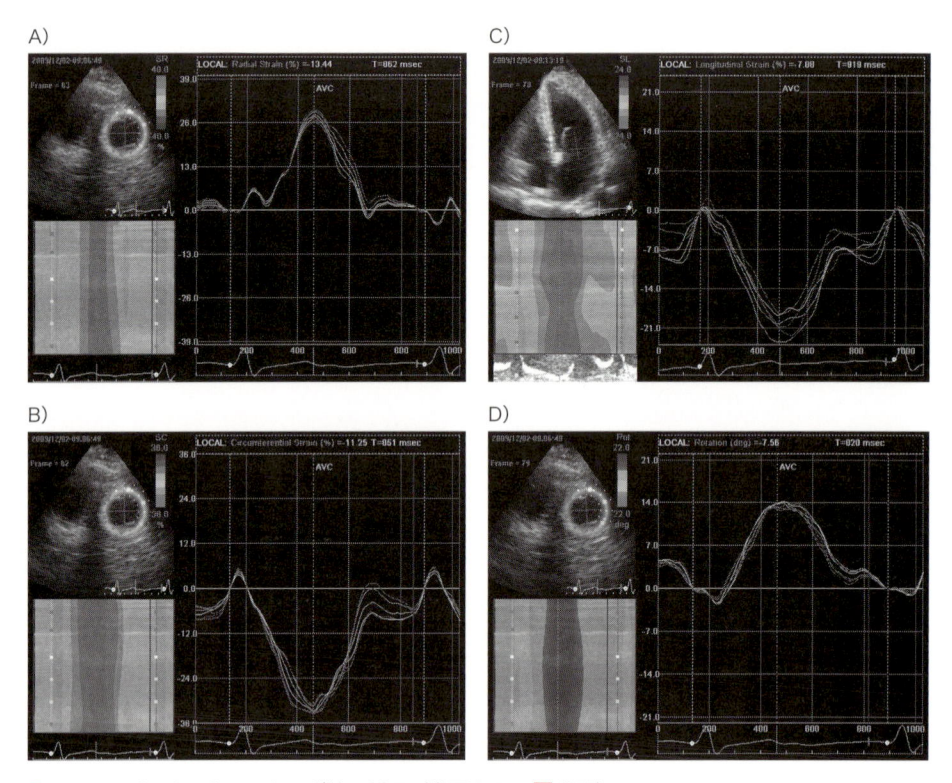

●図1　スペックルトラッキング法の活用（巻頭カラー 7 参照）
　A）左室短軸の求心方向ストレイン（radial strain）．収縮するにつれ壁厚は増加するため，正の方向のストレイン波形となり，左室収縮末期にストレインは最大値をとる．B）左室短軸の円周方向ストレイン（circumferential strain）．収縮により左室は円周方向には短縮するため，負の方向のストレイン波形を示す．C）左室長軸方向ストレイン（longitudinal strain）．左室心筋は収縮により長軸方向に短縮するため，負の方向へのストレイン波形となる．D）左室心尖部の回転運動（rotation）．左室心尖からみて，心尖部は収縮期に反時計回転する．正常では，収縮期末期に反転し，拡張期に時計回転をして元に戻る

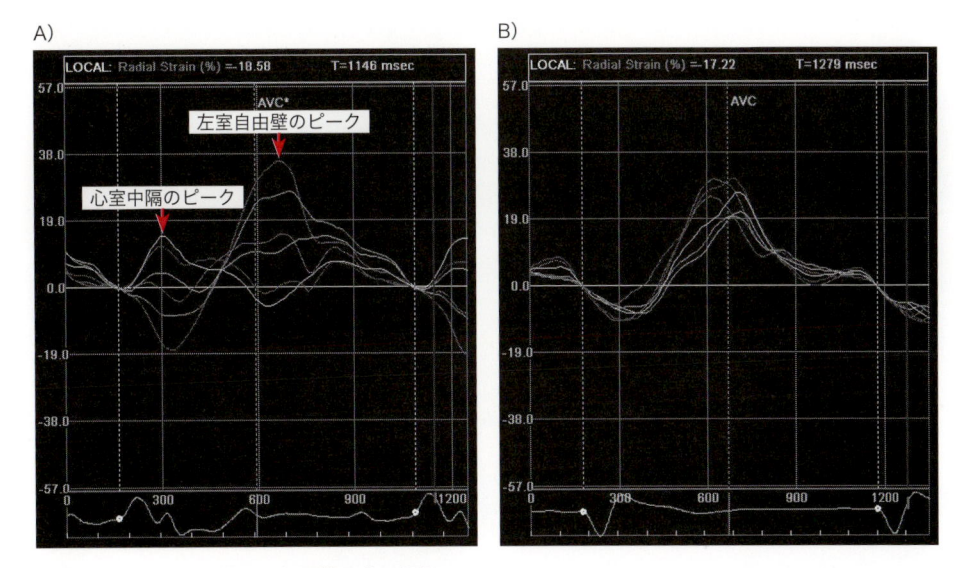

●図2　ストレインを用いた同期不全の評価
　A）左脚ブロックの状態．求心方向のストレインのピークが心室中隔側と左室自由壁側で二峰性になっており，同期不全を表している．B）心臓再同期療法後．同期不全が解消されて，ストレインのピークが一致し，効率のよい収縮状態に改善されていることがわかる

strain delay）が130 ms以上あると，慢性期左室駆出率の有意な改善を感度89％，特異度83％で予測できたという報告がある[1]．求心方向なので，上向きのストレインが記録され，同一心拍内でのストレインのピークのズレが機械的同期不全を意味する．円周方向へのストレインのピークも参考になるが[2]，求心方向へのストレインより有用であるという報告は少なく，求心方向での評価が困難な場合の補助的な意味合いが強い．

　また，最近では，左室の収縮能も加味して評価を行う試みもあるが[3]，この技術はかなり画質に依存するため，良好な画像の得がたい症例においては，再現性にやや問題があるかもしれない．

2）左室回転運動の評価

　心臓は，短軸あるいは長軸方向への運動のみならず，収縮期には心尖方向からみて**心尖では反時計方向，心基部付近で時計方向の回転運動**（rotation）を行っており，それらの差に相当するねじれ（torsion）を生じている．以前は，MRIでしかこのような運動は評価できなかったが[4]，近年，組織トラッキング法の発達により，心エコーを用いた評価が可能となり[5]，さまざまな疾患や状態での評価の自由度が広がった．

　正常心では，心尖部の反時計回転に遅れて，心基部が時計回転を開始し，収縮末期でその差であるねじれ角度は最大値をとる（**図3**）．よく，「リネン（布）を絞るように」と表現され，左室局所心筋の短縮率が10〜15％にもかかわらず，左室駆出率としては，60〜70％にもなるのは，このメカニズムによる．不全心では，心尖部の収縮期反時計回転が不十分であるうえ，心基部の時計回転との差であるねじれのピークが左室収縮末期になく，効果的な駆出が行

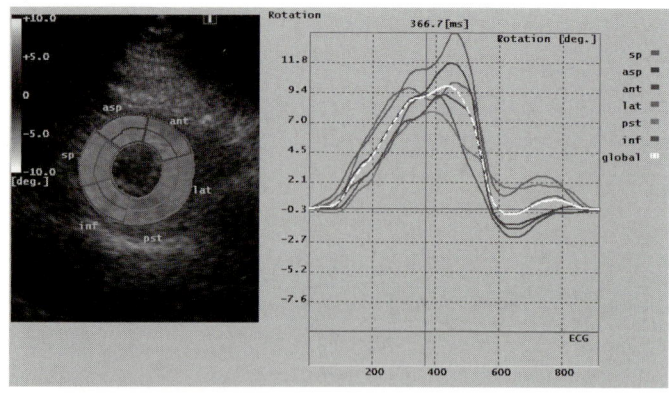

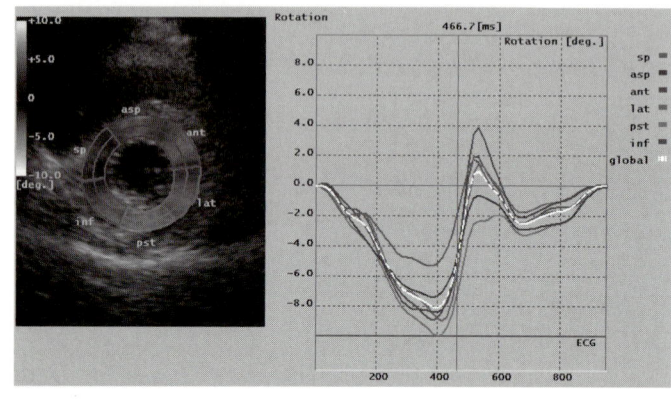

●図3 心尖部と心基部の回転運動の評価（巻頭カラー 8 参照）
A）左室心尖部の回転運動．心尖部からみて収縮期に反時計回転をしている．B）心基部は，時計回転をし，結果として収縮末期に左室のねじれはピークに達し，効果的な駆出を行っている

われていない[4]．

このほか，動物実験で，心筋虚血が発生すると，心尖部の回転が低下することや，左室ねじれ運動は，比較的負荷に依存しない左室機能の指標である，ねじれが拡張早期に元の状態にもどる速度（untwisting rate）と左室拡張機能との間に関連がある，など以前から数多くの報告があり，心エコーを用いての評価が可能となって，これらを追試する研究も多く行われている．

3）左房容積の評価

左房容積は，**左室拡張機能障害**の安定した指標である．左房機能は，運動耐容能や心不全の代償性とも関連しており，かつては，傍胸骨アプローチによるMモード法で，前後方向の径で評価されていたが，Simpson法による左房容積の計測が普及するにつれ，左房容積は，ますます重要視されるようになった．

従来は左室収縮末期の時相で計測する最大左房容積が主な評価対象であったが，組織トラッキング法を用いると**心周期を通して容積変化を知ることができる**[6)7]．心房に血液が流入し（**リザーバ機能**），左室拡張早期には導管として働き，左室拡張後期には，心房が能動的に収縮して（**ブースターポンプ機能**），さらに血液を左室に送り込む．つまり，心房収縮期容積変化率は左房のブースターポンプ機能を，左室収縮期容積変化率はリザーバ機能を反映している（**図4**）．また，左室収縮期容積変化の最大速度もリザーバ機能の指標と考えられ，これら一連の左房容積変化の解析により，心房機能のより詳細な評価が可能となった．

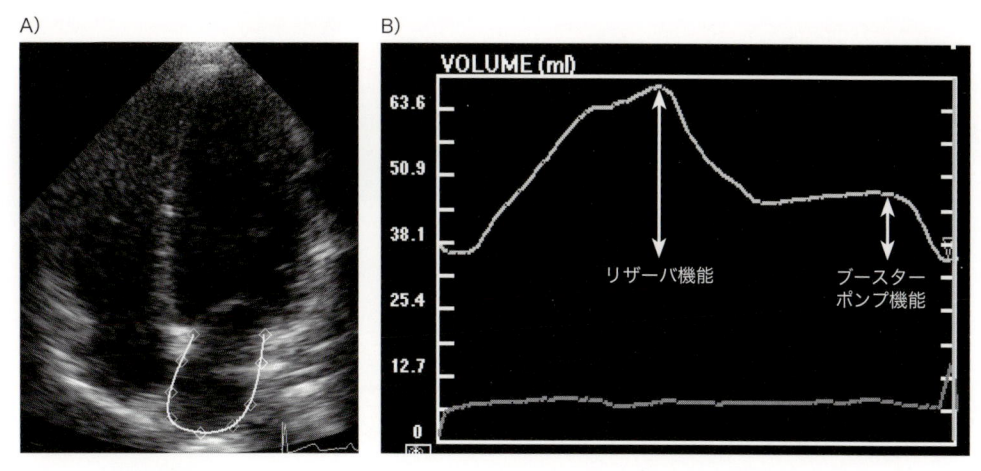

●図4　左房容積曲線
心室収縮期には，左房は能動的・受動的に拡張し，その容積は増加し，心室収縮末期に左房は最大容積となる．やがて，心室拡張早期には心房容積は次第に収縮し，拡張後期の心房収縮により，心房容積は最小値となる

4 最後に

　正確に局所心筋を追跡するために，心周期を通して高画質データを取り込むことが要求され，時間分解能があまり高くないといった一面はあるものの，トラッキング技術の発達により，心エコーを用いて心臓をさらに深く理解することが可能になったと言える．

引用文献

1) Suffoletto, M. S. et al. : Novel speckle-tracking radial strain from routine black-and-white echocardiographic images to quantify dyssynchrony and predict response to cardiac resynchronization therapy. Circulation, 113 : 960-968, 2006
2) Delgado, V. et al. : Assessment of left ventricular dyssynchrony by speckle tracking strain imaging comparison between longitudinal, circumferential, and radial strain in cardiac resynchronization therapy. J Am Coll Cardiol, 51 : 1944-1952, 2008
3) Lim, P. et al. : Longitudinal strain delay index by speckle tracking imaging: a new marker of response to cardiac resynchronization therapy. Circulation, 118 : 1130-1137, 2008
4) Kanzaki, H. et al. : Impaired systolic torsion in dilated cardiomyopathy: reversal of apical rotation at mid-systole characterized with magnetic resonance tagging method. Basic Res Cardiol, 101 : 465-470, 2006
5) Notomi, Y. et al. : Measurement of ventricular torsion by two-dimensional ultrasound speckle tracking imaging. J Am Coll Cardiol, 45 : 2034-2041, 2005
6) Ogawa, K. et al. : Automated assessment of left atrial function from time-left atrial volume curves using a novel speckle tracking imaging method. J Am Soc Echocardiogr, 22 : 63-69, 2009
7) Okamatsu, K. et al. : Effects of aging on left atrial function assessed by two-dimensional speckle tracking echocardiography. J Am Soc Echocardiogr, 22 : 70-75, 2009

第2部　心機能評価のモダリティを使いこなす

3. 心エコーから判ること
⑦ コントラストエコーを活用する

伊藤　浩

> **point**
> 1. 心筋コントラストエコー法は微小気泡をトレーサとして，心筋血流を心筋染影として可視化する方法である
> 2. 心筋コントラストエコー法では心筋梗塞領域は，心筋染影性が低下あるいは欠損した領域として表示される
> 3. 冠動脈狭窄領域は1心拍に1回の短い超音波送信間隔により撮像された画像で，心内膜側の染影欠損として可視化されることが多い
> 4. このような心筋灌流異常は壁運動異常や心電図変化に先立って出現する

1　はじめに

心筋コントラストエコー法（myocardial contrast echocardiography：MCE）は微小気泡を含む超音波造影剤を用いて心筋染影性の増強として心筋血流を可視化する検査手法である．MCEは心筋バイアビリティと冠動脈狭窄の診断に用いられている．

2　心筋コントラストエコー法とは

超音波造影剤（レボビスト™）に含まれる微小気泡サイズは2μm程度であり，微小循環内においては赤血球と同じ動態を示す．診断用の超音波を照射すると微小気泡は破壊され，その瞬間に発生する強い高調波信号を検出し画像化するのがMCEである．超音波照射直後には心筋内微小気泡は消失し，心筋染影も消失する．微小循環における血流速度は1mm/s未満と遅いことから，超音波送信間隔を1心拍に1回（1：1）から2心拍に1回（1：2）など順次延長すると，心筋内微小気泡量が徐々に増加し，心筋染影性が増強する様子が観察される．
超音波送信間隔心筋染影強度の関係を描いたものが**輝度回復曲線**（replenishment curve）である（図1）．両者の関係は指数関数 $y=A(1-e^{-\beta t})$ で近似される[1]．6心拍以上でプラトーに達し，その値であるA値は心筋血液量を反映する．曲線の立ち上がりの傾きβ値は心筋内血流速度を反映する．したがって，**両者の積A×βは心筋血流量の指標となる**．

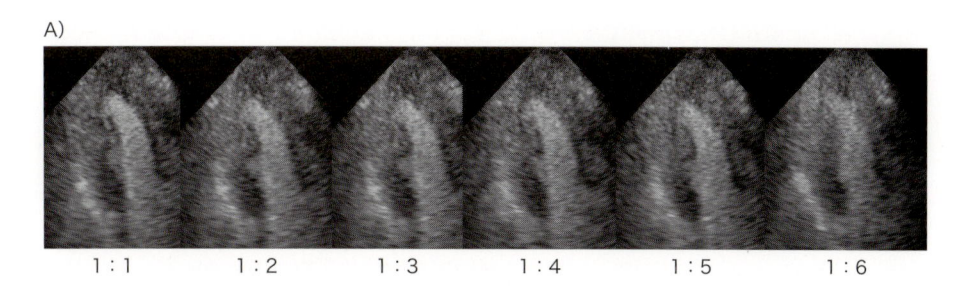

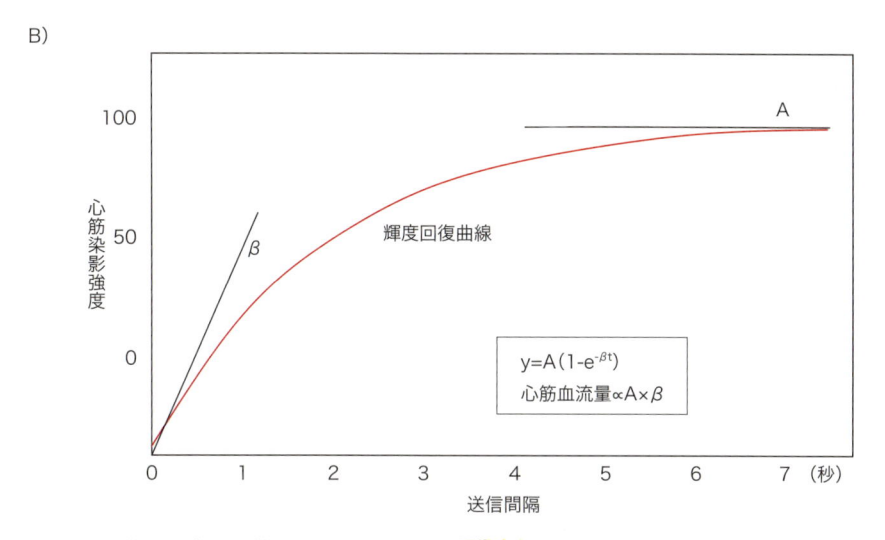

● 図1　送信間隔毎の心筋コントラストエコー画像と輝度回復曲線
超音波で心筋内の微小気泡を破壊した後，送信間隔を延長するにつれ心筋染影性が増強してくる（A）．その関係を表したのが（B）の輝度回復曲線である．そのプラトーがA値であり，曲線の立ち上がりの傾きがβ値である．両者の積は心筋血流量と相関する

3 心筋バイアビリティの評価

1）コントラストスコアによる評価

　気絶心筋や冬眠心筋は壁運動異常を示しても，心筋バイアビリティが保たれているため心筋染影が認められる[2]．心筋梗塞により心筋細胞が壊死すると毛細血管床が減少し，心筋染影性が低下する．輝度回復曲線では**A値の低下**として観察される．心筋壊死が高度になると微小血管床は消失し，心筋染影欠損を示す．染影欠損は特に**心内膜側**に出現しやすい．一般的には，心筋染影パターンから視覚的に心筋バイアビリティを判定することが多い．そのときに用いられる**コントラストスコア**を以下に示す．

> スコア1.0（good reflow）：均一な心筋染影
> スコア0.5（low reflow）：斑状（patchy）あるいは心外膜側のみの心筋染影
> スコア0（no reflow）：視覚的に全く心筋染影がない

　急性心筋梗塞症例を対象とした検討では，再灌流後の梗塞領域のコントラストスコアが高いほど，心収縮能の改善が良好である．反対に染影欠損領域の壁運動改善は期待できない[3]．慢

性の虚血性心疾患症例でも同様である．心筋染影性が保たれている領域のみで血行再建後の心機能改善が期待できる．

2）補正心筋染影強度による評価

　もし，微小血管血液量を反映する心筋血液量を定量化することができれば，心筋バイアビリティの定量的評価が可能になる．われわれは心内膜側と100％血液である左心腔の染影強度を自動的に比較し，その差分（**補正心筋染影強度**）を画像表示するソフトウェア（VoluMap-445，YD社）を開発した[4]．補正心筋染影強度（dB）は心筋血液量を反映し，収縮末期の正常心筋で約-14dBである．心筋梗塞領域では-20dB以下と有意に低値であった．**補正心筋染影強度が-18dB以下を心筋梗塞と定義**し，補正心筋染影強度をカラーコード化して表示すると，心筋梗塞の診断が可能となる（**図2**）．

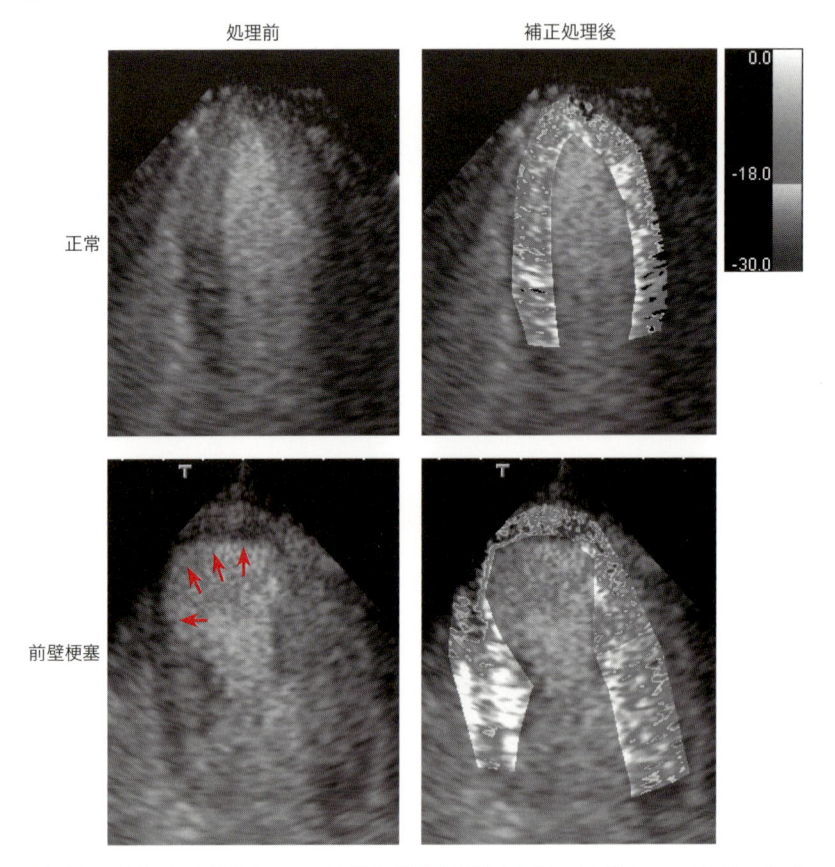

●図2　心筋コントラストエコー画像と心筋血液量を反映したボリューメトリックイメージ（巻頭カラー **9** 参照）
　　　上段は正常例，下段は陳旧性前壁梗塞症例である．補正前の1.5ハーモニック画像を左に示す．梗塞例では遠位心室中隔から心尖部にかけて心筋染影性の低下が認められた．VoluMapによる補正処理後に，正常例はすべて暖色系のカラーとなり補正心筋染影強度が-18dB以上であることが示された．前壁梗塞では心筋染影性の低下していた部位に一致して寒色系のカラーとなり，心筋血液量が低下，すなわち冠微小循環が傷害された梗塞領域であることが示唆された

> ● memo　ハーモニック法
>
> 　通常の心エコー装置ではレボビストを静注しても，心筋染影は得られない．連続的な超音波照射により微小気泡が壊され，心筋まで到達しないからである．レボビストで心筋染影を得るためには，①間歇的超音波送信と②高調波（ハーモニック）信号解析の両機能を持つ心エコー装置が不可欠である．微小気泡が破壊された瞬間に発生する強力な高調波信号を解析する方法がハーモニック法である．1.5ハーモニック，ウルトラハーモニックなどがある．これらの画像解析法で得られた画像は構造物信号が極端に抑えられているため，心筋染影性が良いうえに，分解能が高く，アーチファクトもほとんどない．

4　冠動脈狭窄の診断

　正常冠動脈ではアデノシン（ATP）やジピリダモールなどで冠拡張負荷を行うと，冠血流量が4.0倍以上に増加する．毛細血管内の血流速も3～4倍に増加するため，輝度回復曲線の立ち上がりは急峻となり，2～3心拍でプラトーに到達する．β値および$A \times \beta$値は増加する．それに対し，冠狭窄があると，すでに安静時から冠抵抗血管が拡張しているため，薬剤負荷による拡張の余地は少なく，心筋血流速度はあまり増加しない．したがって，負荷前に比べてβ値は微増にとどまるか，高度狭窄ではスティール現象による狭窄冠動脈の血流低下により，β値が低下する場合もある．β値および$A \times \beta$値をカラーコード化したパラメトリックイメージでは，両指標が相対的に低下した領域として，心筋虚血領域が描出され，冠動脈狭窄の診断が可能となる（図3）．

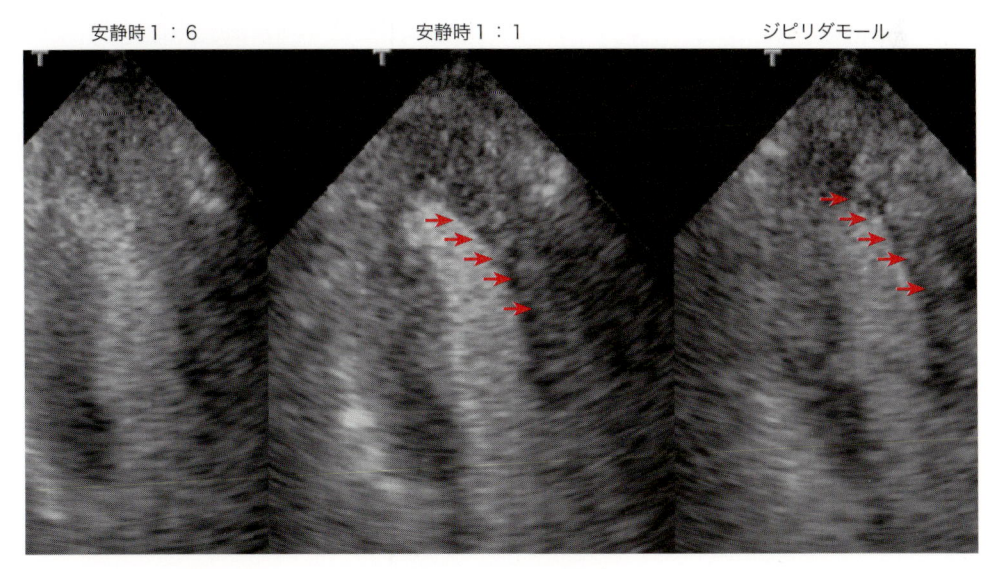

● 図3　ジピリダモール負荷心筋コントラストエコー法：労作狭心症例
　本例は左前下行枝近位部に90％狭窄を有する労作狭心症例である．ジピリダモール負荷前に1：6で観察しても，心尖二腔断面で心筋染影は正常である．1：1にすると前壁心内膜側の染影性が低下している．ジピリダモール負荷後，1：1で観察すると前壁心内膜側の心筋染影性の低下がより顕著となる

このような冠拡張負荷に伴う冠狭窄領域と非狭窄領域の心筋血流速度の相違はβ値を算出して評価しても良いが，1心拍に1回の短い送信間隔でMCE画像を観察するだけでも，心筋染影性の低下として描出される．特に心内膜側の染影欠損として観察されることが多い（**図4**）．そして，負荷MCEの診断精度はジピリダモール負荷SPECTに相当すること，ドブタミン負荷心エコー法に併用すれば，冠動脈狭窄の診断精度が向上することが報告されている[5)6)]．そのような心筋灌流異常があっても壁運動異常を伴うとは限らない．心筋灌流異常に壁運動異常を伴えば，心筋虚血の診断は確定的なものとなる．

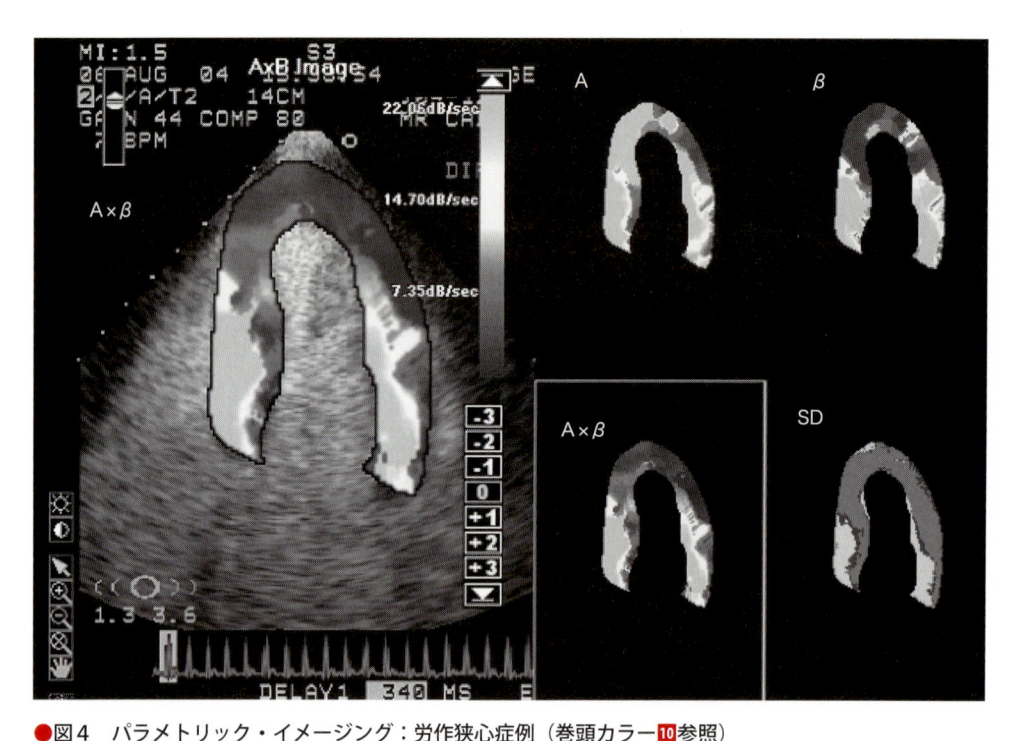

●図4　パラメトリック・イメージング：労作狭心症例（巻頭カラー10参照）
　　　症例は左前下行枝近位部に90％狭窄を有する労作狭心症例である．ジピリダモール負荷後の心筋コントラストエコー画像からA値，β値，A×β値そしてパラメータの分散（SD）をカラーコード化して表示している．値を高値，中位値，低値に3分割し，それぞれ緑，黄，赤に着色して表示している．本例では心室中隔中部から心尖部にかけて，β値，A×β値が低下し，左前下行枝の血流低下を示唆している

参考文献

1) Wei, K. et al. : Basis for detection of stenosis using venous administration of microbubbles during myocardial contrast echocardiography: bolus or continuous infusion？ J Am Coll Cardiol, 32 : 252-260, 1998
2) Shimoni, S. et al. : Identification of hibernating myocardium with quantitative intravenous myocardial contrast echocardiography: comparison with dobutamine echocardiography and thallium-201 scintigraphy. Circulation, 107 : 538-544, 2003
3) Ito, H. et al. : Lack of myocardial perfusion immediately after successful thrombolysis: a predictor of poor recovery of left ventricular function in anterior myocardial infarction. Circulation, 85 : 1699-1705, 1992

4) Yano, A. et al. : Myocardial contrast echocardiography with new calibration method can estimate myocardial viability in patients with myocardial infarction. J Am Coll Cardiol, 43 : 1799-1806, 2004
5) Peltier, M. et al. : Assessment of the physiologic significance of coronary disease with dipyridamole real-time myocardial contrast echocardiography. Comparison with technetium-99m sestamibi single-photon emission computed tomography and quantitative coronary angiography. J Am Coll Cardiol, 43 : 257-264, 2004
6) Lafitte, S. et al. : Comparative value of dobutamine and adenosine stress in the detection of coronary stenosis with myocardial contrast echocardiography. Circulation, 103 : 2724-2730, 2001

第2部 心機能評価のモダリティを使いこなす

3. 心エコーから判ること
⑧臨床に使用されるエコーのインデックス（Tei index）

髙﨑州亜, 鄭　忠和

point

1. Tei indexは，収縮能と拡張能を連動させて評価する総合的な心機能指標である
2. Tei indexは，従来のドプラ心エコー法により簡便に測定可能である
3. Tei indexは，心拍数や負荷による影響は少ない
4. Tei indexは，右室機能評価にも適している

1　Tei indexとは

　Tei indexは，ドプラ心エコーを用いて簡便に得られる心機能指標である[1]．心機能指標には，収縮能と拡張能のそれぞれの指標が存在するが，Tei indexはこれら収縮能と拡張能を連動させた総合的心機能指標である．そのため，心機能の変化を鋭敏に反映し，臨床的な病態の把握だけでなく予後の予測にも有用である．さらに，Tei indexは左室だけでなく右室にも適用でき，いびつな形態のため心機能評価が困難と言われる右室機能評価にも適している．

2　左室Tei indexの測り方（図1）

　心尖部四腔断層の僧帽弁弁尖部にパルスドプラのサンプルボリュームを置き，左室流入血流速波形を得る．この左室流入血流速波形の終了から再開始まで（心房収縮波の終了から次の拡張早期波の開始まで）の時間（a）を計測する．次に，心尖部長軸断層の大動脈弁輪レベルにサンプルボリュームを置き，左室駆出血流速波形を得る．この駆出血流の持続時間である駆出時間（b）を計測する．得られたa, bを用いて，$(a-b)/b$より左室Tei indexを算出する．**左室Tei indexの正常値は0.39±0.05であり，数値が大きくなるほど左心機能が悪いことを示す．**図2は，高度に左室機能低下が低下した拡張型心筋症の実例であるが，左室Tei indexは0.99と著明に増大している．

3　右室Tei indexの測り方

　右室流入路断層の三尖弁弁尖部にパルスドプラのサンプルボリュームを置き，右室流入血流速波形の終了から再開始までの時間（a）を計測する．次に，胸骨左縁短軸断層の肺動脈弁輪レベルにサンプルボリュームを置き，得られた右室駆出血流速波形より右室駆出時間（b）を

心尖部四腔断層

心尖部長軸断層

左室 Tei index ＝（$a-b$）/ b =0.39

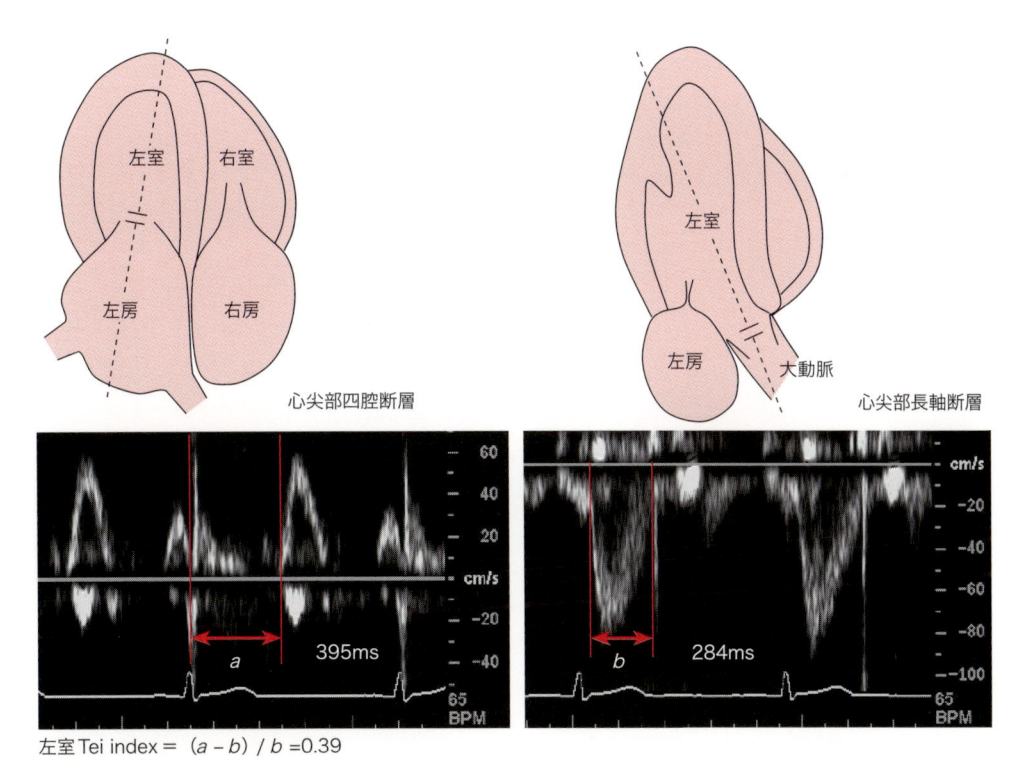

● 図1　左室 Tei index の測定方法（正常例）

左室流入血流速波形

大動脈駆出血流速波形

左室 Tei index ＝（$a-b$）/ b =0.99

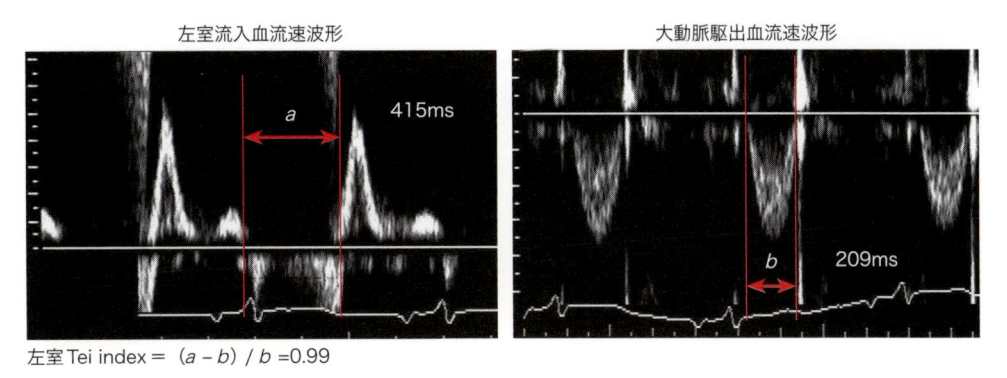

● 図2　拡張型心筋症における左室 Tei index

計測する．左室同様，（$a-b$）/ b から右室 Tei index を算出する．右室 Tei index の正常値は **0.28±0.04** であり，数値が大きくなるほど右心機能が悪いことを示す．

4　Tei index の成り立ち

Tei index は，心時相時間の組み合わせから成り立っている．シェーマ（図3）に示すとおり a 時間は，等容収縮時間と等容拡張時間と駆出時間の和であるので，（$a-b$）はこれらから駆出時間を引いたもの，すなわち等容収縮時間と等容拡張時間の和となる．したがって，

●図3　Tei indexの成り立ち

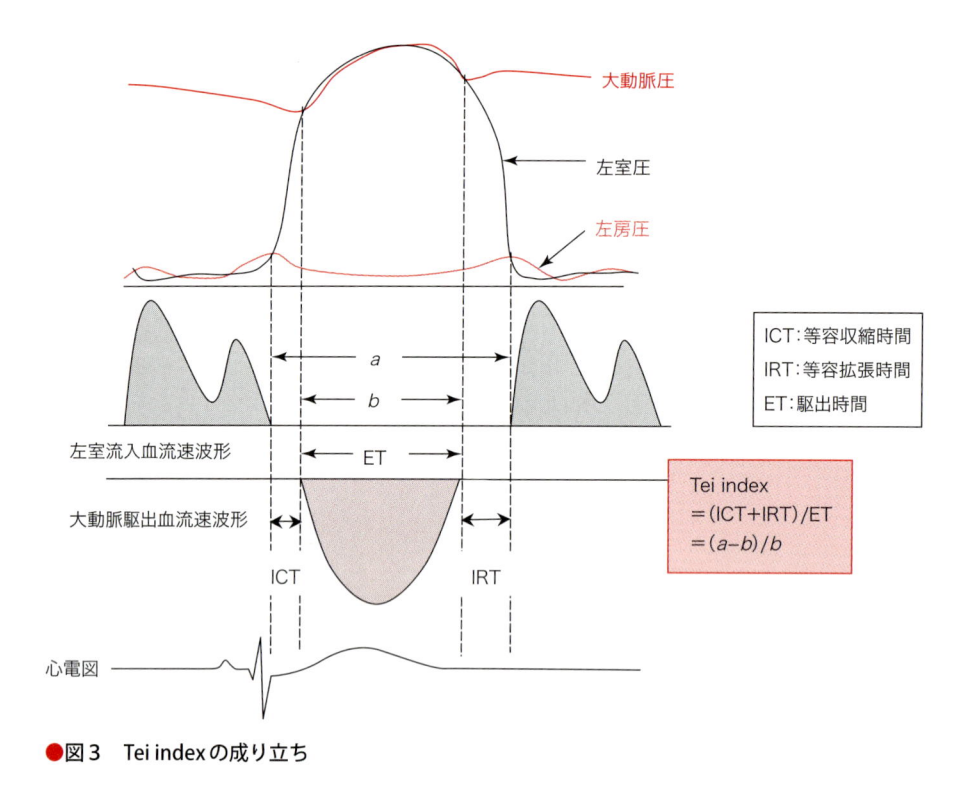

$(a-b)/b=$（等容収縮時間＋等容拡張時間）/ 駆出時間

となる．収縮能障害により等容収縮時間が，拡張能障害により等容拡張時間が延長するため，**収縮能障害・拡張能障害いずれにおいてもTei indexは増大する**．また，心機能障害による心拍出量の低下に伴い駆出時間は短縮するため，b時間は短縮し，やはりTei indexは増大する．このようにTei indexは，収縮能・拡張能いずれの障害によっても，その変化を大きく反映する総合的な心機能指標と言える．

3 Tei indexで判ること

　心アミロイドーシスや拡張型心筋症などの心筋症例において，Tei indexが増大するほど予後が悪いことが報告されている[2)3)]．また，急性心筋梗塞症例における血行動態異常やその後の合併症出現の予測，責任冠動脈再灌流の有無評価にTei indexが有用であることが示されている[4)〜6)]．僧帽弁流入血流速波形による拡張機能の評価においては，正常型と偽正常型の鑑別が問題となるが，Tei indexによりこれらの鑑別が可能である[7)]．心不全症例に対する治療効果の判定や化学療法などによる心毒性の早期診断にもTei indexが有用であることが報告されている[8)]．

　僧帽弁閉鎖不全症例では，左室駆出率は心機能を過大評価してしまう問題点が指摘されているが，左室駆出率ではマスクされてしまう心機能障害をTei indexにより検出可能であるという報告が最近なされている[9)]．これは特に，無症状の僧帽弁閉鎖不全症例の手術適応を検討する際に有用な指標になり得ると考えられる．

さらに，再同期療法の治療反応例（responder）は治療無効例（nonresponder）と比べて，術前の左室Tei indexが有意に増大しており，再同期療法後に有意に改善するとの報告もある[10]．

4 Tei indexの注意点

心房細動例では，僧帽弁流入血流速波形の心房収縮波が存在しないためa時間の開始点が不明であるが，そのほとんどは僧帽弁逆流あるいは三尖弁逆流を合併しているため，これらの逆流波形の開始から左室および右室Tei indexの測定が可能である．また心房細動例では，心拍による変動が大きいため，a時間・b時間ともに連続10心拍の平均値から算出するのが望ましい．

大動脈弁狭窄症例では，左室駆出時間が延長させられているためにTei indexが過小評価され，心機能を正しく反映していないため注意が必要である．

5 おわりに

このように，Tei indexは幅広い心疾患に適応でき，左室および右室の総合的な心機能評価が可能である．各症例の背景となる疾患・病態を考慮しながら，他の検査所見とも合わせて臨床での心機能評価に利用していただきたい．

文献

1) Tei C. : J Cardiol, 26 : 135–136, 1995
2) Tei, C. et al. : J Am Coll Cardiol, 28 : 658–664, 1996
3) Dujardin, K. S. et al. : Am J Cardiol, 82 : 1071–1076, 1998
4) Takasaki, K. et al. : J Am Soc Echocardiogr, 17 : 615–621, 2004
5) Yuasa, T. et al. : J Am Soc Echocardiogr, 18 : 20–25, 2005
6) Kuwahara, E. et al. : Circ J, 70 : 248–253, 2006
7) Abd-El-Rahim, A. R. et al. : J Am Soc Echocardiogr, 16 : 1231–1236, 2003
8) Ishii, M. et al. : Am J Cardiol, 86 : 1279–1281, 2000
9) Takasaki, K. et al. : Am J Cardiol, 103 : 1011–1014, 2009
10) Yuasa, T. et al. : J Am Soc Echocardiogr. 22 : 253–260, 2009

第2部 心機能評価のモダリティを使いこなす

4. Swan-Ganzカテーテルでわかる心機能

内山勝晴, 山岸正和

point

1. Swan-Ganzカテーテルを使用すると, 右心系の圧測定と心拍出量の測定が可能となる
2. 心不全の正確な病態を把握するための客観的なデータが得られる
3. シャント疾患では心腔内血液ガス分析により, Qp/Qsなどの血行動態評価が可能となる

1 はじめに

　Swan-Ganzカテーテルは, 1970年にSwanとGanzによって開発された, 先端にバルーンがついたカテーテルである. このカテーテルを用いることで心不全時などの血行動態が正確に評価できるようになり, 理論的な心不全治療が可能である. 現在でも重症心不全の治療の際には積極的に使用されている. ただし観血的モニタリングであるため, 穿刺部位での末梢血管損傷や感染といった合併症のリスクも存在する. 検査の実施やカテーテルを留置してのモニタリングに際しては, その適応を遵守する必要がある.

2 Swan-Ganzカテーテルの実施手技

1) カテーテル挿入の準備

　まず末梢静脈で比較的太いもの (通常は両側の大腿静脈もしくは右内頸静脈, 右肘静脈) を選び, 消毒・局所麻酔の後, 静脈シースを留置する. Swan-Ganzカテーテルを静脈シースから挿入し, 静脈が充分太くなったところでカテーテル先端のバルーンを膨らませ, そのまま血流に乗せてカテーテル先端を右心房内まで到達させる. 血管造影室で行う場合にはカテーテル先端を適宜X線透視にて確認する (平均右房圧の正常値は1〜5 mmHg).

2) カテーテルの進行と圧波形の変化

　そのまま血流に乗せて右室方向にカテーテルを進めていくと, カテーテル先端が三尖弁を越え右室内に達するとともに圧波形が**右室圧波形**に変化する (右室圧の正常値は収縮期15〜30 mmHg, 拡張期1〜7 mmHg). さらに血流に乗せて肺動脈まで進めるが, 大腿静脈からのアプローチの場合には右室流出路付近でカテーテルを**時計方向に回転を加えながら進める**と良い. 肺動脈弁を越えたところで**肺動脈圧波形**に変化する (肺動脈圧の正常値は収縮期15〜30

mmHg, 拡張期4〜12 mmHg, 平均圧9〜19 mmHg). そのまま肺動脈末梢までカテーテルを進めていくと, カテーテル先端が末梢肺動脈にトラップされて動かなくなるとともに圧波形は**肺動脈楔入圧波形**となる (平均肺動脈楔入圧の正常値は4〜12 mmHg).

3) 血行動態の算出

次にバルーンを閉じて, カテーテル先端が肺動脈主幹部に来るようカテーテルを引いてくる (そのときブルーラインは右房内に開口). その状態でブルーラインから0℃の食塩水をボーラスで一定量注入し, 血液の温度変化から, **心拍出量**を計測する (熱希釈法). 複数回記録し, 2回の誤差が10%以内に収まっていればその平均を測定値とする. 得られた心拍出量は体表面積で補正して**心係数**を算出する. 心係数と**肺動脈楔入圧**の組み合わせから, 心不全の状態を評価するとともに適切な治療方針を立てることが可能である (**Forrester分類, 表1**)[1].

またこのSwan-Ganzカテーテルなどを用いて, 心臓の各部分から採血したサンプルの**酸素飽和度**を測定し, 先天性心疾患などでの血行動態を算出できる (**表2**).

僧帽弁狭窄症では, 肺動脈楔入圧と左室圧との同時圧測定にて**僧帽弁弁口面積**を算出できる. また左室圧と大動脈圧の圧較差を用いて**大動脈弁狭窄症**でも大動脈弁弁口面積の算出が可能である (**Gorlinの式, 表3**)[2].

右房・肺動脈楔入圧波形では, 右房収縮による**a波**, 三尖弁閉鎖に伴う**c波**, 右室収縮によ

●表1　Forrester分類

心係数 (L/min/m²)	Subset I 肺うっ血(−) 末梢循環不全(−)	Subset II 肺うっ血(+) 末梢循環不全(−) →利尿薬, 血管拡張薬
2.2	Subset III 肺うっ血(−) 末梢循環不全(+) →輸液	Subset IV 肺うっ血(+) 末梢循環不全(+) →カテコラミン, IABP

18　肺動脈楔入圧(mmHg)

●表2　血行動態の計算式

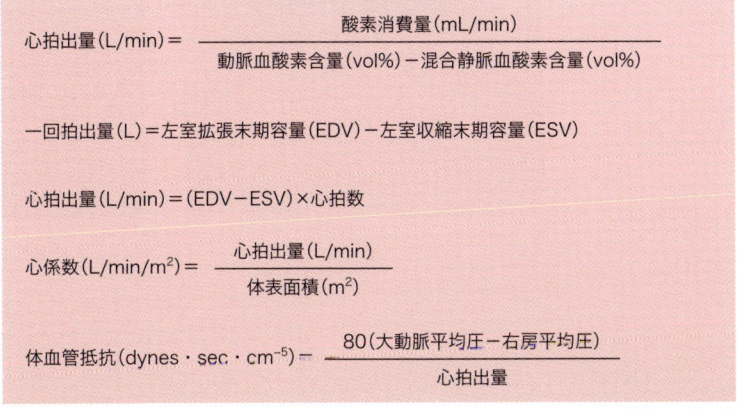

$$心拍出量(L/min) = \frac{酸素消費量(mL/min)}{動脈血酸素含量(vol\%) - 混合静脈血酸素含量(vol\%)}$$

$$一回拍出量(L) = 左室拡張末期容量(EDV) - 左室収縮末期容量(ESV)$$

$$心拍出量(L/min) = (EDV - ESV) \times 心拍数$$

$$心係数(L/min/m^2) = \frac{心拍出量(L/min)}{体表面積(m^2)}$$

$$体血管抵抗(dynes \cdot sec \cdot cm^{-5}) = \frac{80(大動脈平均圧 - 右房平均圧)}{心拍出量}$$

(次頁へ続く)

● 表2　血行動態の計算式（続き）

肺血管抵抗(dynes・sec・cm^{-5}) = $\dfrac{80(肺動脈平均圧-左房平均圧)}{心拍出量}$

左-右短絡率(%) = $\dfrac{肺動脈血酸素飽和度-混合静脈血酸素飽和度}{動脈血酸素飽和度-混合静脈血酸素飽和度}$ ×100

右-左短絡率(%) = $\dfrac{肺静脈血酸素飽和度-動脈血酸素飽和度}{肺静脈血酸素飽和度-混合静脈血酸素飽和度}$ ×100

肺体血流比(Qp/Qs) = $\dfrac{動脈血酸素飽和度-混合静脈血酸素飽和度}{肺静脈血酸素飽和度-肺動脈血酸素飽和度}$

混合静脈血酸素飽和度 = $\dfrac{3(上大静脈血酸素飽和度)+1(下大静脈血酸素飽和度)}{4}$

● 表3　Gorlinの式

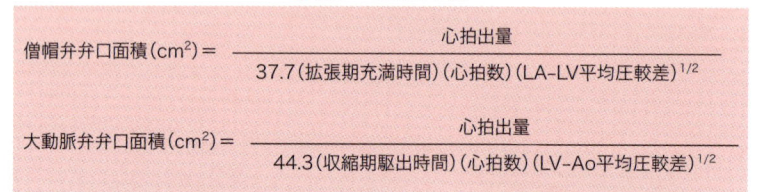

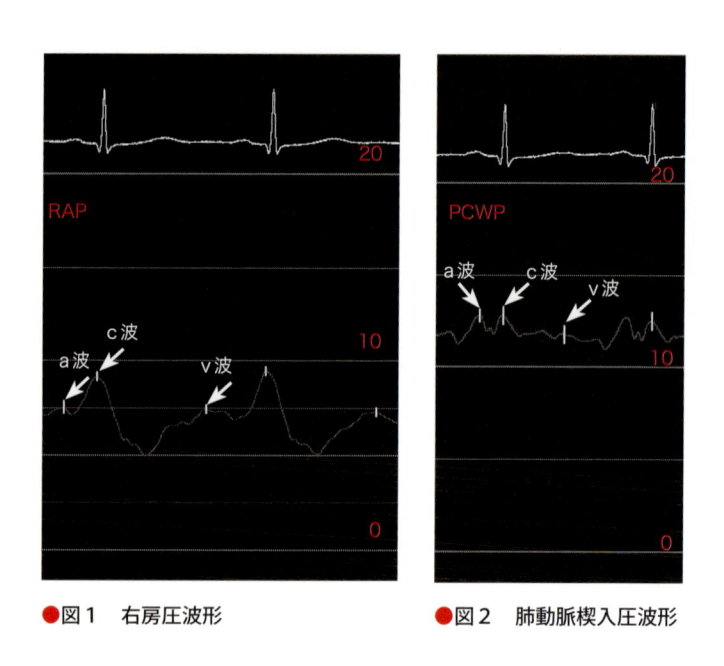

僧帽弁弁口面積(cm^2) = $\dfrac{心拍出量}{37.7(拡張期充満時間)(心拍数)(LA-LV平均圧較差)^{1/2}}$

大動脈弁弁口面積(cm^2) = $\dfrac{心拍出量}{44.3(収縮期駆出時間)(心拍数)(LV-Ao平均圧較差)^{1/2}}$

● 図1　右房圧波形

● 図2　肺動脈楔入圧波形

るv波の3成分を認める（図1，2）．a波の減高は血管内脱水（hypovolemia）などで，消失は心房細動や心房静止の際に観察される．一方，v波の増高は右房圧なら三尖弁閉鎖不全や右心不全で，肺動脈楔入圧なら僧帽弁閉鎖不全や左心不全で観察される．

肺動脈圧波形（図3），右室圧波形（図4）はそれぞれ大動脈圧波形，左室圧波形と類似した波形を呈するが，波高は左心系と比べると約5分の1である．
　左心不全の際に左室拡張末期圧（LVEDP）が上昇するのと同様に右心不全の際には右室拡張末期圧（RVEDP）が上昇する．

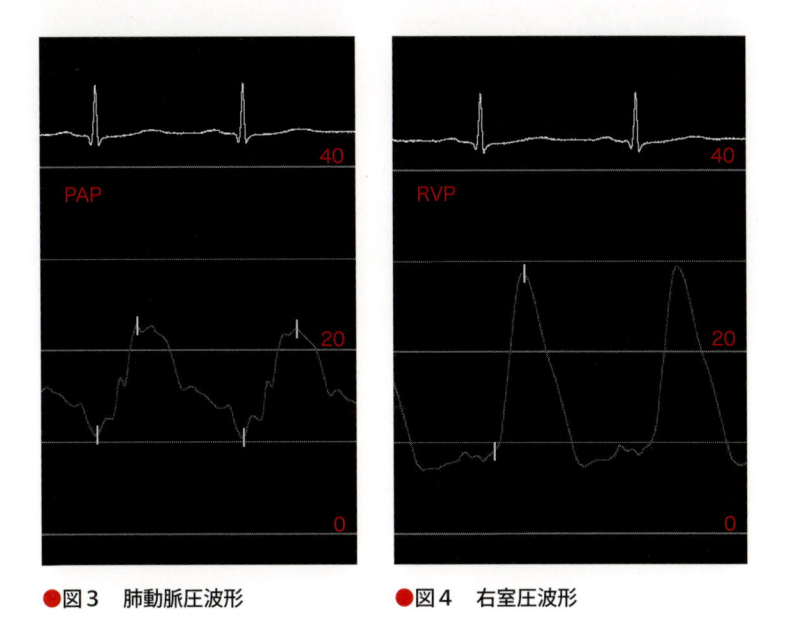

●図3　肺動脈圧波形　　　　●図4　右室圧波形

3　おわりに

　心不全などの血行動態評価を行ううえで，Swan-Ganzカテーテルから得られる情報はきわめて有用である．重症心不全などで緊急に使用されることも多いため，カテーテル留置手技に習熟しておく必要がある．

文献
1）Forrester, J. S. et al. : Medical therapy of acute myocardial infarction by application of hemodynamic subsets. N Engl J Med, 295 : 1356-1362, 1976
2）Gorlin, R. et al. : Hydraulic formula for calculation of the area of the stenotic mitral valve, other cardiac valves, and central circulatory shunts. Am. Heart J, 41 : 1, 1951

第2部 心機能評価のモダリティを使いこなす

5. 核医学的手法を用いた心筋血流, 心機能評価

玉木長良, 吉永恵一郎

point

1. 核医学検査では虚血の有無や広がりから的確な診断だけでなく, その重症度評価もできる
2. 心電図同期心筋血流SPECTを用いることで局所心筋血流と心機能の両者の定量的解析が可能である
3. 豊富な臨床エビデンスに基づいて, 適切な治療戦略や治療効果判定などに今後も応用されるべきである

1 はじめに

心機能の評価を行う際に求められるのは, 計測法の精度や簡便さだけでなく, 心機能評価に伴う種々の付加的情報も重要である. ここに紹介する核医学検査法は, 心機能や局所心機能の定量的評価はもちろん, 病的心筋の性状を把握するうえできわめて重要な情報を提供する. とりわけ心疾患の多くを占める虚血性心疾患の場合の虚血の有無や広がりから的確な診断だけでなく, その重症度評価もでき, 治療戦略を考えるうえで不可欠な情報を付与する[1].

2 核医学検査の特徴

ガンマ線を放出する核種 (放射性同位元素) で標識されたごく微量の放射性医薬品を体内に投与し, 体内挙動をガンマカメラで撮像して臓器の特異的機能を画像化する検査法が核医学検査法 (またはシンチグラフィ) である. 多くの場合放射性薬剤の分布を断層表示 (single photon emission computed tomography：SPECT, スペクト) する.

循環器領域の核医学検査の特徴を表1に挙げる. その最大の特徴は最適な放射性医薬品を用いて心臓の種々の機能診断を行うことができる点である. その主要な検査法には血流評価, 心機能測定, さらにはエネルギー代謝や神経機能の評価などが挙げられる. すなわち適切な薬剤を利用することによって目的とするさまざまな心機能および心筋局所の情報を画像化することができるため, 虚血病変の診断や心筋性状の把握にきわめて有用な情報が得られる[2].

臨床の立場で述べると, 心筋血流分布を画像で表示し, かつ負荷血流分布も評価できるため, **虚血性心疾患**の診断には不可欠な検査法である. また病変の存在が確認された後, その領域が**虚血心筋か梗塞心筋かを鑑別すること**は, その後の治療方針を決定するうえで, きわめて

● 表1　心臓核医学検査の特徴

○利点
1）最適な放射性医薬品を用いて心臓の種々の機能診断が行える
2）負荷の血流分布が容易に評価でき，虚血の診断に役立つ
3）心筋のバイアビリティの判定が可能である
4）予後などについての豊富なエビデンスがある

○欠点
1）空間分解能が悪い
2）検査費用が高い
3）特別な検査室での施行が必要である
4）少量の放射線被ばくを伴う

重要である．さらに**心筋生存能（バイアビリティ）** を判定する方法としてもこの核医学検査は役立つ．何より核医学検査の大きな特徴は長年の間広く利用されてきただけに豊富なエビデンスが蓄積されていることである．

一方で，最近急速に普及したMDCTやMRIに比べて解像力が悪く，詳細な形態の評価には向かないこと，またエコー検査などとは異なり，ベッドサイドやCCUなどでの利用には制限があることなども考慮しておく必要がある[2]．さらには薬剤が高価であり，検査費用がやや高い欠点がある．また少量の放射線被ばくを伴う．したがって検査の適用を充分理解して，必要な症例を選択し，有効に活用する必要がある．

以下に虚血性心疾患を中心に，核医学検査法による心筋血流と心機能評価について紹介する．

3　心筋血流・機能評価

1）核医学検査法による虚血性心疾患の診断

虚血性心疾患の評価の場合，負荷時の心筋血流の評価がきわめて重要である．核医学検査では運動負荷時の心筋血流分布を映像化できるため，虚血病変の診断にきわめて有用である．また疾患の重症度や予後推定，さらには治療方針決定や効果判定などにも有効である．

図1に労作時狭心症の1例を示す．この例では運動負荷時に側壁の血流低下があり，安静時

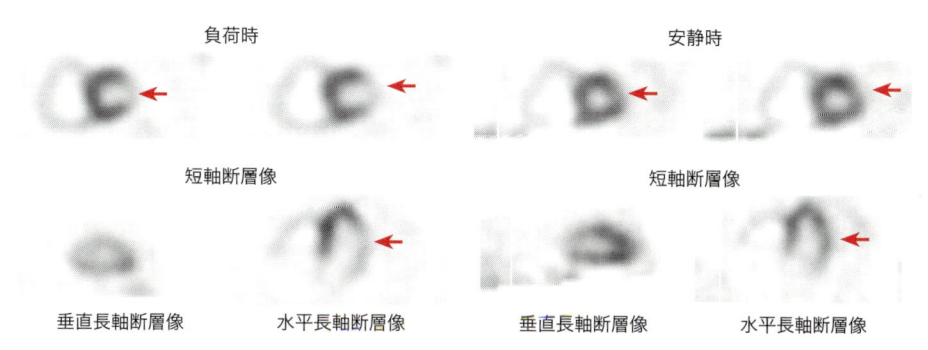

● 図1　Tc-99m 心筋血流製剤を用いた負荷時および安静時の心筋血流SPECT像
　　　負荷時に側壁の血流低下があり，虚血病変の存在が示唆される（←）（文献10より転載）

に血流は正常化している．この例では左回旋枝に心筋虚血が示唆された症例である．一般に本法による冠動脈狭窄病変の診断精度は感度92％（82～98％），特異度で68％（44～91％）とされている．また心筋梗塞の既往のない例でもその約85％に心筋血流の異常を見つけることができる[3)4)]．

核医学検査は運動負荷血流評価ができるのが最大の利点であり，負荷の程度も合わせた予後評価と生活指導も可能である．また運動負荷のできない例にはジピリダモール，アデノシンやドブタミンなどの薬剤負荷が行われる．これらの診断精度は最近普及しているMDCTなどに比べると若干劣る[5)]．これは本来MDCTが評価しているのが冠動脈狭窄病変そのものであるのに対し，負荷心筋血流検査では冠流予備能を評価しており，心筋血流検査と冠動脈狭窄とは必ずしも1対1に対応するものではない．むしろ虚血の重症度や患者の生命予後を推定するうえで機能情報は有効であると考えられる．とりわけ最近では虚血の有無やその広がりが患者の生命予後や治療戦略を決定するうえで重要であることが再確認されている[6)7)]．

2）心電図同期心筋血流SPECT

最近では優れたソフトウェアの開発が進むとともに，心電図を同期させたSPECT検査が主流となっている．このような新しい方法を導入することで心筋血流と心機能解析とが同時に解析できるようになった．図2にquantitative gated SPECT（QGS）ソフトウェア[8)]を用いて解析した健常例と心筋梗塞例の解析結果の一部を示す．左室を正面からみた立体表示で，カラーは血流分布を示し，拡張末期から収縮末期の左室辺縁をトレースしている．このソフトウェアではさまざまな方向からの動画表示が可能である．さらには左室容積や駆出率などの定量的心機能指標も算出される．

図3に前壁心筋梗塞例のQGSソフトウェアの結果を示す．心尖部を中心に著明な血流低下と機能低下が前壁にみられる．左室駆出率は25％と高度の左室機能低下がある．このように左室および左室局所の血流低下や機能低下を客観的・定量的に解析することができる．とりわけ左室機能低下が予後指標として重要であることは当然であるが，それに加えて虚血の有無や

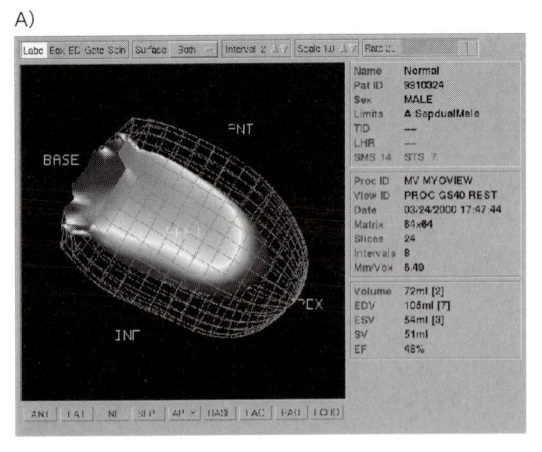

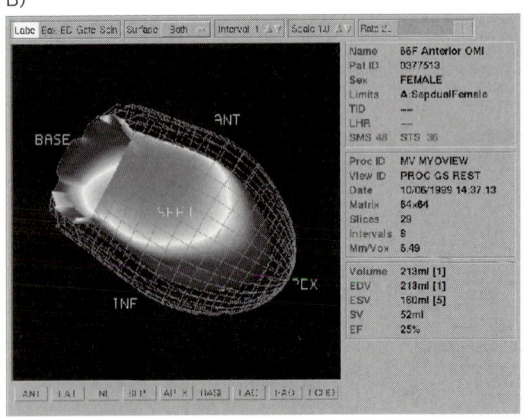

●図2 QGSソフトウェアを用いて解析した健常例（A）と心筋梗塞例（B）の解析結果（巻頭カラー11参照）
左室を正面からみた立体表示で，カラーは血流分布を示し，拡張末期から収縮末期の左室辺縁をトレースしている．このソフトウェアではさまざまな方向からの動画表示が可能である．さらには左室容積や駆出率などの定量的指標も右側に算出されている

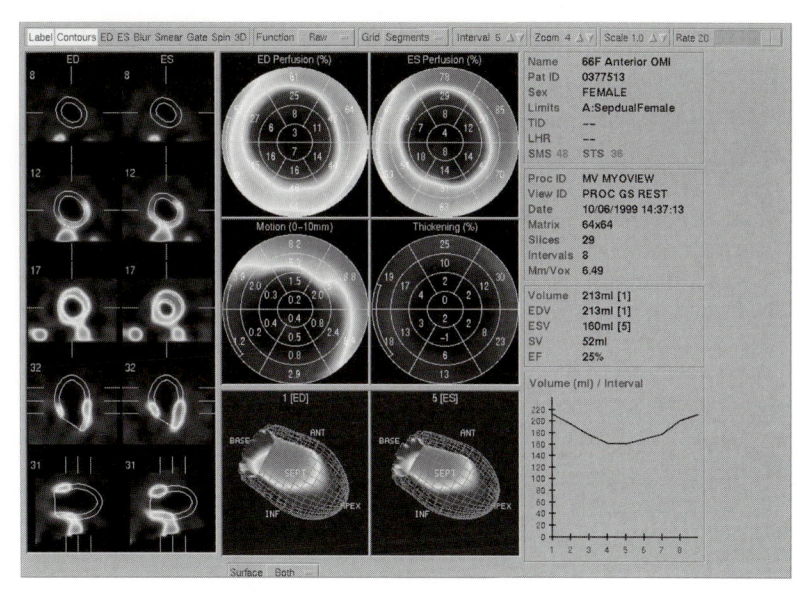

●図3　心電図同期心筋SPECTで得られた拡張末期像と収縮末期像（左），各種機能画像と立体表示像（中），および左室容積や駆出率と容積曲線（右）（巻頭カラー⓬参照）
この例は前壁梗塞例であるが，心尖部を中心に著明な血流低下と機能低下が前壁にみられる．左室駆出率は25％と高度の左室機能低下がある
（文献10より転載）

広がりも主要な予後規定因子である[6)7)]．両者はしばしば乖離することもあり，両方を兼ねて解析することの意義は大きい．

4　まとめ

　心臓核医学検査の特徴と心筋血流と機能評価法およびその意義について解説した．再生治療など新しい治療が導入されるたびにその効果判定が求められるが，多くの場合エビデンスが整い，客観的指標の確立した核医学的手法がsurrogate marker（代用マーカー）として用いられている[9)]．これらの機能画像情報が今後も冠動脈疾患の診断だけでなく，重症度，治療方針の決定，治療効果などに正確かつ適切な情報を提供するものと期待される．

文献
1）「冠動脈疾患の非観血的イメージング（冠動脈疾患プログレッション3）」（山科章 編）中山書店，2006
2）「心臓核医学の基礎と臨床（改訂版）」（玉木長良 編）メジカルセンス，2003
3）Beller, G. A. & Zaret, B. L. : Contributions of nuclear cardiology to diagnosis and prognosis of patients with coronary artery disease. Circulation, 101 : 1465-1478, 2000
4）ACC/AHA/ASNC Guidelines for the clinical use of cardiac radionuclide imaging. Executive summary. Circulation, 108 : 1404-1418, 2003
5）Dorbala, S. et al. : Myocardial perfusion imaging and multidetector computed tomo-

graphic coronary angiography: appropriate for all patients with suspected coronary artery disease? J Am Coll Cardiol, 48 : 2515-2517, 2006
6) Shaw, L. J. et al. : Optimal medical therapy with or without percutaneous coronary interventiona to reduce ischemic burden. Circulation, 117 : 1283-1291, 2008
7) Tonino, P. A. L. et al. : Fractional flow reserve versus angiography for quiding percutaneous coronary intervention. New Engl J Med, 360 : 213-224, 2009
8) Germano, G. et al: Automatic quantification of ejection fraction from gated myocardial perfusion SPECT. J Nucl Med, 36: 2138-2147, 1995
9) Losordo, D. W. et al. : Phase 1/2 placebo-controlled double blinded dose-escalating trial of myocardial vascular endothelial growth factor 2 gene transfer by catheter delivery in patients with chronic myocardial ischemia. Circulation, 105 : 2012-2018, 2002
10)「冠動脈疾患の病態に迫る（新心臓病診療プラクティス12）」（伊藤浩，吉川純一編），文光堂，2008

第2部 心機能評価のモダリティを使いこなす

6. CT・MRIからみた心機能検査

神崎　歩，山田直明，内藤博昭

point

1. MRIによる，シネMRIを用いた壁運動や心機能の診断は，現在最も正確な手法の一つと考えられている
2. 他に，MRIでは，心筋タギング法を用いて心筋局所機能を評価できる．また位相コントラスト法を用いて血流速度や血流量の定量が可能である
3. CTは，シネMRIのように壁運動の観察や心室容積の計測が可能であるが，被ばくの増加に留意する必要がある

1 はじめに

近年の機器の進歩により，空間分解能，時間分解能が向上したこと，心電図同期の撮像が可能となったことで，CTやMRIによる心臓領域の画像診断は飛躍的に向上している．CTは主に冠動脈の狭窄やプラークの診断の点で有用性が高く評価され，心機能評価も可能である．MRIでは形態的な診断，心筋血流の評価や，遅延造影を用いた心筋性状の評価，心機能の評価などが可能である．CTとMRIは，いずれも高コントラストで死角のない3Dデータ収集が可能であること，再現性に優れることに強みを持つ[1)～3)]．

2006年，ACC (American College of Cardiology) など複数の学会から合同で心臓CTと心臓MRIの適応コンセンサスガイドラインが発表され，心機能評価においては，MRIの使用が「適切である」とされている[4)]．本項では，MRIを用いた心機能評価について先に概説し，次にCTを用いた心機能評価の可能性について述べる．

2 MRIによる心機能評価

1）シネMRIを用いた計測

シネMRIは，高速な撮像が可能なシーケンスを利用して，動画のように心臓の動きを観察する方法である．シネMRIを用いて心機能の定量評価が行われる．シネMRIには，非造影で血液が高信号に描出されるGRE (gradient echo) 法が用いられる．複数のシーケンスがあるが，最近は血液と心筋とのコントラストが良いsteady state法が主に用いられる (true FISP, FIESTA, balanced TFEなど)．収縮末期をとらえて心機能を定量解析するためには40～50ミリ秒以上の時間分解能が望まれるが，現在のシネMRIではその条件を達成できる．

シネMRIの撮像は，複数の心拍にわたって行われ，最終的に1断面の動画のような画像が得られる（1回の呼吸停止下に，1〜3断面ずつ撮像される）．心電図同期法としては，心電図のR波をトリガーとして撮像を開始するprospective法と，無関係に一定の繰り返し時間（TR）で連続的に撮像を行い，心電図信号をもとにMR信号を並べ換えるretrospective法があり，各時相の時間的精度はprospective法が優れているが，R波直前の時相の描出が困難となる点に留意が必要である．

心機能解析には，一般に短軸断面のシネMRIが用いられる．8〜10mmの間隔で，心尖部から心基部まで心室全体をカバーするように8〜12断面が撮像される．そのシネMRI画像をワークステーション上の心機能解析ソフトに展開して，それぞれの断面の心内膜と心外膜をトレースし，**Simpson法**を用いて**心室容積，駆出率（EF），心筋重量や壁厚変化率**などが計算される．この手法は，現在最も正確な検査法であると考えられている（**図1**）．一般に，心内膜をトレースする際には，乳頭筋や肉柱は心内腔に含める．また自動的にトレースできるソフ

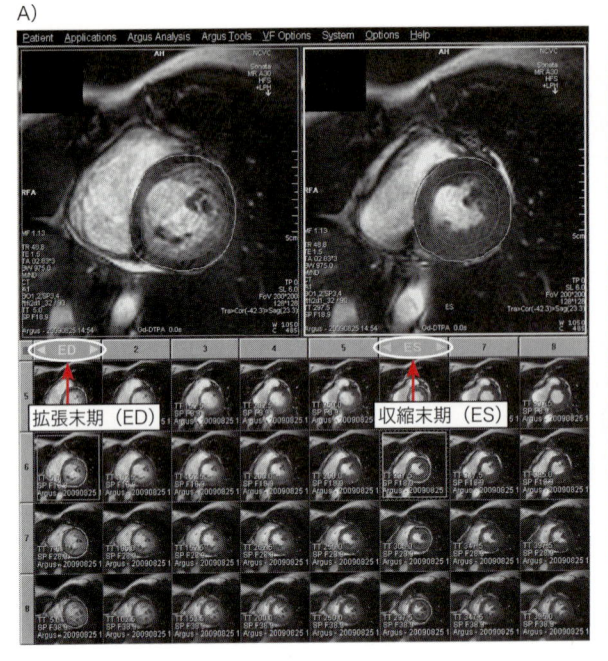

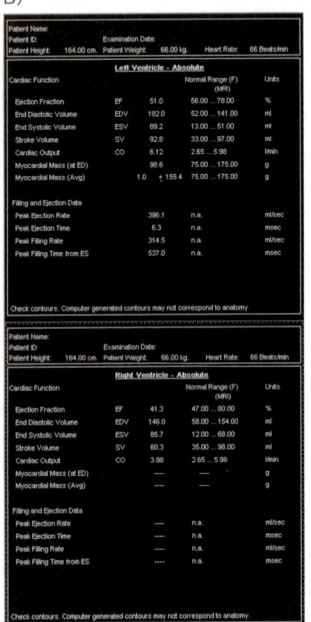

●図1　MRIによる心機能解析（巻頭カラー**13**参照）

われわれの施設では，1.5T MRI (Siemens, MAGNETOM Sonata) を使用し，true FISPを用いてシネMRIを撮像している．心臓全体をカバーするように短軸断面を撮像して心機能解析に使用する．壁運動の観察のために長軸断面も撮像している．通常はR波をトリガー信号として心電図同期しているが，R波による同期が難しい場合には脈波同期を用いる．

A）心機能解析ソフトによる計測（Siemens syngo Argus-MRを使用したもの）
心尖部から心基部まで，心内膜と心外膜のトレースを行う．心電図や脈波は同時に記録されないので，ワークステーション上で，拡張末期は容積が最も大きくなる時相，収縮末期は最も小さくなる時相を選択する（⬭）．右室も同じ断面を用いて計測している．

B）Simpson法を用いて，両心室の容積や駆出率（EF），心筋重量，壁厚変化率などが計測される．トレースをすべての断面に行えば，時間容積曲線を得ることができる

トが開発されているが，まだトレースごとに手動的に修正を要することが多いと思われる．正確で再現性の高いトレースを行うためには，ある程度の熟練を要する．

同様の手法で，右室容積の計測も可能である．右室の計測は短軸断面でも可能であるが，横断像の方がより精度が高いとされている．

心室全体を撮像するためには複数回の撮像が必要であるため，繰り返していくうちに呼吸停止による心臓の位置が変わってしまう場合や，不整脈がある場合には，計測値は不正確となる可能性がある．

2）心筋タギング法

スライス面に，格子状や平行状の縞模様の標識（タグ）としてpreparation pulseを印加してシネ撮像を行う．タグの形状変化を経時的に追跡することによって，心筋の局所の伸び縮み，歪みや回転など，局所の心筋機能が評価できる．タグをつける方法としては，SPAMM（spatial modulation of magnetization）法や，DANTE（delays alternating with nutation or tailored excitation）法などがある[2]．

また，タギング法を用いて，肥厚した心膜とのズレを観察することで，収縮性心膜炎による心膜の癒着の診断が可能である．

3）位相コントラスト法

位相コントラスト（phase contrast：PC）法（**図2**）では，移動するスピンが生じる位相差を定量することにより，任意の方向の速度成分を計測できる[1]．位相コントラスト・シネMRIを用いて，収縮期から拡張期まで変化する血流を評価することで，弁逆流の定量や[5]，先天性心疾患におけるシャント率の定量が可能であり[6]，有用性が報告されている．

MRIによる拡張能の評価法としては，シネMRIから得られる時間容積曲線によるPFR（peak filling rate）などの計測や，PC法による心室流入血流の評価が可能であるが，あまり一般化されていない．

3 CTによる心機能評価（図3）

冠動脈造影CT（CTA）の撮像は，これまで一般にはretrospective法により心電図同期させる手法で行われることが多かった．すなわち，冠動脈解析には用いられていない多くの時相のデータを得ていることになる．そこで，時相をずらした多時相データを再構成することで，任意の方向から動画で壁運動を観察でき，心機能の解析も可能である．

CTのワークステーションの多くに，冠動脈解析用のソフトとともに心機能解析用のソフトが搭載されており，**左室の容積，EF，壁厚の変化などを解析できる**．CTによる，R-R間隔の5%ごとまたは10%ごとの時相データを用いた計測値は，シネMRIによる計測値と良好に相関することが報告されている[7]～[11]．CTは空間分解能や血液と心筋とのコントラストが良いため，解析ソフトではほぼ自動的に左室が抽出され，MRIに比して短時間で解析が終わる印象である．左室の長軸方向の収縮に対しては，ソフトによって心基部の扱い方が異なるため，個々

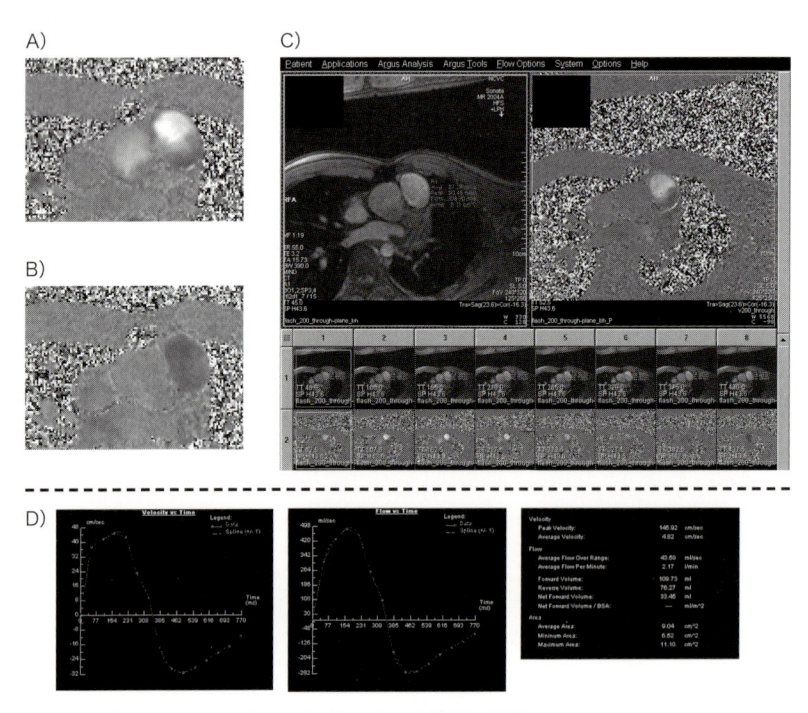

●図2　位相コントラスト（PC）法による血流量の計測
　　　ファロー四徴症術後に肺動脈弁逆流を認める症例で，肺動脈に直行する断面を設定して速度計測を行った．位相差画像の収縮期像（A）と拡張期像（B）を示す．位相差画像では血流速度に比例して信号が高く示され，拡張期には，逆行する速度成分のため肺動脈内が低信号を示している．
　　　C）解析ソフトによる計測（syngo Argus-MR）．
　　　血管内縁に沿ってROI（region of interest）を設定すると，ROIの面積と速度分布の積分から血流量が計算される（D）．本症例では逆流量が定量され，有用な情報となる

に確認が必要である．右室に対する自動的な抽出法はまだ確立されていないが，有用性が期待されている．
　CTの多時相データも，現在はMRIと同様に複数の心拍から得られたものである．不整脈や呼吸停止不良などによって，計測値は不正確となる可能性がある．また，冠動脈CTAの撮像では，心拍数を低下させるためにβ遮断薬を用いて前投薬を行うことが多く，計測値の扱いには注意が必要である[12]．
　CTの問題点は，被ばくとヨード造影剤の使用である．冠動脈CTAの被ばくは多いことが示されている[13]．現在は，一般にアーチファクトが最も小さくなることが期待できる拡張中期以外は線量を減らすように工夫して撮像を行っている（図3-C①）．また1心拍の拡張中期のみをねらって心臓全体を撮像できる機種も開発されており，今後は多時相にわたる撮像の機会は減ることが予想される．心機能解析のみを目的として，心電図同期のCTを撮像することは推奨されない．しかし，心エコー検査で評価ができず，MRIも行えないような状況下では，CTによる心機能評価が選択肢となる可能性はある．今後，適応などの検討を重ねていく必要があるだろう．

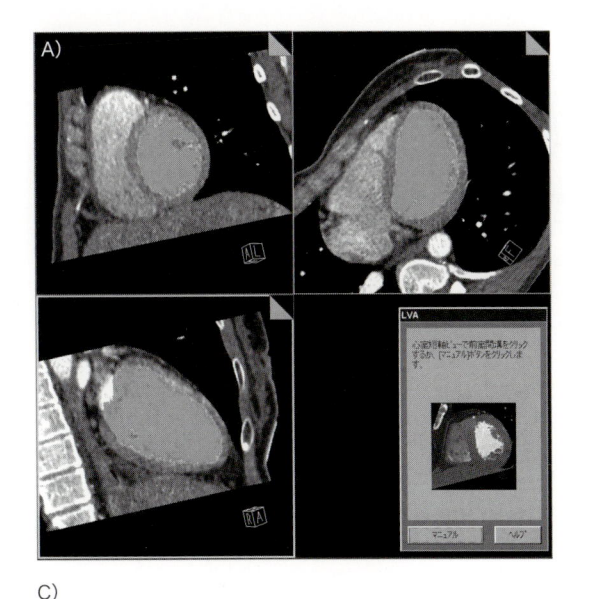

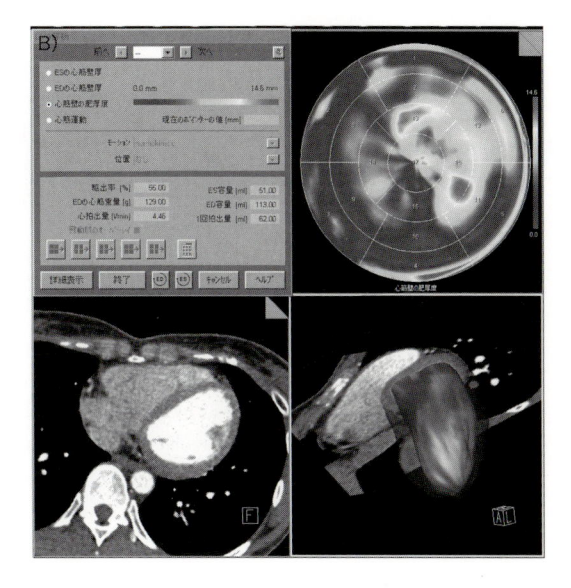

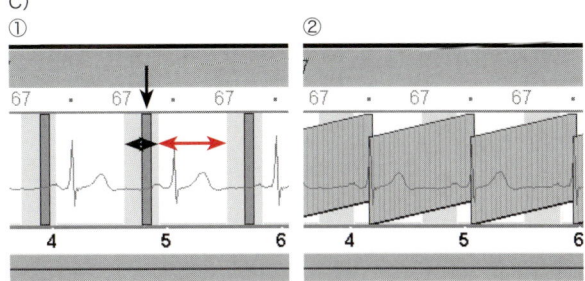

●図3　CTによる心機能解析（Siemens, syngo Circulationを使用）（巻頭カラー14参照）

われわれの施設で使用しているDual-Source CT（Siemens, SOMATOM Definition）による画像を使用．β遮断薬は使用していない．20時相にわたる再構成が可能であり，多くはR-R間隔の5%ごとまたは10%ごとに再構成される（C-②）．画像のスライス厚は1〜2mmを用いる（総画像数が多くなりすぎないようにする）．得られた複数時相の中から，拡張期は容積が最も大きい時相，収縮期は最も小さい時相を選択する．

このソフトはCT値をもとに閾値によって血液プールの容積を測定するもので（A），指示に従ってクリックし，わずかに修正を行うこともあるが手数は少なく，短時間に解析が終了する（B）．乳頭筋を含まないため収縮期は過少評価の傾向があるが，再現性が良くMRIとも相関が良いことが示されている[14]．

冠動脈解析のための撮像では，右室の造影は弱くなり（むしろ造影剤が残っていない方が冠動脈解析は容易である），心室中隔の右室側がトレースできず，壁厚の計測が不正確になることがある．また右室の容積も評価は困難である．

C）①心電図に同期して設定した時相以外は管電流を下げるdose modulationによる撮像を示す（adaptive ECG-pulsing）．（↔）の範囲が高線量の時相を，（↔）は低線量の時相を示す．↓は，画像の再構成が行われた時相で，この細いバーの幅は本CTでは83ミリ秒である（CTの時間分解能）．
②は5%ごとの20時相の再構成を行ったもの．データは少しオーバーラップして使用される．低線量時の画像はノイズが増加するが，程度によっては心機能解析は可能である[15]．

文献

1）「心臓血管疾患の MDCT と MRI」（栗林幸夫，佐久間 肇 編），医学書院，2005
2）「心臓の MRI と CT」（似鳥俊明 編著），南江堂，2005
3）「画像で心臓を診る CT・MRI・核医学を中心にして（新・心臓病診療プラクティス 8）」（栗林幸夫 編集），文光堂，2006
4）Hendel, R. C. et al.: J Am Coll Cardiol, 48：1475-1497, 2006
5）Didier, D. et al.：Radiographics, 20：1279-1299, 2000
6）Debl, K. et al.：Br J Radiol, 82：386-391, 2009
7）Raman, S. V. et al.：Am Heart J, 151：736-744, 2006
8）Annuar, B. R. et al.：Eur J Radiol, 65：112-119, 2008
9）Brodoefel, H. et al.：AJR Am J Roentgenol, 189：1064-1070, 2007
10）Busch, S. et al.：Eur Radiol, 18：570-575, 2008
11）Koch, K. et al.：Eur Radiol, 15：312-318, 2005
12）Pannu, H. K. et al.：AJR Am J Roentgenol, 186：S341-345, 2006
13）Gerber, T. C. et al.：Circulation, 119：1056-1965, 2009
14）Juergens, K. U. et al.：AJR Am J Roentgenol, 190：308-314, 2008
15）Mahnken, A. H. et al.：Invest Radiol, 44：384-389, 2009

第2部 心機能評価のモダリティを使いこなす

7. 心肺運動負荷試験で心機能を評価する

池田奈保子, 百村伸一

point

1. 心不全患者の労作時息切れや運動耐用能の低下は, 心機能, 肺機能, 末梢および肺循環, 筋細胞代謝の異常から生じており, それらすべてを反映しうる検査が心肺運動負荷試験である

1 はじめに

　心肺運動負荷試験 (CPX) は運動負荷試験に呼気ガス分析を加えた検査法である (図1). 被検者にマスクを装着して運動負荷中の呼気ガスを収集し, 酸素摂取量 ($\dot{V}O_2$), 二酸化炭素排泄量 ($\dot{V}CO_2$), 一回換気量, 呼吸数などを測定する. そこから最大酸素摂取量 ($\dot{V}O_2$ max) や嫌気性代謝閾値 (AT) といった重要な指標が算出される (p.156参照). 心電図のみにより冠動脈疾患の有無を調べようとする運動負荷検査に比べ, より多くの疑問に答えうる検査である.

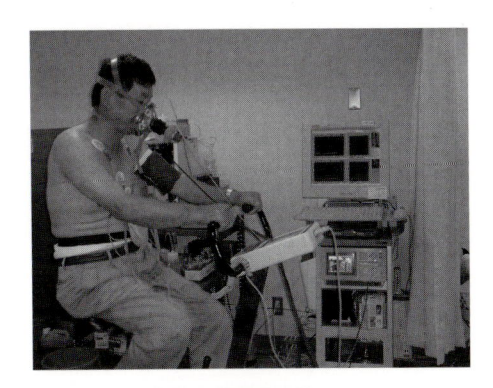

●図1　心肺運動負荷試験の様子

2 心不全における運動耐用能低下の原因

　運動中の代謝率の増加は, それに見合うだけの骨格筋への酸素供給の増加を必要とする. 同時に骨格筋で生産された CO_2 は, 組織アシドーシスを避けるためにすみやかに除去されなければならない. 運動中における筋細胞のガス交換需要の増大を満たすには, その生理的メカニズムを支える正確な連結が必要であり, これには肺, 肺循環, 心臓, 末梢循環, および筋細胞が含まれ, Wassermann の歯車として知られている (図2).
　心不全で低下しているのは心機能だけではない. 心不全患者における労作時息切れや易疲労性は単に心拍出量の低下や, 肺動脈楔入圧の上昇といった心血行動態の異常のみから起こるのではなく, 肺機能や末梢循環の異常も大きく関与している. 心不全患者では, 呼吸中枢と呼吸器の連関異常により常に換気亢進の状態にあり, さらに肺うっ血に伴って起こる換気血流ミス

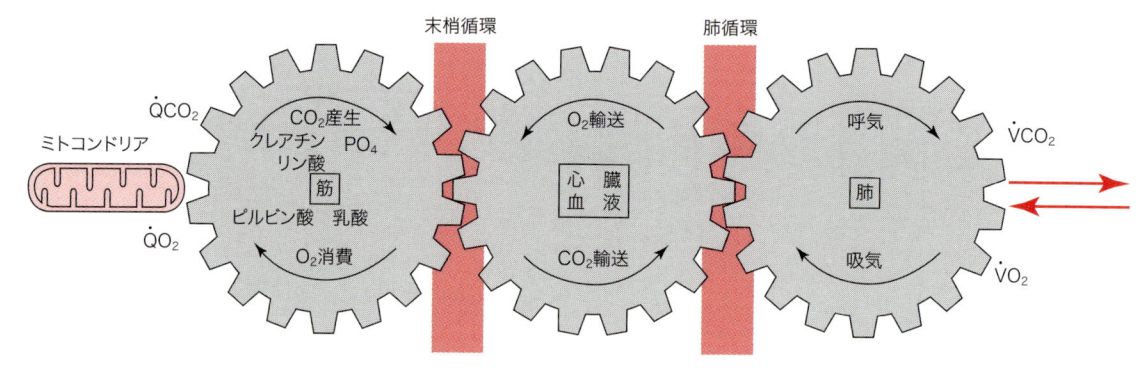

●図2　Wassermannの歯車（文献1より）

マッチ，肺コンプライアンスの低下も加わって肺の仕事量が増大する．交感神経，レニン―アンジオテンシン，アルギニン―バソプレッシン系の亢進は，長期的に心筋障害を促進し，左室機能を障害する．末梢循環では血管収縮と血管拡張能低下が起こり，運動時に十分に骨格筋へ血流を供給することができなくなる．骨格筋には，心不全急性期の安静から生じる筋委縮に加え，心不全に伴って産生されるサイトカインによりさらなる筋委縮が進行する．筋細胞の質的変化も生じて有酸素代謝能力が低下する．

骨格筋から呼気に至るまでのすべての経路が呼気ガスに影響を与えるため，CPXで得られる指標には，肺，肺循環，心臓，および末梢循環，筋細胞の代謝機能が関与している．心不全患者ではその病態が後述のような指標に影響を与えるが，それらは薬物療法や運動療法により改善がみられ，さらに予後予測因子としても有用である．

3　CPXの主な指標

1）$\dot{V}O_2$ max：最大酸素摂取量

［実際には症候限界で得られた最高酸素摂取量（peak $\dot{V}O_2$）で代用される］

運動強度を漸増していく過程で，$\dot{V}O_2$がそれ以上増えなくなるレベルの$\dot{V}O_2$．身体活動能力や生命予後の指標として重要である．$\dot{V}O_2$ maxは最大心拍出量と最大動静脈酸素含有較差の積であり，中枢性因子と末梢性因子の両者を反映する．

2）AT：嫌気性代謝閾値

運動時に骨格筋への酸素供給が十分な状態では，筋細胞ミトコンドリア内で解糖系により産生されたピルビン酸はTCA回路に入りATPが生成される（有酸素代謝）が，運動強度が強くなるとピルビン酸産生がTCA回路の代謝率を上まって乳酸に変化し，重炭酸イオン（HCO_3^-）で緩衝されCO_2を生じる（嫌気性代謝，図3）．この嫌気性代謝経路が始まるポイントをATという．

3）RCポイント：respiratory compensation point

運動強度がATを超えてさらに強くなると，乳酸に対する緩衝が不十分となり，呼吸性代償が始まる．このポイントをRCポイントという（図4）．

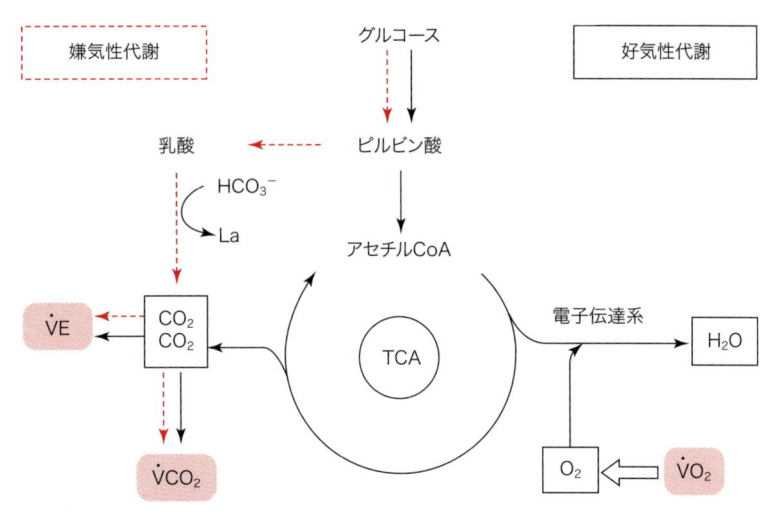

●図3　エネルギー代謝とガス交換

4) $\dot{V}E/\dot{V}CO_2$ slope

一定のCO_2排出（$\dot{V}CO_2$）に要する換気量（$\dot{V}E$）を示し，換気効率とも呼ばれる．Slopeの急峻化は換気亢進を意味し，慢性心不全の予後の規定因子となることが明らかとなっている[2]（図4）．

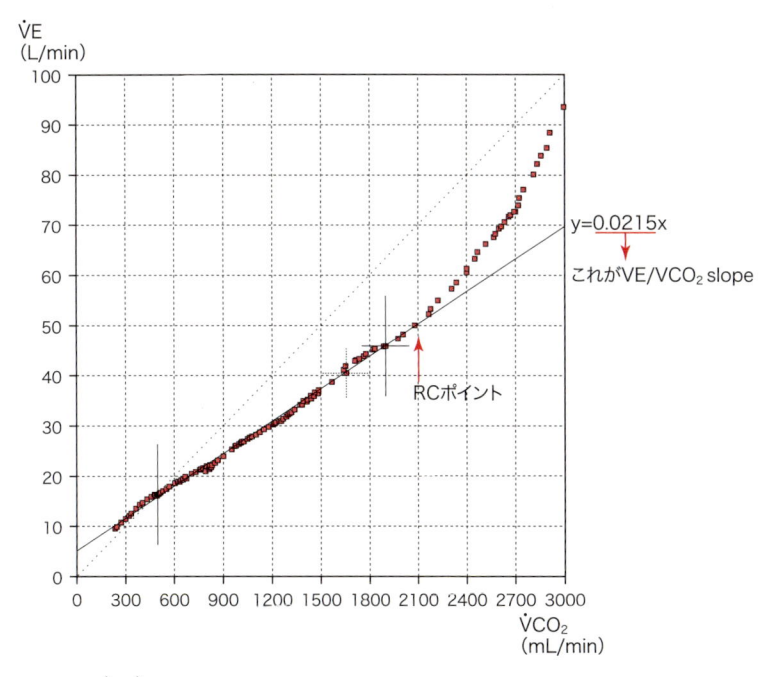

●図4　$\dot{V}E/\dot{V}CO_2$ slope と RC ポイント

4 心不全で変化するCPXの指標

　CPXでは，安静時には潜在している心不全患者の心機能障害の影響を，運動負荷により明らかにすることができる．運動負荷時には虚血や不整脈がコントロールされていること，体液量がコントロールされていることが必要条件である．

① 心拍出量低下，運動筋細胞での酸素取り込み能力の低下は，最大酸素摂取量（$\dot{V}O_2$），嫌気性代謝閾値（AT）の低下として現れる．図5は最高酸素摂取量を年齢，性別，体重で補正したpercent of predicted peak $\dot{V}O_2$とNYHAとの関係である．

② 運動強度（負荷量）の増加に対する$\dot{V}O_2$の増加の程度（酸素摂取量—運動強度関係：$\varDelta\dot{V}O_2/\varDelta$Work Road）が低下する．心不全では末梢骨格筋への酸素供給不全および，血管内皮機能異常が存在し，$\varDelta\dot{V}O_2/\varDelta$WRは漸増運動負荷開始時から増加不良を示し，最大負荷に近づくにつれてさらに低下する．

③ 心拍出量低下を補うために，運動に伴う心拍数の増加度が高くなり，心拍数—酸素摂取量関係の急峻化，非直線性が出現する（図6）．

④ 心不全に伴う換気異常（CO_2化学受容体の感受性亢進と，換気血流ミスマッチや肺うっ血による死腔換気量の増大による過換気）から，$\dot{V}E/\dot{V}CO_2$ slopeの急峻化が起こる．BNPと$\dot{V}E/\dot{V}CO_2$ slopeには正の相関がみられている[4]．

　また，それに加えて循環時間の延長からくる呼吸中枢と呼吸器の連関異常により運動時の周期性呼吸（oscillatory ventilation，図7）が出現することがある．

　睡眠時無呼吸症候群（SAS）との関連性：運動時の周期性呼吸を呈する多くの心不全患者がSASを合併しており，その場合の予後は不良であることも報告されている（図8）[4]．

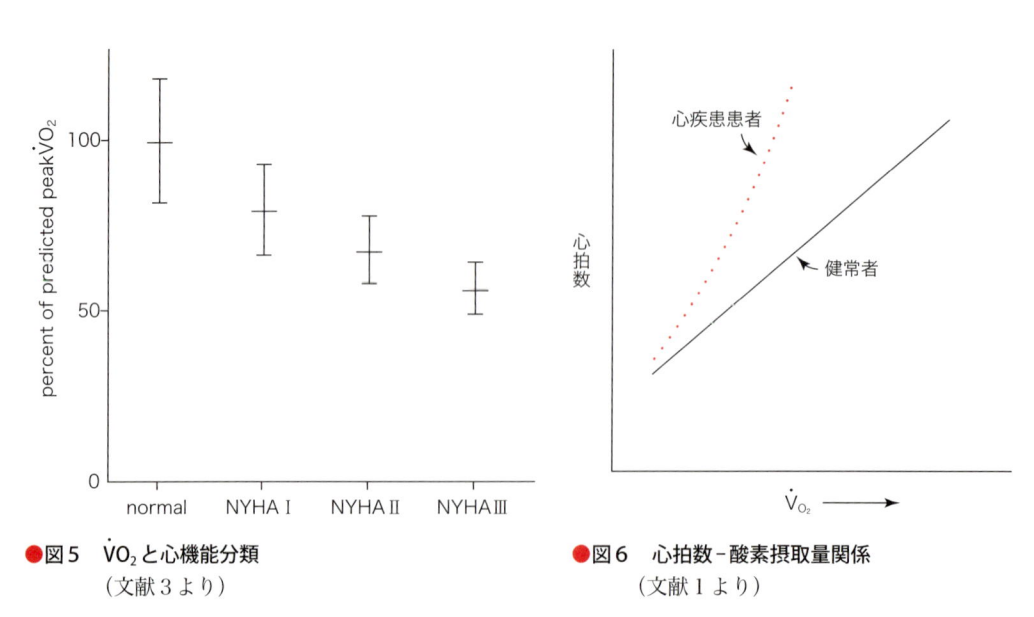

●図5　$\dot{V}O_2$と心機能分類
（文献3より）

●図6　心拍数−酸素摂取量関係
（文献1より）

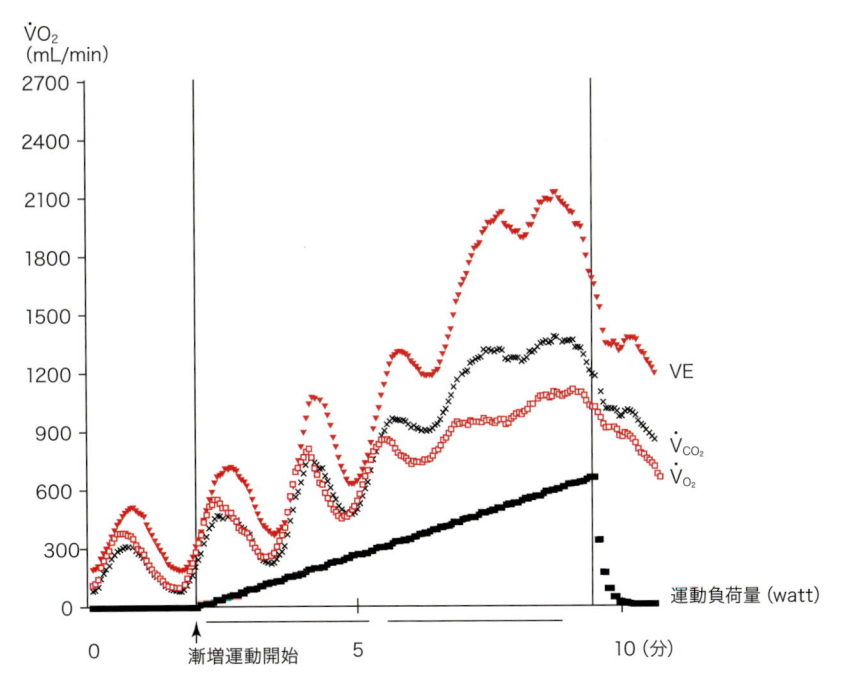

●図7　運動中の周期性呼吸

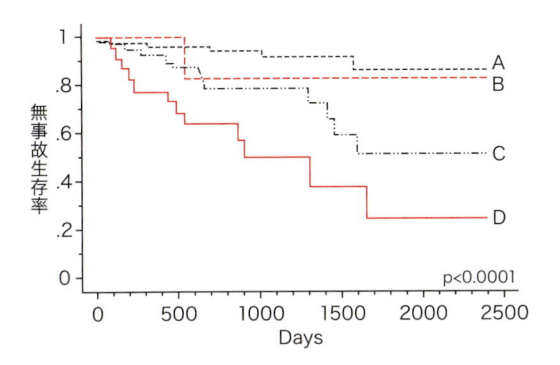

●図8　心不全患者の呼吸障害と無事故生存率
　A：SAS，B：EOVのみ，C：SASのみ，D：SAS＋EOV，SAS：睡眠時無呼吸，EOV：運動時周期性呼吸（文献5より改変）

5 おわりに

　CPXを施行できる施設は限られており，一般的にはなじみの薄い検査かもしれないが，心不全の病態を深く反映しており，今後さらに活用されるべき検査法と思われる．限られたページでCPXを紹介するのは困難であり他書も参考にしていただく必要があるが，関心をもつきっかけとなれば幸いである．

文献

1) Wasserman, K. et al. : Principles of Exercise Testing and Interpretation. 3rd ed. P2, Lippincott Wilkins & Wilkins, Philadelphia, 1999
2) Robbins M, et al. : Ventilatory and Heart Rate Responses to Exercise Better Predictors of Heart Failure Mortality Than Peak Oxygen Consumption. Circulation, 100 : 2411-2417, 1999
3) Itoh H. et al. : Evaluation of severity of heart failure using ventilatory gas analysis. Circulation, 81（suppl）: II-31-II-37, 1990
4) Sakurai, S. et al. : Brain natriuretic peptide facilitates severity classification of stable chronic heart failure with left ventricular dysfunction. Heart, 89: 661-662, 2003
5) Corra, U. et al. : Sleep and exertional periodic breathing in chronic heart failure. Prognostic importance and interdependence. Circulation, 113: 44-50, 2006

第3部
実際の患者治療に心機能評価を取り入れる

§1 収縮機能の低下
§2 拡張機能の低下
§3 右心機能不全
§4 弁膜症
§5 他の要因による心不全

第3部 実際の患者治療に心機能評価を取り入れる

§1 収縮機能の低下

1. 拡張型心筋症

金　智隆

1 はじめに

　拡張型心筋症（dilated cardiomyopathy：DCM）は心臓における癌とも言われ，最終的に難治性心不全に陥るため大変予後不良の病気である．実際，**心移植の適応となる症例の多くは特発性拡張型心筋症を基礎疾患としている**ため，本疾病の克服は医学的見地のみならず社会的にもきわめて重要となる．しかしながら，特発性拡張型心筋症に対して現在さまざまな治療法が開発・応用されているにもかかわらず，最終的には心移植に頼らざるを得ないのが現状である．欧米に比し心移植の実施症例数が伸び悩んでいるわが国において，かかる疾患の治療は主に対症療法であるが，**自己心の機能をいかにして長期に保護・維持するか心臓内科医の質が問われる**ことになる．

2 症 例

Case　40歳女性の症例（右心不全優位の拡張型心筋症）

1）診断
　　①右心系DCM，②低心拍出症候群，③低カリウム血症，④PMI後，⑤腎機能障害，⑥鉄欠乏性貧血，⑦潜在性甲状腺機能低下症，⑧血管迷走神経性失神

2）既往歴
　　1997年：脳梗塞→左上下肢完全片麻痺，後遺症なし
　　2003年：ペースメーカー植込み

3）家族歴
　　特記すべきことなし

4）現病歴
　　1987年健診で心拡大を指摘されたがそのまま放置されていた．
　　1989年健診で再度心拡大を指摘され，前医を受診．心筋生検（biopsy）を含む精査の結果から，ARVDもしくは右室優位のDCMとの診断された．その後，β遮断薬を含む薬物治療を開始するも，何度か心不全による体重増加で入院加療を行っている．
　　2002年12月頃より再び労作時呼吸困難感，倦怠感が出現してきた．
　　2003年1月に入院となりペースメーカー植え込みが行われた（AAI，図1）．
　　2004年2月頃より10分程度の歩行後に動揺性めまいが急に出現した．前駆症状なく，座っ

て休むと5分程度で回復し，動悸・胸痛はなかった．また2004年4月より立位時の立ち眩みが出現した．「血の気が引く感じ」で安静にて20〜30秒程度で改善した．以前より1回/週程度みられたが，上記時期より1〜2回/日に回数増加した．この2つの症状があり，6月以降は外出を控え自宅内で安静にしていた（自宅で上記症状が出現したことはなし）．また6月頃から外来での収縮期血圧が坐位で60 mmHg台であり（自動血圧計，臥位実測で80 mmHg台），low outputによる低血圧で上記症状が出現している可能性が考えられた．2004年5月25日BNP:632.5→8月10日BNP:865とBNPの増加も認め，立ち眩みおよび労作時めまいの精査加療目的で8月17日当科入院となった．

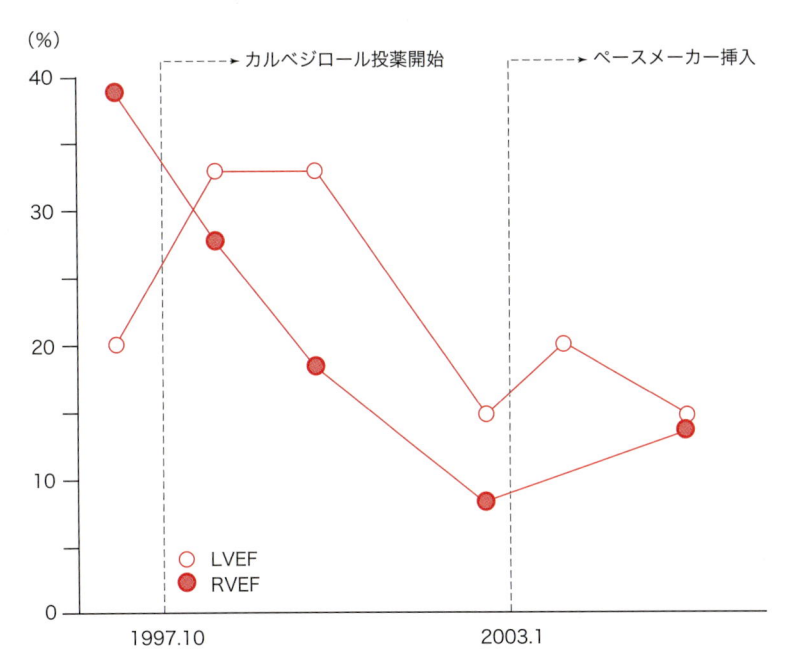

●図1　右心・左心機能の変化

5）入院時現症

身長:164.0 cm，体重:65.8 kg，血圧：臥位：(Rt) 72/50 mmHg，(Lt) 76/52 mmHg，脈拍:72/分・整，体温:36.0℃，眼瞼結膜:貧血なし，眼球結膜:黄疸なし，頸部;甲状腺腫なし，頸静脈怒脹:はっきりせず，心音:S1→S2→S3（−）S4（−），2-4LSBでⅡ/ⅥのSM（＋），肺呼吸音正常，肝1横指触知，血管雑音なし，両下肢浮腫なし，両足背動脈触知良好．

6）入院時検査成績

①胸部X線

CTR:71％　CP angle:sharp　うっ血像（−），右第2弓・左第2−4弓突出あり

②心電図

low voltage，pacemaker rhythm，PQ interval=0.24 sec，NAD，QRS low voltage

③血液検査

8月17日 Mg:2.8 mg/dL，FT3/FT4/TSH:2.7/1.5/6.34，10月21日 Mg:2.4 mg/dL，

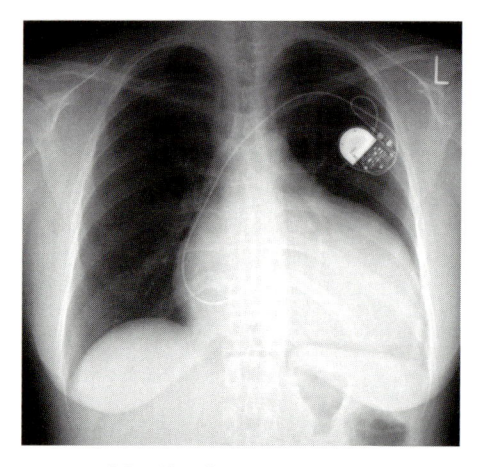

● 図2　胸部 X 線写真

　　LacA:6.4（5-20）
　④薬物血中濃度
　　8月20日 メキシレチン:0.87 μg/mL（0.5-2.0）→コントロール良好
　⑤シェロングテスト
　　8月17日 BP:（臥位）90/50→（坐位）直後80/52→1 min 78/52→3 min 80/54→（立位）直後76/60→1 min 82/64→3 min 90/68→5 min 92/64
　⑥心エコー
　　8月19日 LVDd/Ds:61/57，%FS:6.6%，IVS/PW:8/8，LAD:23，Ao:20，IVC:23/14（呼吸性変動有り），LV wall motion;IVS paradoxical motion（+），diffuse severe hypokinesis，PEP/ET=173/251=0.69，SV=36.7 mL，CO=2.53L/min（HR:69），RA，RV dilatation:著明に（+）（RA:91×74 mm，RV:66×62 mm），RV free wall:severe hypokinesis，PA flow;AcT/ET=184/354=0.52，TMF;A/E=0.31/0.58=0.76，DcT=135，TTF;E/A=0.34/0.20，DcT=165，Ar（-），Mr（-），2/4Tr（+）（PG=14 mmHg），Pr（+）(end diastolic PG=2.4 mmHg)
　⑦頭部 CT
　　8月18日 右皮質下に LDA×2→old brain infarction
　⑧Holter 心電図
　　8月20日，10月15日 心室性不整脈3連発まで，PM機能異常なし

7）入院後経過

①右心系DCM，②低心拍出症候群

　　2004年6月頃から緩徐進行性に体血圧の低下がみられており，労作に伴う症状であり，またBNPの上昇傾向がみられていたことから，一連の症状の原因はlow outputに伴う自覚症状と考えられた．入院時 sBP:70台であったため，バルサルタンを中止とした．またlow output改善のためDOBを1.0γと少量から開始した（前回までと異なり心不全症状に乏しく少量を選択した）．改善の指標として前回入院中と同様に①体重，②BNP，③心エコーで下大静脈（IVC）径を重視した．DOB開始後はBP:90台/60台を推移した．右心不全症状は入院時もみられず．体重減少が乏しかったが，すでにフロセミド（ラシックス®）40 mg（朝），ヒドロ

クロロチアジド（ダイクロトライド®）（朝）＋ピモベンダン（アカルディ®）2.5 mgの内服を開始しており，フロセミドの増量（20 mg昼）を行った．しかし体重は増加傾向であった．Low outputの改善のため，入院後8月18日よりDOB1.0γ開始した．体重が減少傾向であったため，0.2γ/Wのペースでtaperしていった．9月2日 Bw:64.0kg，BNP:942.1．9月6日にDOB:0.8→0.6γに減量した以後体重増加，BNPも上昇傾向となった（9月9日 Bw:64.8kg，BNP:1158.6）．結局1.0γ点滴に再度戻して再度改善を図る方針となり，その後体重は減少傾向となった．9月27日にはBw:62.9 kg，BNP:770まで減少した．

9月29日から再び0.2γ/Wずつtaperしていったが，0.8→0.6γに減量する際にピモベンダンを2.5→3.75 mg/日と増量して以後のDOB減量を試みた．経過中低カリウムの補正のため昼のフロセミド→トラセミドに変更したことに伴い，10月4日 Bw:63.5kg，BNP:1024.2と一過性に上昇がみられたが，利尿薬調節後10月12日にBw:62.2kg，BNP:691.1まで改善を認めた．10月25日にDOB終了となったが，Bw:61.7kg，BNP:743.2とBwは前回退院時よりも低値であった．またDOB終了後も体血圧はBP:90台/60台で安定していた．10月30日〜31日に試験外泊を行ったが，帰院後もBw:62.3kgと著変なし．退院前の心プールシンチではRVEF14%，LVEF14%であった．11月10日退院時BNP:722，体重:61.7kgだった．

● 表1　BNPの推移

8/17	8/23	9/2	9/9	9/16	9/21	9/27	10/4	10/12	10/18	10/25	10/28	11/10
810.4	1022.3	942.3	1158.6	784.1	827.4	772.4	1024.2	691.1	655.5	743.8	766.7	772

心エコー

10月28日 LVDd/Ds:63/56，%FS:11%，IVS/PW:8/8，LAD:26，IVC:24（呼吸性変動なし），LV wall motion;IVS paradoxical motion（-）だが拡張がやや遅れ（+），中隔扁平化（-），diffuse severe hypokinesis，SV=37.3 mL，CO=2.6 L/min（RR:0.86），RA、RV dilatation:著明に（+）（RA:85×74 mm，RV:89×74 mm），RV free wall:severe hypokinesis，PA flow;AcT/ET=165/355，TMF;A/E=0.26/0.53，TTF;E/A=0.33/0.26，DcT=270，Ar（-），Mr（-），2/4Tr（+）（PG=16mmHg），T弁弁輪径=41 mm，Pr（+）(end diastolic PG=2.9 mmHg)

③低カリウム血症

8月26日の採血上K:3.4と低下がみられた．フロセミド増量に伴う低カリウム血症と考えられたが，適宜カリウム製剤を増量し対応した．スピロノラクトンを使用したかったものの，前回入院時に過多月経をきたした原因としてスピロノラクトンが強く疑われていたため，当初内服を拒否されていた．しかしカリウム製剤を増量してもK:3.5までの増加に留まり，フロセミドを抗アルドステロン作用のあるトラセミドに変更したがK:3.5前後（10月14日 K:3.2）と依然として低カリウム血症が持続したため心室性不整脈誘発の危険性を危惧し，最終的に御本人と話し合ったうえで10月14日よりトラセミド8 mg→スピロノラクトン25 mgに変更し内服を開始した．開始後はK:4.0前後を保ち経過している．

④PMI後

前回入院時にAAIペースメーカー植え込み．LowerRate:70/min．Holter心電図上明らかなpacing&sensing failure（-）．

Case

⑥鉄欠乏性貧血

入院時採血でHb:10.9，MCV:84.6，MCHC:33.0と小球性貧血を認めた．Fe/UIBC/Ferritin=60/327/8であり鉄欠乏性貧血と考えられた．心不全の増悪因子であり積極的改善が必要と考えられ鉄剤の内服を開始した．反応性にRet増加，Hb上昇がみられた．10月11日からの月経時の出血が16日間と持続がみられ，このときHb：（10月13日）13.0→（10月21日）11.6まで低下した．以前も過多月経を認めたこともあり，鉄剤の内服は継続して必要と考えられた．10月21日 Fe/UIBC=118/229であり退院前にHb12.4まで改善した．

⑦潜在性甲状腺機能低下症

入院時採血上FT3/FT4/TSH=2.7/1.5/6.34とeuthyroid state＆TSH上昇を認め上記と考えられた．経過観察とした．

⑧血管迷走神経性失神

11月8日にトイレで排尿後に血の気が引いて失神しそうになりナースコールを鳴らしてトイレで発見された．発見時顔色不良でradialの脈拍は触知できた．ベッドに戻ったときに血圧は74/48mmHgで心電図はペースメーカーリズムで不整脈はなかった．臥床と下肢挙上で意識と気分不良は改善し血圧は速やかに92/62と平常の血圧にもどった．前回生理中の排尿後や婦人科での内診直後の緊張状態のときに程度は軽度だが同様の症状があり血管迷走神経性失神と考えられた．低血圧と貧血が失神の閾値を下げているものと考えられた．

3 考察

　拡張型心筋症では，主に左心の収縮力低下による症状が前面に出やすく，心エコー検査による左室駆出率（EF%）を中心にして心機能を評価しがちである．しかし本症例は左心機能低下で発症した拡張型心筋症の症例であるが，β遮断薬治療によりEF%は20%から33%まで改善を認めたが，右心機能はβ遮断薬の投与後も持続的に低下し，体調の変動により容易に心不全症で入院を必要としている．入院の度に薬剤の調整などを行ったが自覚症状の改善は明らかでなく，体重増加で利尿薬を増量すると，右室の収縮力が低下しているため低心拍出量の症状が強くなるため，水分コントロールを緩徐に行う必要があり入院期間も延長傾向にあった．

　右室の収縮力低下を代償するためには，心拍数を上げて心拍出量を維持する必要があるが，β遮断薬を服薬していることもあり，失神兆候など脳の低灌流を思わせる所見もあり，PMの植え込みを行っている．PM植え込み後は，右心・左心機能の改善傾向を認めており，外来での薬剤調節により対応できることが増えている．

　右心機能は左心機能と比して，測定が困難であり日常の診療で定期的に測定するものではないが，病態の理解に必要不可欠なこともある．右心機能の低下が著明であると，胸部X線写真では明らかな肺うっ血を認めず，低心拍出量の症状が前面に出て，症状発生時の体重増加・BNP増加も顕著でない（左心不全が主であった初期には，体重・BNPの増加は顕著であった）．

　本症例のように，心不全症状の改善にはPM植え込みをはじめとしてさまざまな治療を要するものがある．移植の機会が限られている限り，自己心の機能をできうる限り長く維持するために，**心臓の薬物治療のみならず全身の状態（貧血・腎機能・内分泌など）**に気を配り，効率的に心臓が働ける環境作りを考慮する必要がある．

第3部 実際の患者治療に心機能評価を取り入れる
§1 収縮機能の低下

2. 虚血性心筋症

笹岡大史

1 はじめに

「虚血性心筋症（ischemic cardiomyopathy）」は，しばしば慣用的な疾患名として使用されてきた．この虚血性心筋症は，虚血性心疾患のうち拡張型心筋症と類似する病態を呈しており，び慢性の心筋虚血（無症候性心筋虚血・心筋梗塞）や，広範囲心筋梗塞後の心筋リモデリングによる心拡大と収縮能の低下により発症すると考えられる．1995年WHO/ISFCにより，心筋症は，「拡張型，肥大型，拘束型」に，「不整脈原性右室心筋症（arrythmogenic right ventricular dysplasia：ARVC）」が加わり，特定心筋症として原因が特定可能な，「高血圧性，弁膜症性，虚血性」などの心筋症と，「分類不能型」に分類されている[1]．

虚血性心筋症は，心電図異常や心不全の発症を契機に診断されることが多いが，原因を特定し適切な治療方針を立てることにより，症例によっては突然死を回避するような効果的な予後改善が期待できる．

> ● memo 無症候性心筋虚血・心筋梗塞（silent myocardial ischemia and infarction）
>
> 無症候性心筋虚血の分類[2]
> Ⅰ．心筋梗塞・狭心症の既往歴がなく，全く無症状の心筋虚血
> Ⅱ．心筋梗塞後，症状を伴わない心筋虚血
> Ⅲ．狭心症症状を示す患者における無症状心筋虚血

2 症例

> **Case** 69歳女性（虚血性心筋症を基礎疾患とした急性左心不全）
>
> 1）診断
> 　①心不全，肺水腫，②虚血性心筋症，③糖尿病，④脂質異常症，⑤中等度僧帽弁閉鎖不全
>
> 2）既往歴
> 　特記所見なし
>
> 3）家族歴
> 　特記所見なし

4）現病歴

近医にて，糖尿病，高血圧，不整脈により通院加療中であり，今までに胸痛や息切れも感じたことはなかった．2009年2月11日に温泉旅行から帰宅後し，就寝中23時30分頃に突然の呼吸困難があり，救急車で当院に搬送された．

5）来院時現症

血圧 142/78 mmHg，心拍数 120/分，SpO_2 73%，体温 34.4℃

苦悶様の表情で唸り声を上げ起坐呼吸があり，末梢冷感あり，頸静脈怒張が確認された．聴診上，全肺野に湿性ラ音を聴取（Killip分類，Ⅲ度）し，泡沫上の喀痰が確認された（Cold & Wet，Nohriaプロフィール[3]）．下腿浮腫は，ごく軽度であった．

6）入院時検査成績

①採血検査所見

TP 6.7 g/dL，TB 0.6 mg/dL，**GOT 93 IU/L**，**GPT 88 IU/L**，**LDH 365 IU/L**，CK 148 IU/L，CK-MB 23 IU/L，**Troponin T（+）**，BUN 23.9 mg/dL，Cr 0.82 mg/dL，UA 5.4 mg/dL，Na 137 mEq/L，K 3.6 mEq/L，Cl 101 mEq/L，Glu 372 mg/dL，**HbA1c 7.5 %**，**LDL-C 147 mg/dL**，HDL-C 51 mg/dL，TG 87 mg/dL，**BNP 896.0 pg/mL**，CRP 6.00 mg/dL

②胸部単純X線写真（図1）

バタフライ・シャドウを伴う肺水腫が確認され，心拡大（CTR57.7%）が確認される．

③心電図（図2）

入院時は，心拍数155/分，心房細動，左脚ブロックが認められるが，CABG後は，心拍数77/分，洞調律となりpoor R progressionはあるが心室内伝導障害も改善している．

④心エコー検査

AoD 26.3 mm，LAD 39.9 mm，LVDd 46.1 mm，LVDs 39.8 mm，LVEF 29.7 %，推定PA圧 65.0 mmHg，IVC 22.0 mm呼吸性変動なし，severe MR，moderate TR，mild AR，びまん性の壁運動低下があり，特に心尖部での壁運動は高度に障害されている．

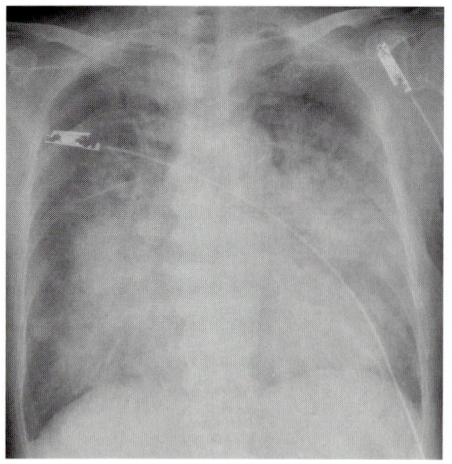

A）入院時　　　　　　　　　　　　　　　　B）冠動脈バイパス術後

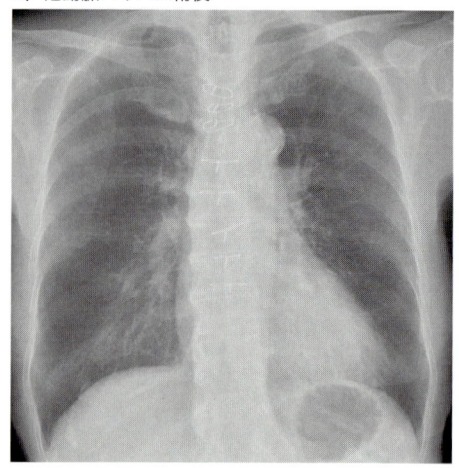

●図1　胸部単純X線写真
　　　　肺水腫（バタフライ・シャドウ）心拡大（CTR57.7%）

Case

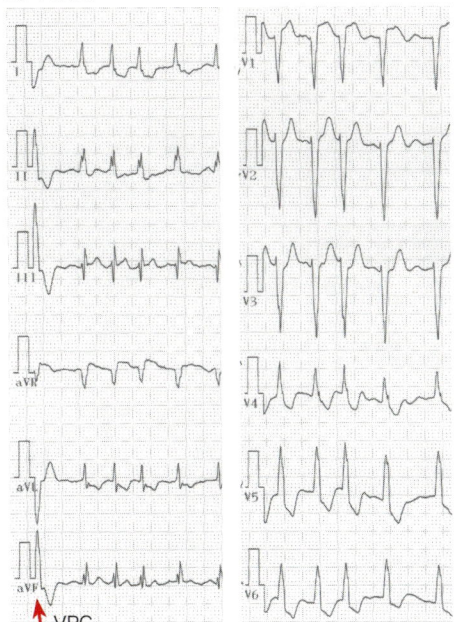

A) 入院時　　　　　　　　　　　　B) 冠動脈バイパス術後

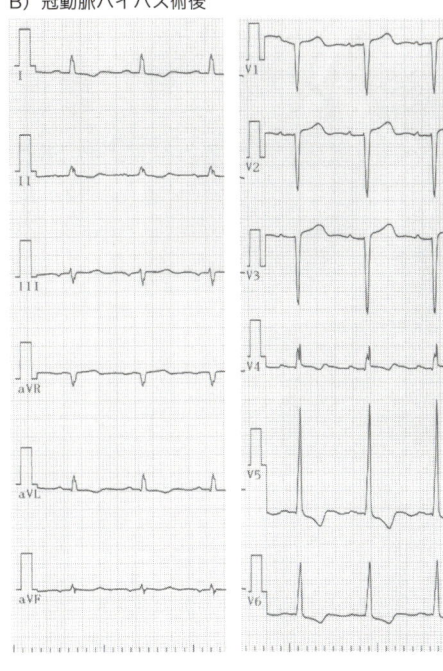

↑ VPC

● 図2　心電図
　A) 心房細動，右脚ブロック，心室性期外収縮
　B) 陳旧性心筋梗塞（前壁中隔，poor R progression）
　※入院時に比較して，洞調律化しており，心室内伝導障害の改善が確認できる

7）治療方針

　虚血性心筋症を基礎疾患として，肺水腫で発症した症例である．入院時には，胸痛はなく呼吸困難が主症状で，心電図では非特異的なST-T変化があるがSTEMI（ST上昇型心筋梗塞）と判断する所見はなかった．CK 148 mg/dL（max CK 632 mg/dL，CK-MB 33 mg/dL，入院4時間後）と正常値であったが，トロポニンTは陽性であった．起坐呼吸に対して，速やかにNPPV（非侵襲的陽圧換気療法）を使用し，直後からSpO_2（末梢動脈血酸素飽和度）の改善とともに呼吸困難は消失し，胸痛はなく，血圧・心拍数も安定した．NPPV導入後から利尿も良好になり，心不全コントロール後に，原因精査のために待機的に冠動脈造影検査を施行する方針として，集中治療室で管理した．

8）治療経過

　突然発症した呼吸困難で，来院時は起坐呼吸で血圧は保たれているものの，末梢冷感があり，著明な低酸素血症（SpO_2 73％）があり，直ちにリザーバーマスクによる酸素投与と末梢血管確保を行いつつ，理学的所見を確認し全肺野の湿性ラ音を確認し，採血・心エコー・心電図・X線写真により診断を同時に進めた．リザーバーマスク10 L/分では，SpO_2の改善がなく，直ちにNPPV（非侵襲的陽圧換気療法：noninvasive positive pressure ventilation，FiO_2 1.0，IPAP 8 cmH_2O，EPAP 4 cmH_2O，RR 14/分）を開始した．フロセミド（ラシックス®）20 mg i.v. 後，20 mg/日で持続静注，hANP（ハンプ®）0.125 μg/kg/分を開始し，NPPVによるSpO_2の改善と共に利尿が良好になり，病態は安定した．
　入院翌日には，NPPV FiO_2 0.65まで，減少することができたが，徐々に利尿が不良となり，

血圧が低下するためにドパミン（イノバン®注0.3％シリンジ）5μg/kg/分を開始し、hANP（ハンプ®）を0.0625μg/kg/分に減量した．さらに，ドブタミン（ドブポン®注0.3％シリンジ）3μg/kg/分の併用と，フロセミド（ラシックス®）40 mg/日持続静注に増量することにより，利尿は顕著に改善された．入院4日目には，NPPVから離脱し，食事も開始され，カテコラミンの漸減と共に，内服薬への変更をした．

●表1　心エコー検査

	手術前	手術後
LVEF（%）	28.0	36.0
推定右室圧（mmHg）	59.0	25.4
LVEDV（mL）	129.5	118.2
LVESV（mL）	83.1	65.9

病態が内服薬で安定した時点で，冠動脈造影検査を行ったところ，重症3枝病変（seg.2 90%, seg.4PL total←CxよりTIMI Ⅱ collateral flow, seg.6 total←seg.4PDよりTIMI Ⅱ collateral flow, seg.13 99%, IM 90%）であり，左室造影ではLVEF 34.4％と高度のびまん性左室収縮能の障害と中等度の僧帽弁閉鎖不全が確認された．69歳の高度左室収縮能障害を伴う，3枝病変であり，冠動脈バイパス手術の適応と判断した．

術前の心エコー検査（表1）では，左室のびまん性壁運動低下，中等度僧帽弁閉鎖不全があったが，左室壁厚は保たれており，術中気管内挿管後の肺動脈圧（50.0 mmHg）をモニターしつつ，経食道心エコーで中等度僧帽弁閉鎖不全が，IABP（大動脈内バルーンパンピング）駆動により軽度に改善したために，off-pump CABG（オフポンプ冠動脈バイパス術）で3枝バイパス（図3）を行い，冠動脈還流改善直後から術中の直視下の左室壁運動改善が確認された．

術後の心エコー検査（表1）では，左室壁運動および僧帽弁閉鎖不全の改善が確認された．高度心機能障害があったものの，術後3週間で順調に軽快退院し，胸部X線写真上も肺うっ血，心拡大は消失し（図1），心不全の再燃や心筋虚血イベントもなく順調に経過している．

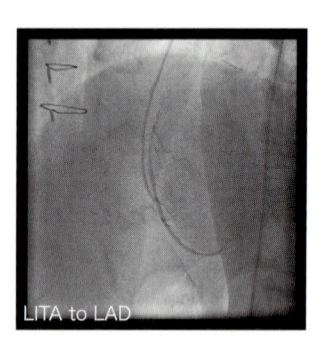

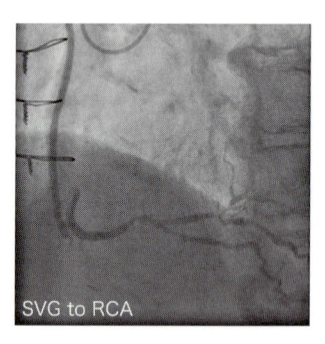

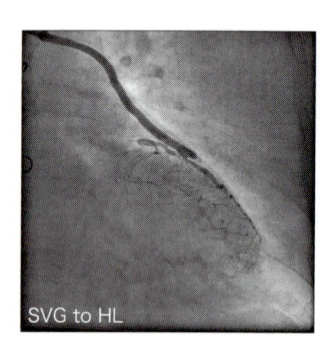

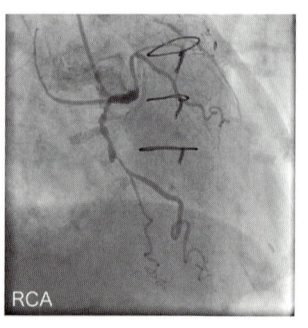

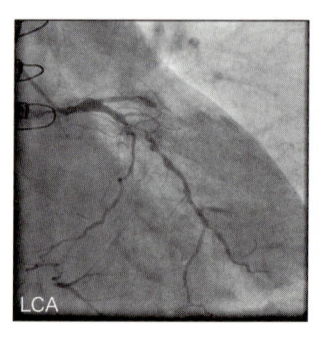

●図3　冠動脈バイパス手術後冠動脈造影

> **memo** **Nohria プロフィール**
>
> 心不全の指標では，Swan-Ganz カテーテルによる血行動態を指標とした Forrester 分類が有名であるが，Nohria 分類では理学的所見から4つのプロフィール（Warm & Dry: A, Warm & Wet: B, Cold & Dry: L, Cold & Dry: C）に分類し病態の把握と治療ができるために，臨床上有用である（**第2部–1** 参照）．

3 考察

1）理学的所見から迅速な確定診断を得る

今回提示した症例は，虚血性心筋症を基礎心疾患として，急性左心不全で発症した症例である．突然発症した，成人の呼吸困難で鑑別する疾患としては心不全，肺炎，気管支喘息などがあるが，まず診断の基本である**理学的所見**をしっかりとれば，容易に迅速な確定診断が得られることが多く，エコー機器，X線写真，CT などの診断機器に頼らずに，診断とともに早期治療を進めることが，患者の救命率や予後改善に重要であることを心掛けなくてはならない．

本症例は，発熱や感冒症状などの感染兆候はなく，気管支喘息の既往もない高齢者であり，普段と変わりなく旅行から帰宅した就寝直後で，来院時の理学的所見から**著明な両側の湿性ラ音**が聴取されたことから，心不全の診断をつけ速やかに治療が開始された．さらに，急性左心不全の場合には，下腿浮腫は明らかではない場合があり，診断を下腿浮腫のみで判断せずに，得られたすべての情報から総合判断する診断力をつけておく必要がある．エコー検査や，CT，X線写真は，より診断を確実にして確定診断をつけるために必要であるが，救命救急治療では可及的な治療の開始が優先され，診断をつけるまでに時間がかかり危機的な状態となるようでは問題点が残る．

2）急性肺水腫に対するNPPV

また，来院時X線写真（**図1**）のような，**急性肺水腫**を来している場合には，**NPPV** が著効することが多く，NPPV を使用することを躊躇しないように，医療機器の使用方法についても習熟しておかなくてはならない．急性心原性肺水腫の治療において，急性心不全治療ガイドライン（JSH2006）[4] では，NPPV はクラスⅡa（治療の妥当性），レベルA（エビデンスレベル）であり，日本呼吸器病学会NPPVガイドライン[5] ではレベルⅠ（エビデンスレベル），推奨度A（治療の妥当性）である．

> **memo** **NPPV（noninvasive positive pressure ventilation，非侵襲的陽圧換気療法）**
>
> 心原性肺水腫に，continuous positive airway pressure（CPAP）により，肺機能に対しては平均気道内圧を上昇させ肺の虚脱箇所への換気を改善し，機能的残気量の増加，酸素化能の改善，呼吸仕事量を減少させる．循環器機能に対しては，胸腔内圧の増加が静脈灌流の減少，左室後負荷の減少により血行動態に対し有益な影響を与える．

> CPAPは，メタ・アナリシスからNNTが8〜10人であり，有効性の高い治療方法として生命予後の改善が確認されている．急性心原性肺水腫に対してNPPV（CPAPおよびBilevel-PAP）は気管挿管による人工呼吸を有意に減少させる[9]．

3）虚血性心筋症に対する血行再建術の適応と治療方法

虚血性心筋症による急性心不全では，軽度のCK上昇やトロポニンT陽性化が確認されることがあるが，急性期の冠動脈造影や経皮的カテーテルインターベンション（PCI）の適応は，病態を悪化させる場合があり慎重に検討する必要がある．急性冠症候群ガイドライン（JSH2007）[6]では，**左主幹動脈や左室機能低下を伴う3枝病変の冠動脈バイパス手術の適応例で，かつ胸痛や血行動態が薬物治療によって安定化が可能と思われる患者にPCIを行うことは，クラスIIIとされ有用性がなく，ときに有害であるという見解が広く一致している．**胸痛や血行動態，心電図変化が安定した急性冠症候群を伴う心不全に，冠動脈インターベンションを適応しNo ReflowやReperfusion Injury（再灌流障害）により，病態を悪化させることがないように，待機的にプラークの安定化を待ちPCIをすることも考慮する．

また，**急性心筋梗塞**への**hANP**の使用は，J-WIND試験[7]により心保護的に作用し有用性が確認されているが，このような虚血性心筋症を基礎疾患とする急性心不全においても有用である可能性が示唆される．

虚血性心筋症の，根本治療として血行再建術の適応判断が重要である．**心筋バイアビリティ**（生存能，viability）が残存していることが血行再建術後の心機能回復の指標になるが，局所壁運動の収縮性が保たれており，瘢痕化による菲薄化がないことは大切である．また，負荷心エコー検査や核医学的手法を用いた心筋バイアビリティ評価法が参考とされる．また，心室瘤を伴う場合には，左室縮小形成術が適応となる場合がある．さらに，壁運動の同期性が損なわれている場合には心臓再同期療法（CRT），さらに重症不整脈を伴う場合には心臓再同期治療除細動器（CRT-D）が検討される．

血行再建術の治療方法としては，PCIや，冠動脈バイパス手術（CABG）があるが，病態により治療方法が選択される．近年は，DES（drug eluting stent）によるPCI成績の向上とともに，off-pump CABG（OPCAB）や，on-pump beating CABG[8]が行われるようになり，人工心肺使用心停止下冠状動脈バイパス手術（conventional CABG：CCAB）に比較して，手術成績の向上や入院期間の短縮が確認されている[8]．

> ●memo **off-pump CABG（off-pump coronary artery bypass grafting：OPCAB）**
>
> off-pump CABG（OPCAB）のほかにも，on-pump beating CABG（ONBEAT），人工心肺使用心停止下冠状動脈バイパス手術（conventional CABG：CCAB，ONSTOP）などの冠動脈バイパス手術方法があるが，最近になりスタビライザー（stabilizer），ハートポジショナー（heart positioner）の開発，超音波メスによる内胸動脈の剥離（skeletonization）などの技術的な発達により，OPCABによる手術成績の向上が目覚ましい．

4）虚血性心筋症の診断・治療における，心機能評価を活かす

　虚血性心筋症の診断・治療において，低侵襲性，迅速性から考え心エコーによる心機能評価の有用性が高いが，主要冠動脈支配領域に一致した限局性の壁運動障害や壁の菲薄化が確認されることがある．また，心機能評価には，現時点での血行動態的な機能評価とともに，虚血や予後を含めた重症度の機能評価を治療に活かすことが必要である．BNPのような採血，心臓カテーテル検査，マルチスライスCTを用いた冠動脈を含む評価などにより，薬物療法による虚血・心不全・不整脈管理とともに，PCIやCABGによる冠血行再建術の適応の検討が必要になる．また，動脈硬化危険因子としての糖尿病，脂質異常症，高血圧，慢性腎臓病や，不整脈などの合併症の病態が，虚血性心筋症の重症度を含めた心機能評価の参考になる．

　このような，心機能評価で心筋収縮性の低下に伴い高度に同期性が損なわれる場合や，致死性不整脈が確認される場合には，心臓再同期・除細動器（CRT-P, CRT-D）による治療が進歩してきている．また，心拡大や弁膜症が高度な症例に開心術による血行再建が必要な場合には，左室縮小手術や弁輪を含む弁形成術や弁置換手術が適応になる場合がある．

　最後に，このような虚血性心筋症の患者には，高齢者も多く日常生活動作（activities of daily living : APL）から，日常生活自立度を含めた，全人的な積極的治療の適応評価が必要である．さらには心機能評価を進めるにあたり，最終目標を視野に入れた，服薬指導，栄養指導や，心臓リハビリテーションなどの総合的治療を考えていくことが重要である．

文献

1) Richardson, P. et al. : Report of the 1995 World Health Organization/International Society and Federation of Carrdiology task force on the definition and classification of cardiomyopathies. Circulation, 93 : 841-842, 1996
2) Cohn, Silent Myocardial Ischemia and Infarction, Revised and Expanded, Mercel Denker, Inc, 1989
3) Nohria, A. et al. : Clinical assessment identifies hemodynamic profiles that predict outcomes in patients admitted with heart failure. J Am Coll Cardiol, 41 : 1797-1804, 2003
4) 急性心不全治療ガイドライン（2006年改訂版，JSH2006），循環器病の診断と治療に関するガイドライン（2004-2005年度合同研究班報告），合同研究班参加学会：日本循環器学会，日本胸部外科学会，日本心臓血管外科学会，日本心臓病学会，日本心不全学会
5) 日本呼吸器病学会 Noninvasive Positive Pressure Ventilation（NPPV）ガイドライン，日本呼吸器病学会NPPVガイドライン作成委員会，日呼吸会誌，44 : 479-484, 2006
6) 急性冠症候群の診療に関するガイドライン（2007年改訂版，JSH2007），循環器病の診断と治療に関するガイドライン（2006年合同研究班報告），合同研究班参加学会：日本循環器学会，日本冠疾患学会，日本胸部外科学会，日本集中治療医学会，日本心血管インターベンション学会，日本心臓血管カテーテル治療学会，日本心臓血管外科学会，日本心臓病学会
7) Kitakaze, M. et al. : Human atrial natriuretic peptide and nicorandil as adjuncts to reperfusion treatment for acute myocardial infarction（J-WIND）: two randomised trials. The Lancet, 370 : 1483-1493, 2007
8) Ferrari E,et al.: On-pump beating heart coronary surgery for high risk patients requiring emergency multiple coronary artery bypass grafting. J Cardiothorac Surg, 3 : 38, 2008
9) Salzberg SP, et al.: Coronary artery surgery: conventional coronary artery bypass grafting versus off-pump coronary artery bypass grafting. Curr Opin Cardiol, 20・509-516, 2005
10) 竹田晋浩：心原性肺水腫におけるNPPVガイドライン．「NPPVガイドラインの検証」，第18回非侵襲的換気療法研究会

第3部 実際の患者治療に心機能評価を取り入れる

§1 収縮機能の低下

3. アルコール性心筋症

大原貴裕

1 はじめに

　アルコール性心筋症は，長期間にわたって多量のアルコールを摂取することによって起こる．具体的には，純アルコール換算約80〜90g/日を5年以上摂取すると発症リスクが高まる[1]．機序としては，アルコールによる直接の心筋傷害に加えて，アルコール摂取によって起こる高血圧の影響もあるとされている[2]．また，男性に比べて女性では，より少量の飲酒で心筋傷害が生じる可能性がある[3]．

　欧米では，拡張型心筋症と診断された症例のうち，アルコール性心筋症の占める割合は30〜40％とされる[4]．しかし，わが国における正確な頻度は不明である．

　アルコール性心筋症は，初期には心筋重量の増大，拡張障害をきたすが，進行すると収縮障害が前面に出る[1]．断酒，または，減酒すると，拡張型心筋症に比べて良好な予後をたどる．しかし，飲酒量の減量が行われないと，拡張型心筋症と同様に予後が悪い[4]．

　アルコール性心筋症は，断酒によって心機能の改善が期待できる疾患であり[5,6]，拡張型心筋症様の病像を示す症例では，必ず飲酒歴の詳細について確認する必要がある．

2 症 例

Case 36歳男性（左心不全症状を示したアルコール心筋症の例）

1）診断
　　アルコール性心筋症
2）主訴
　　労作時息切れ，下腿浮腫
3）既往歴
　　アルコール性肝障害
4）家族歴
　　特記すべき事なし
5）生活歴
　　喫煙歴　15本/日，16年間
　　飲酒歴　焼酎600 mL/日，16年間

Case

6) 現病歴

20歳代の頃より，健診で胸部X線写真上心陰影の拡大を指摘されていた．2～3年前より労作時息切れを自覚するようになり徐々に進行した．6カ月前より，起坐呼吸を自覚した．3カ月前には下腿浮腫を認めるようになり，当院を受診した．

7) 身体所見

身長173cm，体重73kg．血圧130/60mmHg，脈拍84回/分，整脈．心音Ⅲ音（＋），Ⅳ音なし．頸静脈拡張を認めた．腹部肝1.5横指触知．収縮期駆出性雑音を聴取（Levine2度）．呼吸音正常．両下肢浮腫を軽度認めた．

8) 検査所見

①血液検査

白血球4,000/μL，赤血球386万/μL，ヘモグロビン13.6 g/dL，**平均赤血球容積（MCV）104.1 fL**，血小板30.2万/μL，総タンパク6.7 g/dL，アルブミン4.0g/dL，**総ビリルビン3.0 mg/dL，直接ビリルビン2.3 mg/dL**，GOT 58 IU/L，GPT 43 IU/L，**アルカリフォスファターゼ1,102 IU/L，γ-GTP 1,215 IU/L**，総コレステロール176 mg/dL，中性脂肪138 mg/dL，尿素窒素10 mg/dL，クレアチニン0.63 mg/dL，**脳性ナトリウム利尿ペプチド（BNP）1,292 pg/mL**

②胸部X線写真（図1）

肺うっ血を認めた．心陰影の氷嚢状の拡大を認めた．心胸郭比71％．

③心電図（図2）

洞調律，左房拡大，左室肥大の所見を認めた．

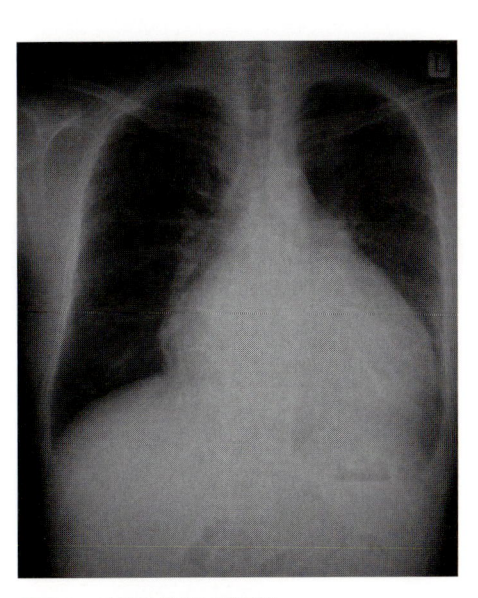

● 図1　入院時胸部X線写真
氷嚢状の心陰影の拡大を認める．血流再分布（正常では下肺野の血管陰影が目立つのと異なり，上肺野の血管陰影が目立つ）が認められることから，肺うっ血が診断される

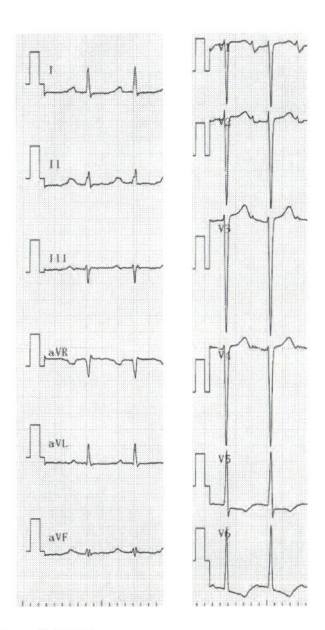

● 図2　心電図
左房拡大の所見（V_1誘導でのP波の後半の陰性部が大きいこと）左心肥大の所見（胸部誘導で高電位であること，$V_{5,6}$誘導でストレイン型のST低下を認めること）が認められる

§1-3 ● アルコール性心筋症

④心エコー（図3）

　左室拡張終期径62 mm，左室収縮終期径53 mm，**左室内径短縮率15％**，心室中隔壁厚8 mm，左室後壁厚8 mm，心嚢水中等量．左室心筋重量197 g，**左室心筋重量係数105 g/m²**，左房径39 mm，僧帽弁逆流軽度，三尖弁逆流中等度．**三尖弁逆流速度から求めた右房右室圧較差31 mmHg．下大静脈径20 mm（呼吸性変動は50％以下）．**

　僧帽弁通過血流：E波　75 cm/s，A波　24 cm/s，E波減衰時間　65 ms ⇒ "拘束型"

⑤心臓カテーテル検査（心不全改善後）

　右心カテーテル検査：平均右房圧5 mmHg，右室圧30/拡張終期圧6 mmHg，肺動脈圧

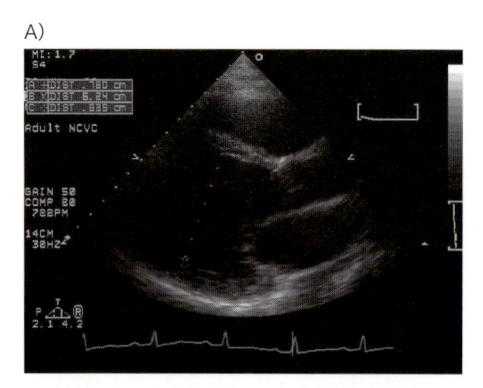

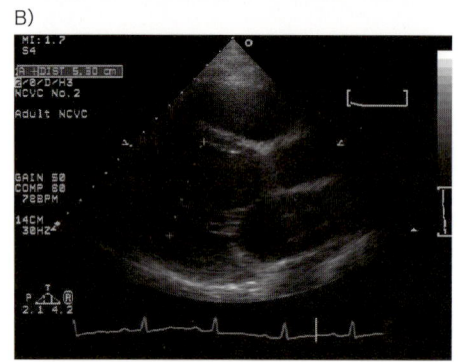

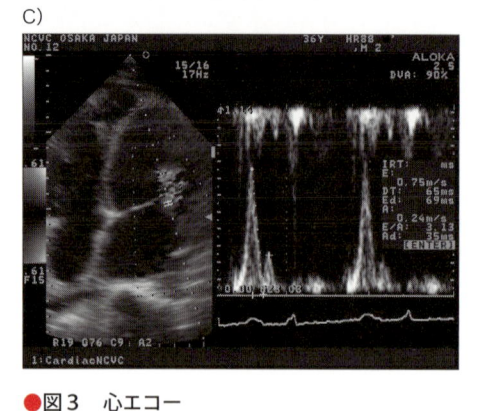

●図3　心エコー
　　A）傍胸骨左縁長軸像　拡張期，B）収縮期，C）僧帽弁通過血流速度波形

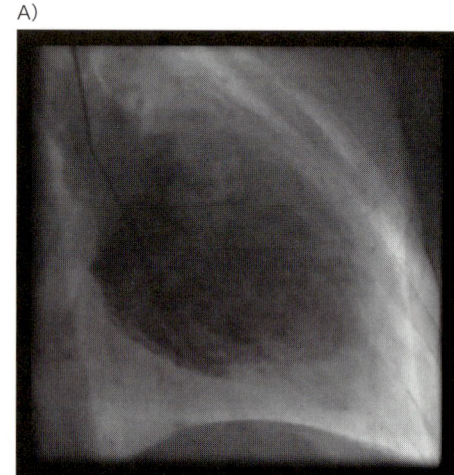

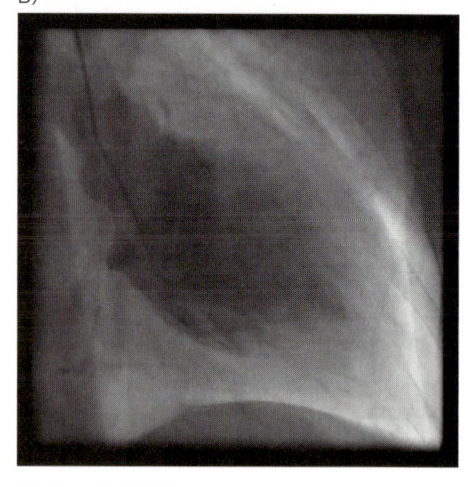

●図4　左室造影
　　A）拡張期，B）収縮期

> 　　30/9（17）mmHg，平均肺動脈楔入圧 8 mmHg，心拍出量 7.3 L/分．
> 　　左室造影（**図4**）：**左室のびまん性の壁運動低下を認めた**．**左室駆出率 32%**．
> 　　冠動脈造影：有意狭窄を認めなかった．
> 　　心筋生検：軽度の心筋細胞肥大と太さのバラツキを認めるが**錯綜配列は認めない**．血管周囲間質の線維化を認めるが，**細胞浸潤，間質浮腫は認めない**．
>
> **9）治療方針**
> 　　左室のびまん性の壁運動低下に加え，アルコール多量摂取の病歴があり，他の二次性心筋症が否定的であることから，アルコール性心筋症の診断となった．
> 　　左心不全症状を呈し，体液貯留を伴った．利尿薬を使用し体液量の補正を行ったうえで，アンジオテンシン受容体拮抗薬（ARB），β遮断薬を導入した．
> 　　また，断酒を強く勧めた．
>
> **10）治療経過**
> 　　状態改善し退院した．退院後も断酒に成功した．心不全の増悪を起こすことなく，外来で経過観察を行っている．

3　考察

1）アルコール性心筋症の診断について

　　臨床的には，アルコール性心筋症と特発性拡張型心筋症の鑑別は必ずしも容易ではない．心不全の症状は本例のように徐々に進行する場合もあれば，左室不全が急性増悪することもある．不整脈で発症することもある．左室びまん性壁運動低下を呈した症例で，アルコール多量摂取の病歴を伴う場合に，検査所見，心エコーにおける左室心筋重量の増加などの所見を参考に，アルコール性心筋症と推定し，断酒を指導し，経過を観察することによって確かめられることが多い．

　　本例においては，**びまん性の壁運動異常，心筋生検における心筋線維化の所見などからアルコール性心筋症と診断した**．しかし，これらの検査所見は，**アルコール多飲歴がなければ，いずれもアルコール性心筋症に対して特異的とはいえない**．

2）アルコール多飲歴について（memo参照）

　　純アルコールとして 80g を 5 年以上毎日飲んでいるとアルコール心筋症発症のリスクが増加する[1]．女性の方が若干心筋症を発症しやすいとされている[3]．本例では焼酎 600 mL を毎日飲酒していた．これは純アルコール換算で 1 日あたり 96g となり非常に多く，診断の根拠となった．

> ● memo　**アルコールの単位**
> 　　アルコール性心筋症は「純アルコールとして 80g を毎日 5 年以上飲んでいると起こりやすい」ということであるが，どのくらいの量を飲むとそれに相当するかがわかりにくい．純アルコール量は次の式で計算される．

$$純アルコール量（g）＝酒の量（mL）×度数または\%/100×比重（=0.8）$$

本例の場合は，焼酎のアルコール度数を20%とすると，600mL × 20% × 比重（=0.8）＝ 96gとなり，多量であることがわかる．
アルコールの単位は国によって異なるため欧米の文献を読む際に気をつけなければならない．わが国においては**純アルコールとして20gを1単位**としている．すなわち**4単位を毎日飲酒する場合にアルコール性心筋症のリスクが高まる**ということになる．わが国の「単位」は突出して高く，米国では1ドリンクは14g，オーストラリア，ニュージーランドは10g，デンマークは12g，英国は8gである．

＜アルコール1単位に相当する量（日本）＞

- 日本酒：1合
- ウィスキー：ダブル1杯
- ビール：中瓶かロング缶1本
- サワー類（7%）：1缶
- ワイン：グラス2杯

したがって，アルコール80gに相当する量としては日本酒4合，ビール中瓶4本などとなる．

3）心エコー所見による血行動態評価

アルコール性心筋症では，**左室心筋重量が増大し，左室内腔が拡大，壁は薄くなる**[1]．また，無症状のうちから，**拡張機能が低下する**．

本例においても，びまん性の壁運動異常が認められ，左室心筋重量が増大していた（memo参照）．下大静脈は拡大し，呼吸性変動が低下しており，右房圧は10〜15 mmHgと推定された（memo参照）[7]．三尖弁逆流から推測される右房右室圧較差と考え合わせると，収縮期肺動脈圧は40〜45 mmHgと推測された．

僧帽弁通過血流は拘束型を示しており，左室拡張終期圧の上昇が示唆された．

●memo　左室心筋重量

M-モードまたは二次元断層図を用いて得られた値から，以下の式を用いて求められる[7]．日本人の正常範囲は欧米に比して低値である[11]．

左室心筋重量（g）＝0.80×1.04［（心室中隔壁厚（cm）＋左室拡張終期径（cm）＋左室後壁厚（cm））^{3}－（左室拡張終期径（cm））^{3}］＋0.6

<左室心筋重量の基準値>

	男性				女性			
	正常	軽度異常	中等度異常	重度異常	正常	軽度異常	中等度異常	重度異常
左室心筋重量（g）[7]	88〜224	225〜258	259〜292	≧293	67〜162	163〜186	187〜210	≧211
左室心筋重量係数（g/m^2）[7]	49〜115	116〜131	132〜148	≧149	43〜95	96〜108	109〜121	≧122
左室心筋重量（日本人）（g）[11]	133±28				105±22			
左室心筋重量係数（日本人）（g/m^2）[11]	76±16				70±14			

● memo **下大静脈と右房圧**

下大静脈径とその呼吸性変動を観察することによって，右房圧が推定される[7]．

下大静脈径	呼吸性変動	推定右房圧
<17mm		0〜5mmHg
≧17mm	≧50%	6〜10mmHg
≧17mm	<50%	10〜15mmHg
≧17mm	まったく認めない	>15mmHg

4）病理所見

　アルコール性心筋症の心筋生検の病理所見は，特発性拡張型心筋症に認められる所見と同様の変化で，特異的な変化は認められない．しかし，心筋生検は他の二次性心筋症との鑑別のために有用である．本例においても錯綜配列を認めないことから，拡張相肥大型心筋症の可能性は低く，細胞浸潤を認めないことから，慢性心筋炎などの可能性も低いと考えられた．

5）その他の検査所見

①肝機能障害

　本例では，うっ血肝だけでは説明できないような肝機能障害を認めた．病歴とあわせて，アルコール性肝障害を示唆する所見である[8]．

②大球性変化

　アルコール多飲歴のある患者では平均赤血球容積（MCV）が増大し，大球性となる[8]．これは必ずしもアルコール摂取に特異的な所見ではないが，大球性変化を見た場合には，他の検査値と考えあわせたうえで，アルコール摂取歴について確認すべきである．

6）治療

　臨床症状は肺うっ血などの左心不全症状と浮腫などの右心不全症状も同時に認められ，慢性的に増悪していた．血圧も保たれていたことから，強心薬の投与は行わず，利尿薬の投与と，その後アンジオテンシン受容体拮抗薬（ARB），β遮断薬の導入を行った．また，強く断酒を

勧めた．

①断酒

アルコール性心筋症による収縮不全は断酒によって3〜12週間で改善するとされる[5]．節酒だけでも有効とする報告もある[6]．一方，断酒を行っても心機能が改善しない例も存在する．

アルコール性心筋症では，拡張型心筋症と同様に上室性不整脈，心室性不整脈のリスクがあるが，断酒によって突然死のリスクも低下することが報告されている[9]．

②薬剤治療

アルコール性心筋症では，レニン・アンジオテンシン系が亢進しており，アンジオテンシン変換酵素阻害薬（ACE-Ⅰ）またはARBが有効である[10]．交感神経活性も亢進しており，β遮断薬も有効である．ジゴキシンも有効とされている．また必要に応じて利尿薬を用いる．

文献

1) Piano, M. R. : Chest, 121 : 1638–1650, 2002
2) Klatsky, A. L. et al. : N Engl J Med, 296 : 1194–1200, 1977
3) Urbano-Marquez, A. et al. : JAMA, 274 : 149–154, 1995
4) Gavazzi, A. et al. : Am J Cardiol, 85 : 1114–1118, 2000
5) Masani, F. et al. : J Cardiol, 20 : 627–634, 1990
6) Nicolas, J. M. et al. : Ann Intern Med, 136 : 192–200, 2002
7) Lang, R. M. et al. : J Am Soc Echocardiogr, 18 : 1440–1463, 2005
8) Wang, R. Y. et al. : Arch Intern Med, 150 : 1079–1082, 1990
9) Fauchier, L. : Chest, 123 : 1320, 2003
10) Cheng, C. P. et al. : Circulation, 114 : 226–236, 2006
11) Daimon, M. et al. : Circ J, 72 : 1859–1866, 2008

4. 二次性心筋症（サルコイドーシス，アミロイドーシスなど）

西尾亮介，松森 昭

1 はじめに

　従来，心筋症は"原因不明の心筋疾患"と定義されていたが，遺伝子解析などの進歩により，原因と推定されるものが多く発見された．それに伴い，1995年の世界保健機構/国際心臓連合（WHO/ISFC）合同委員会の定義は改訂され，心筋症は，"心機能障害を伴う心筋疾患"と定義され，"原因不明"の語句が外された[1]．さらに最新の定義では，"さまざまな原因による心筋疾患群"とされ，遺伝的背景の重要性が指摘されるに至っている[2]．心筋症では遺伝子異常に加え，免疫異常やウイルス感染，さらに修飾遺伝子や環境因子などの影響も指摘されており，複合的に発症する可能性が予想されている[3]．心筋症の病因は多彩であることから，現状としては機能的・形態的な臨床病型による分類がなされてきたが，アメリカ心臓協会2006（AHA2006）心筋症の定義と分類[2]では原因をより明確にする方向で分類がなされている（**表1**）．それによると，心筋症は**原発性心筋症**，**二次性心筋症**に大別され，原発性心筋症はさらに，**遺伝性心筋症**，**混合性（遺伝性および非遺伝性）心筋症**，**後天性心筋症**に分類される．し

● 表1　心筋症の分類（文献2より改変）

原発性心筋症（primary cardiomyopathies）
遺伝性心筋症（genetic）
肥大型心筋症（HCM：hypertrophied cardiomyopathy） 不整脈源性右室心筋症（ARVC/D：arrhythmogenic right ventricular cardiomyopathy/dysplasia） 左室緻密化障害（LVNC：left ventricular noncompaction） 糖原病：AMP活性化プロテインキナーゼ γ₂ 遺伝子（PRKAG2）変異，ダノン病［リソソーム関連膜タンパク2遺伝子（LAMP2）変異］ 伝導路疾患（conduction system disease） ミトコンドリア筋症 イオンチャネル疾患（ion channelopathies）：QT延長症候群（LQTS：long-QT syndrome），ブルガダ症候群，QT短縮症候群（SQTS：short-QT syndrome），カテコラミン誘導性単形性心室頻拍（CPVT：catecholaminergic polymorphic ventricular tachycardia），アジア夜間突然死症候群（SUNDS：sudden unexplained nocturnal death syndrome）
混合性心筋症［mixed (genetic and nongenetic)］
拡張型心筋症 拘束型心筋症（非肥大型・非拡張型）
後天性心筋症
心筋炎（炎症性心筋症）：薬剤性，感染性（ウイルス性，細菌性等，Chagas病など），巨細胞性など ストレス心筋症（たこつぼ心筋症） 産褥期心筋症［peripartum (postpartum) cardiomyopathy］ 頻脈起因性心筋症（tachycardia-induced cardiomyopathy） インスリン依存型糖尿病の妊婦から生まれた乳児

（次ページへ続く）

● 表1 心筋症の分類（続き）

二次性心筋症
浸潤性疾患
アミロイドーシス（原発性，家族性常染色体優性，老人性，二次性），Gaucher病，Hurler病，Hunter病
蓄積症
ヘモクロマトーシス，心Fabry病，糖原病［II型（Pompe病）］，Niemann-Pick病
毒物
薬剤，重金属，化学物質
心内膜性疾患
心内膜線維症，好酸球増多症候群（Löffler心内膜炎）
炎症性（肉芽腫性）疾患
サルコイドーシス
内分泌疾患
糖尿病，甲状腺機能亢進症，副甲状腺機能亢進症，褐色細胞腫，末端肥大症
心臓・顔症候群
Noonan症候群，黒子症
神経筋疾患／神経疾患
Friedreich失調症，Becker型およびDuchenne型筋ジストロフィ，エメリー—ドライフス筋ジストロフィ，筋強直性ジストロフィ，神経線維腫症，結節硬化症
栄養欠乏症
脚気（チアミン），ペラグラ，壊血症，セレン，カルニチン，クワシオルコル
自己免疫疾患／膠原病
全身性エリトマトーデス，皮膚筋炎，慢性関節リウマチ，強皮症，結節性多発動脈炎
電解質不均等
癌治療関連
アントラサイクリン：ドキソルビシン（アドリアマイシン），ダウノルビシン，シクロフォスファミド，放射線

かし，この分類は病因と形態的分類が混在しており，検討すべき点が多いことに注意が必要である．われわれは，病因に基づいた新しい分類を提唱している[4]．本項では，収縮機能の低下を伴う二次性心筋症の症例から，心機能評価の患者治療への応用を中心に解説する．

2 症例1

Case ① 心臓サルコイドーシスの症例（63歳，女性）

1）診断
①心臓サルコイドーシス　②高度房室ブロック　③うっ血性心不全　④心室頻拍

2）既往歴
特記すべきことなし

Case

3）家族歴
特記すべきことなし

4）現病歴
1993年，呼吸器内科にてサルコイドーシスと診断．1999年頃より，失神をしばしば認めたため，心臓サルコイドーシスが疑われ，2000年，精査入院となった．

5）入院時現症
身長：152cm，体重：58kg，血圧：135/81mmHg，脈拍：54/min（不整），体温：35.9℃，心音異常なし，S3，S4聴せず，心雑音聴取せず，呼吸音正常，血管雑音なし，腹部圧痛腫瘤腹水なし，肝脾触れず，神経学的所見なし．

6）入院時検査成績

①血液検査所見
WBC 5,600/μL（分画異常なし），RBC 377万/μL，Hb 12.7g/dL，Ht 37.5%，PLT 28.5万/μL，PT（INR）0.95

②生化学検査所見
GOT 22 IU/L，GPT 12 IU/L，LDH 163 IU/L，CPK 51 IU/L，TP 7.8 g/dL，UA 4.6 mg/dL，GLU 78 mg/dL，Cre 0.6 mg/dL，BUN 9 mg/dL，Na 143 mEq/L，K 3.8 mEq/L，Cl 102 mEq/L，CRP 0.1 mg/dL，VDRL（−），TPHA（−），HBsAg（−），HCV抗体（−），**ACE 15.8 IU/L/37℃**，リゾチーム 8.5 μg/mL

③胸部単純X線写真
CTR=52%，両側肺門リンパ節腫脹，大動脈弓石灰化（＋），右第1，2弓，左第4弓突出，肋骨横隔膜角鋭，うっ血像（−）

④心電図（図1）
心拍数62回/分，洞調律，完全右脚ブロック，1度房室ブロック，上室性期外収縮（単発），心室性期外収縮（単発）

⑤心エコー検査（図2）
LVDd/Ds=43/32 mm, IVS/LVPW=11/15 mm, EF=51 %, LAD=38 mm，心尖部肥大と壁運動低下，軽度僧帽弁閉鎖不全を認めた．

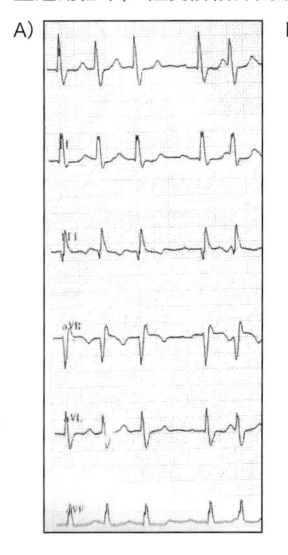

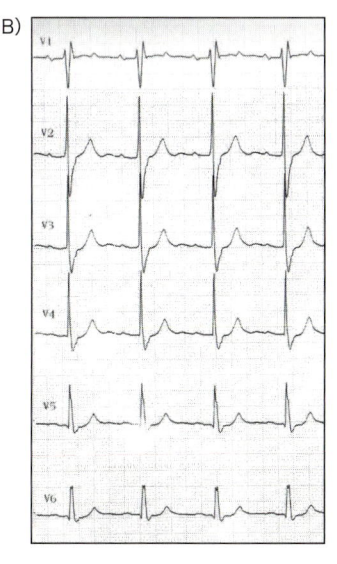

●図1　心電図
完全右脚ブロック，1度房室ブロック，上室性期外収縮（単発），心室性期外収縮（単発）を認める

§1-4 ●二次性心筋症（サルコイドーシス，アミロイドーシスなど）

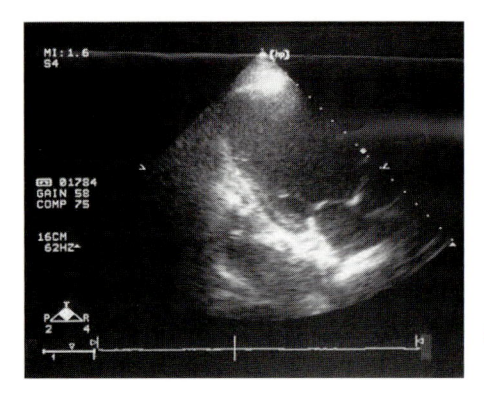

●図2　心エコー
　　　心尖部肥大と壁運動低下を認める

⑥トレッドミル運動負荷検査

　方法：Bruce法，7分42秒，下肢痛にて終了，二重積（心拍数×収縮期血圧，double product）17100，胸痛なし，上室性期外収縮および心室性期外収縮を認めるも運動負荷で頻度の変化なし．有意なST変化なく，陰性と判断された．

⑦ホルター心電図

　上室性期外収縮および心室性期外収縮の散発を認めるも，2秒以上のポーズは認められず．

⑧心筋 ^{201}Tl-Cl シンチグラフィー

　運動負荷時および安静時に心室中隔に低灌流を認めた．

⑨ ^{67}Ga-citrate シンチグラフィー

　明らかな集積像なし．

⑩心臓カテーテル検査

　冠動脈造影：有意狭窄なし

　左室造影：#2，#3　低下

　pcw 8 mmHg，PAmain 29/12/19 mmHg，RA 4 mmHg，Ao 160/77 mmHg，C.O. 3.96 L/min，C.I. 2.55 L/min/m2，EDV 130 mL，ESV 64 mL，EF 51%．

⑪心臓電気生理検査

　HV-block（Gap phenomenon ＋）

⑫心内膜下心筋生検

　右室中隔壁サンプルより**非乾酪性類上皮細胞肉芽腫**と**心筋線維化**を認める．

7）治療方針

　心内膜下心筋生検などから，心臓サルコイドーシスと診断された．入院中に数秒間の意識消失発作をきたし，心電図上，高度房室ブロックが認められた．電気生理学的検査の結果も考慮し，永久ペースメーカーの適応と判断され，ペースメーカー植え込み術が施行された．①肺病変に関してステロイドの適応がなかったこと，②眼，皮膚の合併症がなく，ACEとリゾチームが正常範囲内で，活動性に乏しかったこと，③心機能の急激な悪化といった緊急性がなかったこと，④高齢で女性であり，骨粗しょう症などの副作用が懸念されること，などから，ステロイド投与の適応ではないと判断され，心不全治療を主体に，ACE阻害薬の内服のみで，外来経過観察となった．

Case

8）治療経過（図3）

　2001年ごろより顔面および下肢浮腫，全身倦怠感，労作時呼吸困難，起座呼吸の自覚があり，再入院となった．胸部X線上うっ血が認められ，BNP 816 pg/mLと上昇，心エコー検査ではLVDd/Ds=57/45 mm, IVS/LVPW=6/7 mm, EF=42 %で，左室拡張とびまん性壁運動異常が認められた．利尿薬が開始され，うっ血が改善したため，再度心臓カテーテル検査が施行された．冠動脈造影では有意狭窄なく，左室造影ではびまん性壁運動低下が認められた．圧および心拍出量は正常であったが，EF 44%と前回より悪化していた．心内膜下心筋生検では著明な線維化と中等度の細胞浸潤（小円形細胞・類上皮細胞）および中等度の心筋細胞肥大を認められた．ACE阻害薬に加え，β遮断薬が併用され，外来経過観察となった．

　2005年，失神発作はなかったが，ホルター心電図で非持続性心室頻拍，多発性心室性期外収縮を認めたため精査入院．心室頻拍誘発試験では，右室心尖部二連刺激で血圧40 mmHg以下となる持続性心室頻拍が誘発された．心エコーではEF 39%と低下が認められたこともあり，植え込み型除細動器（ICD）の適応と判断され，植え込み術が行われた．

　2008年，持続性心室頻拍が頻回に認められ，アミオダロン治療が導入され，現在も外来治療中である．

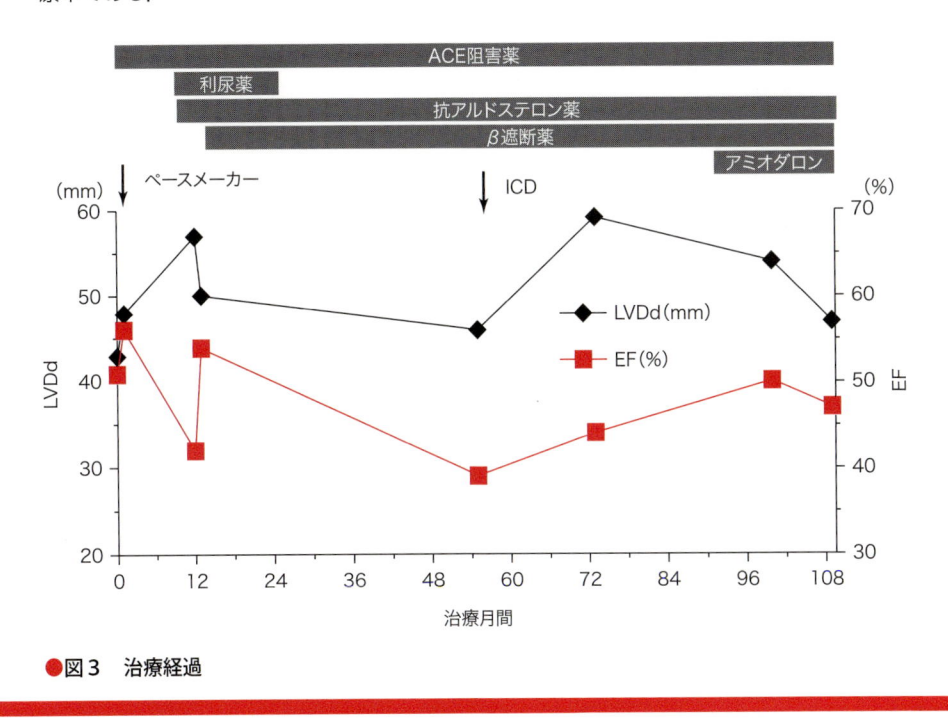

● 図3　治療経過

3　考察（Case①）

　サルコイドーシスは病因不明の疾患であり，非乾酪性類上皮細胞肉芽腫が多臓器に形成される．比較的予後良好な疾患とされるが，心病変は予後不良因子の1つであり，サルコイドーシスの死因の3分の2以上と言われている[5]．心臓サルコイドーシスの診断，治療に関しては多くの研究がなされてきている．わが国では心臓サルコイドーシスの診断は，「サルコイドーシ

スの診断基準と診断の手引き-2006」[6]が汎用されている（**表2**）．本症例では，初回入院時に主徴候2項目，副徴候4項目が陽性で心臓サルコイドーシスと診断された．

● 表2　サルコイドーシスの診断基準と診断の手引き-2006（文献6より改変）

診断基準

サルコイドーシスの診断は組織診断群と臨床診断群に分け下記の基準に従って診断する．

1．組織診断群

一臓器に組織学的に非乾酪性類上皮細胞肉芽腫を認め，かつ，下記1）～3）のいずれかの所見がみられる場合を組織診断群とする．
1）他の臓器に非乾酪性類上皮細胞肉芽腫を認める．
2）他の臓器で「サルコイドーシス病変を強く示唆する臨床所見」（診断の手引き参照）がある．
3）表Aに示す検査所見6項目中2項目以上を認める．

表A．全身反応を示す検査所見

1）両側肺門リンパ節腫脹
2）血清ACE活性高値
3）ツベルクリン反応陰性
4）Gallium-67 citrateシンチグラムにおける著明な集積所見
5）気管支肺胞洗浄検査でリンパ球増加またはCD4/CD8比高値
6）血清あるいは尿中カルシウム高値

2．臨床診断群

組織学的に非乾酪性類上皮細胞肉芽腫は証明されていないが，2つ以上の臓器において「サルコイドーシス病変を強く示唆する臨床所見」（診断の手引き参照）に相当する所見があり，かつ，前記の表Aに示した全身反応を示す検査所見6項目中2項目以上を認めた場合を臨床診断群とする．

3．除外診断

他疾患を十分に除外することが必要である．除外項目については「診断の手引き」の記載を参照し検討する．

4．心臓病変を強く示唆する臨床所見

下記の表Bに示す心臓所見を主徴候と副徴候に分け，いずれかの場合をいう．臨床所見（徴候）は主徴候と副徴候に分けられ，以下のいずれかを満たす場合をいう．
1）主徴候4項目中2項目以上が陽性の場合．
2）主徴候4項目中1項目が陽性で，副徴候5項目中2項目以上が陽性の場合．

表B．心臓所見

（1）主徴候
　（a）高度房室ブロック
　（b）心室中隔基部の菲薄化
　（c）Gallium-67 citrateシンチグラムでの心臓への異常集積
　（d）左室収縮不全（左室駆出率50％未満）
（2）副徴候
　（a）心電図異常　：心室不整脈（心室頻拍，多源性あるいは頻発する心室期外収縮），右脚ブロック，軸偏位，異常Q波のいずれかの所見
　（b）心エコー図　：局所的な左室壁運動異常あるいは形態異常（心室瘤，心室壁肥厚）
　（c）医学検査　　：心筋血流シンチグラム（thallium-201 chloride，あるいはtechnetium-99m mehoxyisobutylisonitrile, technetium-99m tetrofosmin）での灌流異常
　（d）Gadolinium造影MRIにおける心筋の遅延造影所見
　（e）心内膜心筋生検：中等度以上の心筋間質の線維化や単核細胞浸潤

付記：
1）虚血性心疾患と鑑別が必要な場合は，冠動脈造影を施行する．
2）心臓以外の臓器でサルコイドーシスと診断後，数年を経て心病変が明らかになる場合がある．そのため定期的に心電図，心エコー検査を行い経過を観察する必要がある．
3）Fluorine-18 fluorodeoxyglucose PETにおける心臓への異常集積は，診断上有用な所見である．
4）完全房室ブロックのみで副徴候が認められない症例が存在する．
5）心膜炎（心電図におけるST上昇や心嚢液貯留）で発症する症例が存在する．
6）乾酪壊死を伴わない類上皮細胞肉芽腫が，心筋生検で観察される症例は必ずしも多くない．

■除外診断
巨細胞性心筋炎を除外する．

● 表3 心臓サルコイドーシスの治療ガイドライン（文献5より抜粋）

心臓サルコイドーシスの治療

1．治療方針

　　サルコイドーシスの死因の3分の2以上は，本症の心病変（心臓サルコイドーシス）による．従って心病変の存在はサルコイドーシスの予後を左右する要因と考えられている．一般に早期の心病変にはステロイド剤が有効である．そこで心臓サルコイドーシスの診断がなされた場合には，ステロイド剤治療を行う．なお各種病態に応じて一般的治療も並行して行う必要がある．

2．ステロイド剤全身投与の適応

　1）房室ブロック[注1]
　2）心室頻拍などの重症心室不整脈[注2]
　3）局所壁運動異常あるいは心ポンプ機能の低下[注3]

3．一般的な投与法

　1）初期投与量：プレドニゾロン換算で連日30mg/日または隔日に60mg/日で内服投与．
　2）初期投与期間：4週間．
　3）減量：2～4週間毎に，プレドニゾロン換算で連日5mg/日または隔日に10mg/日ずつ減量．
　4）維持量：プレドニゾロン換算で連日5～10mg/日または隔日に10～20mg/日投与．
　5）維持量の投与期間：いずれ終了することが望ましいが，他臓器と異なり終了が難しい場合が多い．[注4]
　6）再燃：初期投与量を投与する．

4．ステロイド剤の効能

　1）房室ブロックでは，伝導障害が改善し正常化する例も見られる．
　2）収縮能は改善するまでには至らないが，心収縮はそれ以上悪化しない例が多い．
　　（ステロイド剤治療を行わない場合は，一般的に収縮能は次第に悪化する．）

5．注意事項

　1）ステロイド剤の一般的な副作用．
　2）投与後，まれに心室頻拍が出現あるいは悪化する例が存在する．
　3）投与後，まれに心室瘤を形成する例が存在する．

注1）高度房室ブロックおよび完全房室ブロックでは，ステロイド剤を投与するとともに，恒久的ペースメーカの植込みを考慮する．

注2）心室期外収縮，心室頻拍がステロイド剤治療により全て消失することは稀であり，抗不整脈薬の併用を試みる．これらの治療にもかかわらず，持続性心室頻拍などが認められる場合には，植込み型除細動器やカテーテルアブレーションの適応となる．

注3）β遮断薬は左室収縮機能不全に有用であるが，心不全や伝導障害を悪化させることがあるので慎重に用いる．

注4）ステロイド剤の重大な副作用で継続投与が困難な場合には，メトトレキサート5～7.5mg/週の投与も試みられている．しかし心病変に対する本剤の使用経験は少なく，その有用性も十分には明らかにされていない．

　心臓サルコイドーシスはさまざまな病態を呈し肥大型心筋症様病態を呈する場合もある[7]．治療に関しては，日本サルコイドーシス/肉芽腫性疾患学会のサルコイドーシス治療ガイドライン策定委員会・治療ガイドライン策定専門部会（循環器部会）による「心臓サルコイドーシスの治療ガイドライン」[5]が参考にされている（**表3**）．それによると早期のステロイド治療が推奨されており，ステロイド導入時期の判断は房室ブロック，重症心室不整脈，低左室機能のいずれかの発症がポイントになるとされる．ただし，ガイドラインにも記載されているように，心臓サルコイドーシスのステロイド治療の有用性に関して，二重盲験試験はなく，長期予後に関する検討もあまり行われていない．ステロイド治療により悪化する症例や自然寛解する症例もあり，注意が必要である．臨床の現場では個々の症例に対し総合的な判断が必要になると思われる．本症例は，**心機能・左室リモデリングに注意し，心不全治療を主体に治療を行った**．初期の段階では心機能上もうっ血所見がなかったため，ペースメーカー植え込みのうえ，

ACE阻害薬のみの投与とした．心拡大とうっ血所見が認められた時点で，一時的に利尿薬を使用し，うっ血の改善と並行して，血圧などに注意しながら，抗アルドステロン薬とβ遮断薬を併用した．その後，EFの低下と非持続性心室性頻拍が認められ，誘発試験で持続性心室頻拍が誘発されたため，ICDの植え込みを行った．この時点でのICDの有効性に関しては十分なエビデンスはない．その後，心拡大とEFの改善が認められたが，ICDとの関連は不明である．持続性心室頻拍が頻回に認められたため，アミオダロンの併用を行った．心拡大の改善が認められたが，治療との関連は不明である．

治療に関してはサルコイドーシスの病因が不明であることが根本的な問題であり，今後のさらなる研究と新たな治療法の開発が期待されるところである．

4 症例2

Case ② 心アミロイドーシスの症例（59歳，男性）

1）診断
①免疫細胞性アミロイドーシス（原発性アミロイドーシス）　②うっ血性心不全

2）既往歴
特記すべきことなし

3）家族歴
特記すべきことなし

4）現病歴
1989年，労作時呼吸困難と動悸を自覚．外来にて心電図異常と心膜液貯留を指摘され，精査入院となった．

5）入院時現症
身長：167cm，体重：48kg，血圧：122/68mmHg，脈拍：87/min（整），体温：36.1℃，S3聴取するも，心雑音聴取せず，呼吸音正常，血管雑音なし，腹部圧痛腫瘤腹水なし，右季肋下に肝を約3cm触知，下腿浮腫（＋）（圧痕あり），神経学的所見なし．

6）入院時検査成績
①血液検査所見
WBC 5,400/μL（分画異常なし），RBC 492万/μL，Hb 16.0 g/dL，Ht 47.2%，PLT 12.7万/μL，PT 12.2秒，APTT 31.0秒，Fib 151 mg/dL

②生化学検査所見
GOT 41 IU/L，GPT 43 IU/L，LDH 483 IU/L，CPK 103 IU/L，TP 7.3 g/dL，T-BiL 1.2 mg/dL，Alb 4.4 g/dL，UA 5.1 mg/dL，GLU 88 mg/dL，Cre 1.0 mg/dL，BUN 18 mg/dL，Na 142mEq/L，K 4.2mEq/L，Cl 102mE/L，AFP 29.4 ng/mL，CRP 0.1 mg/dL，VDRL（－），TPHA（－），HBsAg（－），HCV抗体（－），**尿中ベンスジョンズタンパク陽性（λ鎖）**

③胸部単純X線写真
CTR=57%，うっ血像（－），胸水（－）

④心電図（図4）

Case

心拍数96回/分，正常洞調律，著明な軸偏位，四肢誘導低電位，Ⅰ，Ⅱ，Ⅲ，$V_{2～4}$にてQSパターン

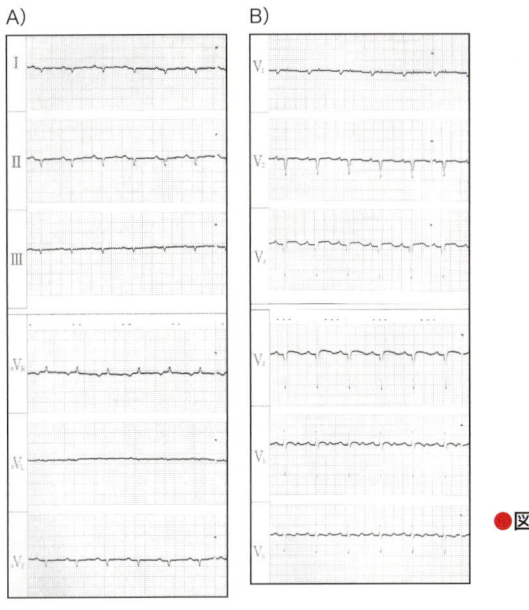

● 図4　心電図
著明な軸偏位，四肢誘導低電位，Ⅰ，Ⅱ，Ⅲ，$V_{2～4}$にてQSパターンを認める

⑤ **心エコー検査（図5）**

　LVDd/Ds=34/24 mm，IVS/LVPW=14/14 mm，EF=60 %，LAD=40 mm，心室中隔に**粒状心筋輝度上昇（granular sparkling）**と壁運動低下，中等度**心肥大**と中等度心膜液貯留を認めた．

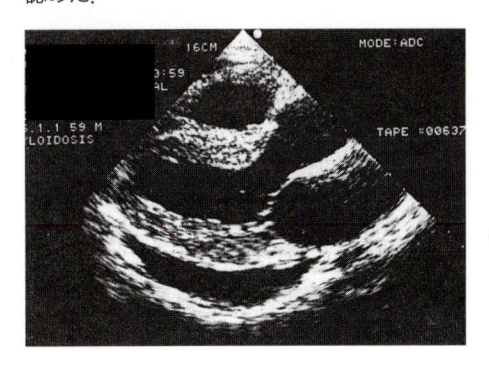

● 図5　心エコー
心室中隔に粒状心筋輝度上昇（granular sparkling）と壁運動低下を認め，心肥大と心膜液貯留も認められた

⑥ **トレッドミル運動負荷検査**

　方法：Bruce法，4分24秒，下肢痛にて終了，二重積14986，胸痛なし，心室性期外収縮を認めるも運動負荷で頻度の変化なし．有意なST変化なく，陰性と判断された．

⑦ **ホルター心電図**

　上室性期外収縮および心室性期外収縮の散発を認めるも，2秒以上のポーズは認められず．

⑧ **全身骨X線写真**

　異常なし

§1-4 ● 二次性心筋症（サルコイドーシス，アミロイドーシスなど）

⑨骨髄穿刺
　異常なし
⑩心臓カテーテル検査
　冠動脈造影：有意狭窄なし
　左室造影：全体にやや低下
　pcw 20 mmHg，PAmain 40/20/27 mmHg, RVout 41/15 mmHg, RA 14 mmHg, Ao 118/86 mmHg, LVout 120/30 mmHg, C.O. 3.55 L/min, C.I. 2.06 L/min/m^2, EDV 104 mL, ESV 49 mL, EF 53%, EDVI 60 mL/m^2, SI 32 mL/m^2.
⑪心内膜下心筋生検
　心筋細胞の変性壊死を認め，心筋細胞および血管壁に **Congo red 染色にてアミロイド沈着**を認める．
⑫胃・直腸・腎生検
　胃にアミロイド沈着を認めるも，直腸，腎には認められず．

7）治療方針

心内膜下心筋生検などから，心アミロイドーシス，ALアミロイドーシス（原発性アミロイドーシス）と診断された．心不全に対しては利尿薬（ラシックス®）を主体とした治療を行い，原疾患に対してはメルファラン，プレドニゾロンを主体とした治療を行うこととし，退院となった．

8）治療経過（図6）

1990年，下肢浮腫，全身倦怠感の悪化，食欲低下があり，再入院となった．心エコー検査ではLVDd/Ds=36/32 mm, IVS/LVPW=13/15 mm, LAD 28 mm, EF=26％であり，前回入院時より左室収縮期壁運動低下と左室径狭小化・壁肥厚増加が認められ，心膜液も増加傾向にあった．利尿薬主体の治療を行うも，全身倦怠感は悪化．入院10日後に突然，心静止より心肺停止となった．蘇生処置により，心拍再開するも，呼吸・意識は回復せず，多臓器不全により，心肺停止より約2週間後，永眠された．

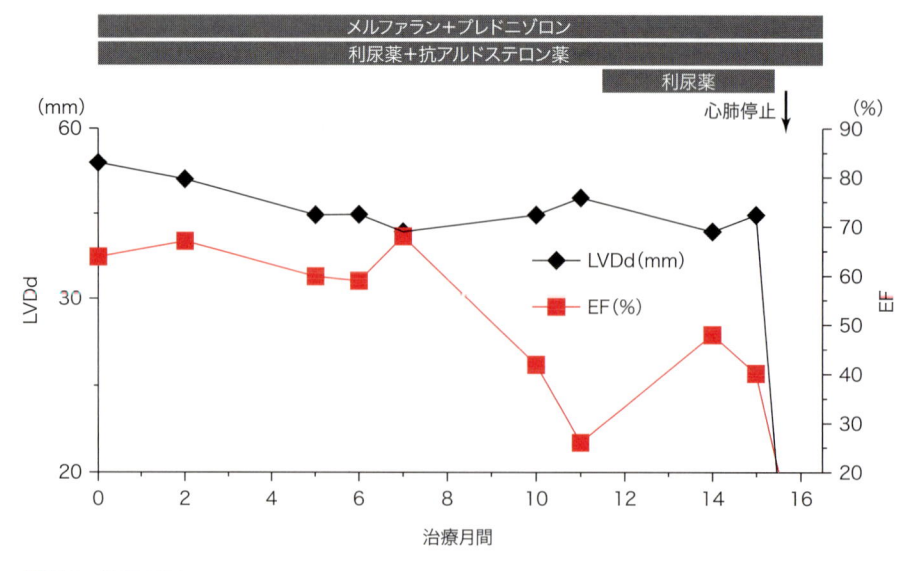

●図6　治療経過

5 考察（Case ②）

1）アミロイドーシスとは

アミロイドーシスはアミロイドタンパクの全身臓器への沈着により臓器障害を起こす難治性疾患である．心アミロイドーシスでは，心室，心房，刺激伝導系などにアミロイド沈着が認められ，拡張障害を主体とする心機能障害を来し，二次性拘束型心筋症の原因の１つである．形態的にはアミロイド沈着による心室壁肥厚，拡張障害や弁逆流による心房拡大が特徴的である．組織診断により確定診断されるが，アミロイド前駆体の種類により分類される（**表4**）．本症例は免疫グロブリン軽鎖によるALアミロイドーシスであり，骨髄腫は合併していなかった．ALアミロイドーシスの約50％に心アミロイドーシスは認められる．心アミロイドーシスの予後は悪く，心不全発症後の平均余命は約１年であり，突然死の原因でもある[8)9)]．

2）心アミロイドーシスの病態と心機能評価

心アミロイドーシスの基本的病態は左室拡張障害であり，左室収縮機能は末期まで軽度の場合が多い．左室のコンプライアンスの低下は左室拡張期圧の上昇を来し，左房圧も上昇する．さらに，重症化に伴い右心系の圧も上昇する．心房負荷は心房細動などの上室性不整脈の原因となる．**心エコー**は診断上きわめて重要で，①**左室求心性肥大**，②**両心房拡大**，に加え，③**粒状心筋輝度上昇**（granular sparkling）が特徴的である．その他，④パルスドプラ法における**左室流入血流の拘束型拡張機能異常パターン**（E/A比の増大，E波減速時間（DcT）の短縮，等容拡張期の短縮，肺静脈血流波形のD波増高），⑤**三尖弁閉鎖不全，僧帽弁閉鎖不全**，⑥Mモードにおける僧帽弁エコーでの**B-B' step形成**（左室拡張末期圧上昇による），⑦心房，心室内壁在血栓，を認めることもある．⑧心膜の肥厚や左室流入速波形に呼吸性変動がないことは収縮性心膜炎との鑑別上重要である．**心電図**では著明な**軸偏位，低電位**が特徴的である．

心臓カテーテル検査における圧所見では**左室拡張末期圧上昇，-dP/dt低下，左室圧下降時定数（τ）延長**が認められる．心室圧曲線がdip and plateauを呈する場合がある．左室拡張末期圧は右室拡張末期圧よりも5mmHg以上高くなる場合が多いが，重症化に伴い三尖弁閉鎖不全症を合併するとその差は小さくなる．また，肺動脈圧上昇が認められる．左室造影検査では左室コンプライアンス低下による拡張期における造影剤の左房への逆流や心室内壁在血栓が認められる場合がある．

3）心アミロイドーシスの治療

治療は原疾患治療と心不全治療とに分かれる．原疾患治療はメルファラン投与と自己幹細胞移植が主流となっている[10)]．心アミロイドーシスにおける心不全治療は現在のところ根本的な治療薬はなく，確立された治療法はない．対症療法のみとなるが，いずれも高いレベルのエビデンスはない．①拡張機能障害に起因する心不全，②不整脈，③血栓塞栓症，に対する治療が主体となる[11)]．

①心不全

左室の拡張不全から左房負荷を来し，肺うっ血や右心不全へと進展する．収縮能が保たれている症例では，うっ血や浮腫が認められる場合には**利尿薬による前負荷軽減が主体**となるが，

● 表4　アミロイドーシスの分類　（厚生労働省特定疾患調査研究班新分類）

アミロイドーシスの病型	アミロイドタンパク	前駆体タンパク
I 全身性アミロイドーシス		
1. 免疫細胞性アミロイドーシス		
1) ALアミロイドーシス	AL	L鎖（κ, λ）
2) AHアミロイドーシス	AH	Ig, γ
2. 反応性AAアミロイドーシス	AA	アポSAA
3. 家族性アミロイドーシス		
1) FAP* I	ATTR	トランスサイレチン
2) FAP II	ATTR	トランスサイレチン
3) FAP III	AApoA1	アポA1
4) FAP IV	AGel1	ゲルソリン
5) 家族性地中海熱（FMF）AA	アポSAA	
6) Muckle-Wells症候群	AA	アポSAA
4. 透析アミロイドーシス	Aβ2M	β2ミクログロブリン
5. 老人性TTRアミロイドーシス	ATTR	トランスサイレチン
II 限局性アミロイドーシス		
1. 脳アミロイドーシス		
1) アルツハイマー型認知症（ダウン症候群）	Aβ	アミロイド前駆体タンパク
2) アミロイドアンギオパチー	Aβ	アミロイド前駆体タンパク
3) 遺伝性アミロイド性脳出血（オランダ型）	Aβ	アミロイド前駆体タンパク
4) 遺伝性アミロイド性脳出血（アイスランド型）	Acys	シスタチンC
5) プリオン病	Ascr	プリオンタンパク
2. 内分泌アミロイドーシス		
1) 甲状腺髄様癌	Acal	（プロ）カルシトニン
2) II型糖尿病・インスリノーマ	AIAPP	LAPP（アミリン）
3) 限局性心房性アミロイド	AANF	心房ナトリウム利尿ペプチド
3. 皮膚アミロイドーシス	AD	ケラチン？
4. 限局性結節性アミロイドーシス	AL	L鎖（κ, λ）

＊FAP：家族性アミロイドポリニューロパチー

低心拍出量や低血圧の症例では著明な血圧低下を来す場合もあり，使用にあたって注意が必要である．アミロイドーシスによる自律神経障害により，ACE阻害薬およびATII受容体拮抗薬に対する認容性が低下しており，注意が必要である．β遮断薬はエビデンスはなく，**Ca拮抗薬は禁忌**とされている．急性悪化時には，カテコラミンやPDE阻害薬の併用が必要となる場合もある．

②不整脈

　心房細動やその他の上室性不整脈を合併した場合，①心拍数上昇による拡張時間の短縮，②心房のブースター効果消失による左室の充満制限により，左室の拡張はより障害され，心拍出量低下および肺うっ血が悪化する．一般の心不全に合併した不整脈治療に準じて**洞調律維持に**

努めるが，**抗不整脈薬の長期使用は控えるべき**である．心房細動の場合は電気的除細動に関しては否定的な意見が多い．洞調律に固執する必要はなく，持続性の場合にはジギタリス剤を使用せざるを得ない場合があるが，ジゴキシンはアミロイドと結合するため，**ジゴキシン中毒**を起こしやすく，注意を要する．ジギタリス剤による心不全症状の軽減効果については疑問視する意見が多い．

③血栓塞栓症

血栓塞栓症の既往や持続性心房細動を合併した場合，**ワーファリンによる抗凝固療法**が必要となる．予防的な抗凝固療法の有効性については明らかではない．

本症例では，心不全症状発症後，確定診断された．洞調律は維持され重篤な不整脈はなく，治療が継続されたが，約1年後に，収縮機能障害が認められ，急速な転機をたどっている．根本的な治療は病態の解明に依存しており，新たな治療法の開発が期待されるところである．

文献

1) Richardson, P., et al. : Report of the 1995 World Health Organization /International Society and Federation of Cardiology Task Force of the definition and classification of cardiomyopathies. Circulation, 93: 841-842, 1996
2) Barry, J. M., et. al. : Contemporary Definitions and Classification of the Cardiomyopathies: An American Heart Association Scientific Statement From the Council on Clinical Cardiology, Heart Failure and Transplantation Committee; Quality of Care and Outcomes Research and Functional Genomics and Translational Biology Interdisciplinary Working Groups; and Council on Epidemiology and Prevention. Circulation, 113 : 1807-1816, 2006
3) Matsumori, A., ct al. : Hepatitis C virus infection and cardiomyopathies. Circ Res, 96: 144-147, 2005
4) Matsumori, A., et al. : Global alert and response network for hepatitis C virus-derived heart diseases: A call to action. CVD Prevention and Control, 4: 109-118, 2009
5) 日本サルコイドーシス/肉芽腫性疾患学会，日本呼吸器学会，日本心臓病学会，日本眼科学会，厚生省科学研究―特定疾患対策事業―びまん性肺疾患研究班：サルコイドーシス治療に関する見解-2003, 日本サルコイドーシス/肉芽腫性疾患学会雑誌, 23：105-114,2003
6) サルコイドーシスの診断基準と診断の手引き-2006. 日本サルコイドーシス/肉芽腫性疾患学会雑誌, 27：89-102,2007
7) Matsumori, A. et al. : Hypertrophic cardiomyopathy as a manifestation of cardiac sarcoidosis. Jpn Circ J, 64 : 679-683, 2000
8) Falk, R. H. : Diagnosis and management of the cardiac amyloidosis. Circulation, 112 : 2047-2060, 2005
9) Kyle, R. A. & Gertz, M. A. : Primary systemic amyloidosis i clinical and laboratory features in 474 cases. Semin Hcmato1, 32：45-59,1995
10) Skinner, M., et al. : High-dose melphalan and autologous stem-cell transplantation in patients with AL amyloidosis: an 8-year study. Ann Intern Med, 140：85-93, 2004
11) 松崎益徳ほか：循環器病の診断と治療に関するガイドライン（2004年度合同研究班報告）慢性心不全治療ガイドライン（2005年改訂版）．Circ J, 66：suppl IV: 1351-1141, 2005

第3部 実際の患者治療に心機能評価を取り入れる

§2 拡張機能の低下

1. 肥大型心筋症

水谷知泰, 和泉 徹

1 はじめに

　肥大型心筋症（hypertrophic cardiomyopathy：HCM）は診断，治療ともに専門性の高い疾患であるが，疾患としては稀ではない．MRI，CT，エコーなどの診断技術が進行したこともあり，徐々に病態が解明されてきている．そのこともあり，厚生労働省特発性心筋症調査研究班によって2005年に心筋症・診断の手引が全面改訂された．

　本症は，圧負荷などでは説明がつけられない不均等な心筋肥大が主体であり，著明な心肥大を伴う拡張障害が特徴である．その結果，左室流出路や心室中隔中部などに圧較差を来し，重度になると圧較差のため心拡大に至る．また，冠微小循環の障害による心筋虚血のため胸痛などの臨床症状が現れることもある．HCMのなかでも閉塞性肥大型心筋症（hypertrophic obstructive cardiomyopathy：HOCM）患者の予後は悪い．

　今回，典型的なHOCM症例を提示し，心機能の評価と圧較差の改善を中心に解説を行う．

2 症 例

Case 70歳男性の症例（閉塞性肥大型心筋症によるうっ血性心不全の症例）

1）診断
　①うっ血性心不全，②閉塞性肥大型心筋症，③高血圧症，④高脂血症

2）現病歴
　10数年前より近医に高血圧症，糖尿病，僧帽弁閉鎖不全症のため通院中であった．7～8年前より労作に呼吸困難が出現するようになった．2005年11月に症状の増悪を認めたため，11月5日に同院受診．心不全と診断され，利尿薬を投与されていた．心不全精査のため，11月25日に当院紹介受診．心不全の精査・加療目的のため，2006年1月10日に当院入院．

3）家族歴
　父：心臓疾患で突然死，母：子宮癌，兄：膀胱癌

4）既往歴
　高血圧症，高脂血症，糖尿病

5）生活歴
　喫煙：20本/日　30年間，飲酒：3合/日　20年間

6）入院時身体所見

　　身長 158cm，体重 58kg，体温 36.3℃，血圧 128/74mmHg，脈拍 60 回/分 整，眼瞼結膜：軽度貧血あり，眼球結膜：黄疸なし，表在リンパ節：腫脹なし，心音：駆出性収縮期雑音ならびに逆流性拡張期雑音あり，奔馬調音なし，呼吸音：清音，腹部：平坦・軟・肝臓は触知せず，下肢：浮腫なし 冷感なし

7）入院時検査所見

①血液ガス（Room Air）

　　pH 7.403，PaCO$_2$ 46.3 Torr，PaO$_2$ 80.4 Torr，HCO$_3$⁻ 28.2 mEq/L，BE 3.0 mEq/L

②血算

　　WBC 5,900/μL，RBC 4.52×10^6/μL，Hb 12.2g/dL，Ht 38.1%，Plt 28.1×10^4/μL

③凝固

　　PT 11.8sec，PT-INR 1.04，aPTT 30.7sec，Fib 337 mg/dL

④生化学

　　T.P 7.2g/dL，Alb 4.3g/dL，T-Bil 0.6 mg/dL，GOT 41 IU/L，GPT 17 IU/L，ALP 185 IU/L，γGTP 104 IU/L，LDH 313 IU/L，CPK 141 IU/L，AMY 70 IU/L，T-chol 241 mg/dL，TG 609 mg/dL，HDL 68 mg/dL，LDL 103 mg/dL，BUN 16 mg/dL，Cr 0.9 mg/dL，UA 8.4 mg/dL，Na 137 mEq/L，K 4.0 mEq/L，Cl 98 mEq/L，Ca 8.7 mg/dL，BS 155 mg/dL，HbA1c 6.3%，TNT＜0.01 ng/mL，CRP 41 mg/dL

⑤内分泌

　　BNP 219.8pg/mL

⑥胸部X線

　　CTR 58%，間質性肺うっ血像あり

⑦心電図

　　洞調律，心拍数 65 回/分，軸 41°，Ⅰ，aVl，V5.6 に **Strain T，SV1＋RV5≧3.5mm**

⑧血管脈波検査

　　ABI Rt/Lt 1.13/1.03，baPWV 2470/2692 cm/s

⑨心エコー

　　AoD/LAD 28/47 mm，IVS/PW 14/14 mm，LVDd/Ds 50/33 mm，EF 64.5%，IVC 9/5 mm，E/A 1.2，LV wall motion 明らかな asynergy なし．LV wall thickness 全周性に hypertrophy あり．大動脈弁 三尖あり，解放良好，moderate AR，僧帽弁 PML の prolapse あり，severe MR，**左室流出路圧較差 65mmHg，収縮期前方運動（systolic anterior motion：SAM）を認める**．右心系の拡大なし．TR・PR は認めない．

⑩心エコー検査

　　冠動脈に有意狭窄なし．心内圧較差：100mmHg，シベンゾリン（シベノール®）1A にて圧較差 30～40mmHg へ減少．全周性の心肥大あり．Stroke volume 73.9 mL，Cardiac output 4.7 L/min，LVEDV 116.1 mL，LVESV 42.3 mL

⑪右心カテーテル

　　Rt PA 36/19.2（26）mmHg，Rt PCWP 19.6mmHg，RA（10）mmHg，RV 53.6/9.6mmHg，SVC（10）mmHg，CO 4.7 L/m，CI 3.0L/m/m^2，EF 63.6%，LV 220/6 mmHg，LVEDP 25mmHg，Ao 86/44mmHg，FA 96/44mmHg

⑫心筋生検
　心筋層：心筋細胞の大小不同と肥大を認める．細胞変性：一部で心筋の融解像やミトコンドリアの増生を認める．配列：配列の乱れが顕著であり，一部に錯綜配列様の乱れを認める．間質：心筋線維束間の線維化が目立つ．間質に単核球の浸潤がみられるが，集族像や心筋への隣接像は認めない．異常沈着物なし．小動脈の肥厚を認める．

8）治療方針
　閉塞性肥大型心筋症に伴う拡張障害により心不全を起こした症例である．心不全の是正後にHOCMに対して治療を行う．症状改善後に心臓カテーテル検査を行い，流出路圧較差を評価し，薬物療法による圧較差改善効果を判定する方針とした．

9）治療経過（図1）
　利尿薬，ACE阻害薬により心不全に対しての治療を行った．しかし心不全の改善に伴い心拍数の上昇が認められた．心拍数調節と圧較差改善のためβ遮断薬を少量より使用したところ，心拍数は減少した．症状が安定したところで，心臓カテーテル検査を施行．心収縮力は保たれていたが，流出路圧較差が100mmHgと著明であった．心筋生検では筋細胞の大小不同と肥大と錯綜配列を認めた．圧較差改善のためシベンゾリン70 mgを使用したところ，流出路圧較差は30〜40mmHg減少した（図2）．シベンゾリンの効果が認められたため，シベンゾリンを300 mgより開始した．症状の安定を認めたため，β遮断薬とシベンゾリンを徐々に増量したところ，心エコーではカテーテル直後100mHgあった推定圧較差は67.5mmHgまで改善した．自覚症状の出現や心電図変化を認めることなく第33病日目に退院となった．

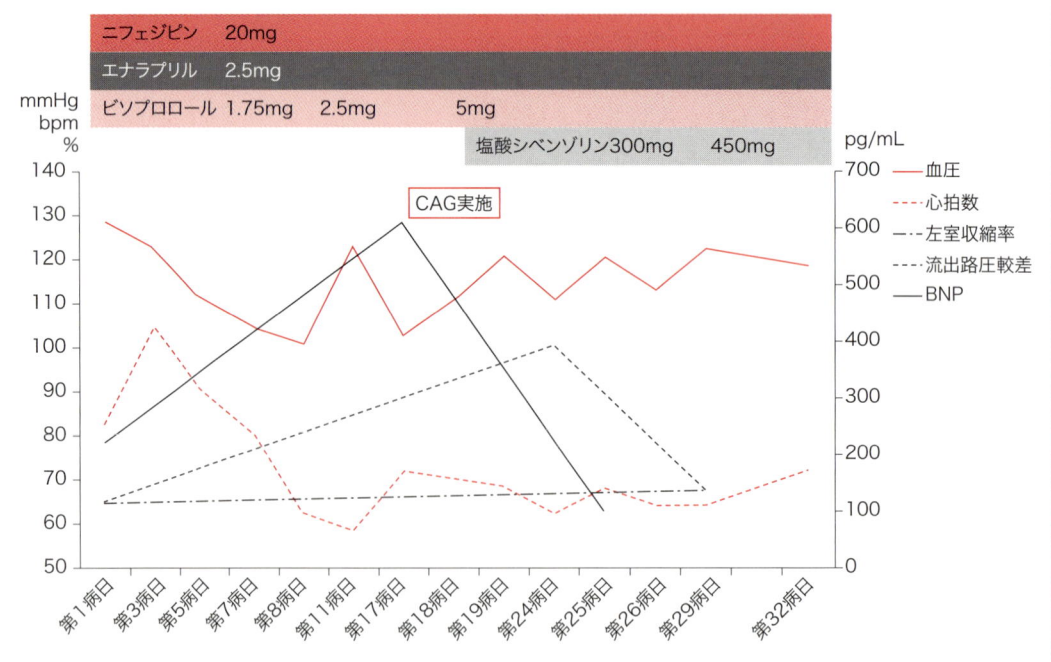

●図1　入院後経過
　血圧・左室収縮率は経過中大きな変化を認めなかった．心拍数は心不全の軽快とβ遮断薬の使用に伴い緩徐となり安定している．BNP（B型ナトリウム利尿ペプチド）と流出路圧較差は心不全の軽快に伴い上昇するも，圧較差の改善により軽快を認めている

Case

A) シベンゾリン投与前

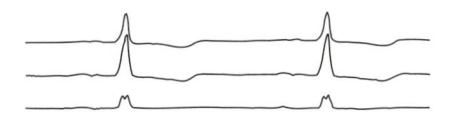

B) シベンゾリン投与後

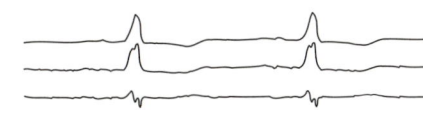

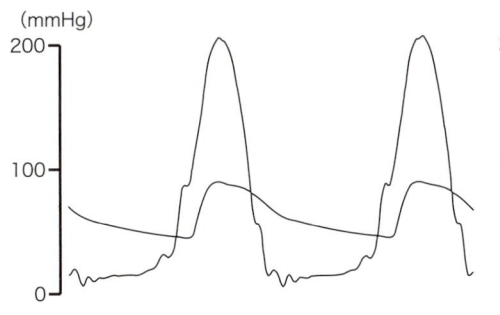

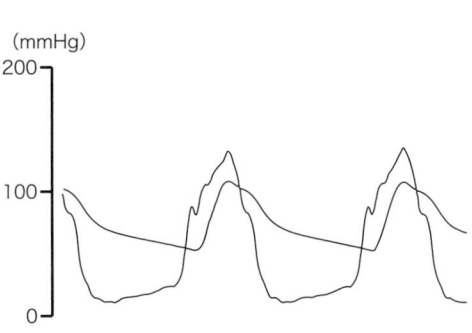

●図2　シベンゾリンによる流出路圧較差の改善効果
A) シベンゾリン投与前，B) シベンゾリン70 mg投与後
シベンゾリン投与前（A）に比べ投与後（B）は圧較差の改善を認める

3　考察

　本症例は閉塞性肥大型心筋症により心不全を来した症例である．肥大型心筋症の基本的病態は壁肥厚および心筋組織の線維化に伴い，左室の拡張性・コンプライアンスが低下する拡張障害が主体となる．特に閉塞性肥大型心筋症においてはHCM関連死および重症心不全症状への移行あるいは心不全・脳梗塞による死亡の独立した予測因子であると報告されている[1]．そのため，**HOCMの治療は拡張障害の改善と流出路圧較差の改善が主体となる**．

1）肥大型心筋症の診断

　本症例は心電図変化，心エコーでの心肥大，SAM，流出路狭窄よりHOCMを疑った．そのため，肥大型心筋症ガイドラインでClass Iとして推奨される二次性心筋症の鑑別のための心内膜心筋生検を，また本症例は左室流出路狭窄が強いため，薬物療法の効果を見るためにも心臓カテーテル検査を施行した．

2）肥大型心筋症の治療法の選択

　拡張能障害に対してβ遮断薬は心拍数の減少により拡張期が延長され，拡張動態が改善する．ベラパミルも同様に心拍数を減少させるが心筋内カルシウム過負荷の抑制により時間作用が改善することにより拡張能が改善する．細胞内のCa濃度の上昇がHCMの拡張障害と心肥大にHOCMに関連していることは報告されている[2]〜[4]．そのため，Ca遮断薬は肥大型心筋症に有効であるが，HOCMに関しては流出路狭窄を増強する可能性がある[5]ため，注意をして使用しなくてはならない．

圧較差の改善としてはβ遮断薬やジソピラミドやシベンゾリンなどのⅠ群抗不整脈薬が使用される．本症例においては抗コリン作用がきわめて小さく[6]，拡張障害を改善するとされているためシベンゾリンを使用した．治療有効性を，まず心臓カテーテル検査において静注薬で有効性を確認し，内服効果を心エコーで評価した．本症例のように薬物療法に効果が認められない際は，ペースメーカー植え込み術，中隔枝塞栓術（PTSMA）を考慮する必要がある．
　HCMの11％が拡張相に移行する[7]ため，通常の心不全に対する薬物治療（ACE阻害薬，ARB，β遮断薬，利尿薬など）も考慮する必要がある．
　HCMでは心室性不整脈を認めることが多く，心室性期外収縮を88％，非持続性心室頻拍を31％認めるという報告がある[8]．β遮断薬，Ⅰ群抗不整脈薬が投与されていたとしても突然死の予防となるエビデンスはないため，ICDが適応となる．

3）肥大型心筋症の予後について

　HOCMにおける予後として**①突然死，②心不全死，③心房細動に伴う脳塞栓症**が重要である．突然死の危険因子を**表2**に示す[9]．年間死亡率は1〜1.5％と言われている[10]．不整脈に関しては心室頻拍，心室細動による突然死もさることながら，HCMは左室の拡張期充満を心房収縮に依存している割合が高いため，心房細動の出現は脳梗塞塞栓症の発症のみならず，左房圧の上昇・心拍出量の低下を来し，心不全の増悪，血行動態の破綻を招くため注意すべきである．

　HCMにおいては病態を十分に把握し，どの治療が必要かを検討すべきである．また，突然死に至る可能性が高いため，常に念頭に置き十分に注意を払わなくてはならない．

●表2　突然死の危険因子（文献9より引用）

特に強い因子
・心停止の既往
・持続性心室頻拍の自然発作
・非持続性心室頻拍の自然発作（3連発以上，HR≧120）
・HCMによる突然死の家族歴（特に，一親等内または多数の突然死症例を有する場合）
・失神発作の既往
・運動負荷に伴う血圧低下（血圧上昇 25 mmHg未満；対象は40歳未満の症例）
・著明な左室肥大（最大壁厚＞30 mm）
その他の因子
・左室流出路圧較差が50 mmHgを超える場合などの血行動態の高度の異常
・中等度から高度の僧帽弁逆流
・50 mmを超える左房拡大
・電気生理学的検査での持続性心室頻拍/心室細動の誘発
・発作性心房細動
・心筋灌流の異常
・危険度の高い遺伝子変異
・若年発症例

文献

1) Maron, M. S. et al. : Effect of left ventricular outflow tract obstruction on clinical outcome in hypertrophic cardiomyopathy. N Engl J Med, 348 : 295-303, 2003
2) Gwathmey JK, et al. : J Clin Invest, 87 : 1023-1031, 1991
3) Gwathmey JK, et al. : Basic Res Cardiol, 92 : 63-74, 1997
4) Molkentin JD, et al. : Cell, 93 : 215-228, 1998
5) 濱田希臣：肥大型心筋症治療薬としてのⅠ群抗不整脈薬の可能性．Jpn Electrocardiography, 22 : S-3-42-S-3-56, 2002
6) Cazes, M et al. : J Cardiovasc Pharmacol, 15 : 308-316, 1990
7) Kitaoka, H. et al. : Left ventricular remodeling of hypertrophic cardiomyopathy: longitudinal observation in rural community. Circ J, 70 : 1543-1549, 2006
8) Adabag, A. S. et al. : Spectrum and prognostic significance of arrhythmias on ambulatory Holter electrocardiogram in hypertrophic cardiomyopathy. J Am Coll Cardiol, 45 : 697-704, 2005
9) 「肥大型心筋症の診療に関するガイドライン改訂版」（日本循環器学会），2007
10) Elliott, P. M. et al. : Historical trends in reported survival rates in patients with hypertrophic cardiomyopathy. Heart, 92 : 785-791, 2006

第3部 実際の患者治療に心機能評価を取り入れる

§2 拡張機能の低下

2. 高血圧性心疾患

横田 卓, 筒井裕之

1 はじめに

高血圧では，左室の収縮期圧の上昇により壁応力が増大する．これに対して，左室は壁応力を正常化するため壁厚を増加させて肥大が形成される．**高血圧に心肥大を合併した場合，高血圧性心疾患と診断する．**

高血圧性心疾患は，拡張機能障害から心不全を引き起こす主要な原因である[1)〜4)]．肥大心の形成と同時に，間質や冠動脈周囲の線維化などの左室・血管壁の再構築（リモデリング）が生じ，心筋エネルギー消費量が増大するにもかかわらず冠予備能は低下し，心筋の相対的虚血をもたらすが，これも拡張機能障害の原因となる．高血圧や高血圧性心肥大では無症状のことが多いが，心不全を発症すると，呼吸困難，浮腫などの臓器うっ血と易疲労感などの症状が出現する．運動耐容能の低下のため患者の生活の質（QOL）は低下し，心不全増悪による入院を反復し，予後はきわめて不良である．したがって，高血圧性心疾患の治療目標は，自覚症状およびQOLを改善するばかりでなく，**心肥大から心不全への進行を抑制し，予後を改善すること**である[5)]．

本項では，高血圧性心疾患を基礎疾患として拡張機能障害によって心不全を来した症例を提示し，心機能評価のポイントと診療への活かし方について概説する．

2 症例

Case 81歳女性の症例（高血圧による慢性心不全の急性増悪）

1）診断
 ①慢性心不全 ②高血圧性心疾患 ③高血圧症 ④糖尿病

2）既往歴
 77歳：腰椎圧迫骨折

3）家族歴
 特記事項なし

4）現病歴
 60歳頃より高血圧を指摘されていたが放置していた．71歳時，労作時呼吸困難にて近医入院し，高血圧性心疾患による慢性心不全と診断された．高血圧および高血圧性心疾患に対して降圧薬による治療を開始されたが，退院後の血圧は150〜160/80〜90 mmHgとコントロー

ル不十分であった．3日前より39℃台の発熱・食欲不振が出現したため近医へ入院となった．収縮期血圧が200 mmHg前後と高値が続き，安静時呼吸困難を自覚するようになったため，緊急で紹介受診となった．なお，胸痛の出現はなかった．

5）入院時現症

身長：158 cm，体重：63 kg，**血圧：184/104 mmHg**　脈拍：104回/分（整），体温：36.8℃．**起坐呼吸および頸静脈の怒張を認める．心音：Ⅲ音の亢進を認める．**心雑音なし．呼吸音：**両側肺野に湿性ラ音を聴取する．両側下腿に浮腫を認める．**

6）入院時検査成績

①血液検査所見

WBC 9,600/μL，RBC 349万/μL，Hb 10.7 g/dL，Plt 34.7万/μL

②生化学検査所見

TP 5.7 g/dL，BUN 30 mg/dL，Cr 1.0 mg/dL，eGFR 40.6 mL/min，AST 47 IU/L，ALT 30 IU/L，LDH 220 IU/L，γ-GTP 87 U/L，CPK 73 U/L，Na 139 mEq/L，K 4.7 mEq/L，Cl 102 mEq/lL，Glu 151 mg/dL，HbA1c 6.0%，T-Chol 132 mg/dL，TG 47 mg/dL，HDL-C 33 mg/dL，CRP 4.2 mg/dL，トロポニンT（-），**BNP 406 pg/mL**

③胸部単純X線所見（図1）

心胸郭比63%と心拡大を認め，**両側肺野に著明なうっ血像を認めた．**

④心電図

心拍数110回/分，洞性頻脈，完全左脚ブロック，ストレイン型左室肥大

⑤心エコー（図2）

LVDd/Ds = 44/32 mm，IVS/LVPW = 14/10 mm．LAD = 43 mm，IVC = 22 mm（呼吸性変動に乏しい），Mr 1度，Tr 1度．全周性に左室壁運動の低下を認めるものの軽度である．推定肺動脈収縮期圧 48 mmHg．左室流入血流速度：E = 1.74 m/s，A = 1.1 m/s，**E/A = 1.57，DT = 130 ms．**組織ドプラ法による僧帽弁輪運動速度（E'）：E' = 8.3 cm/s，**E/E' = 21.0**

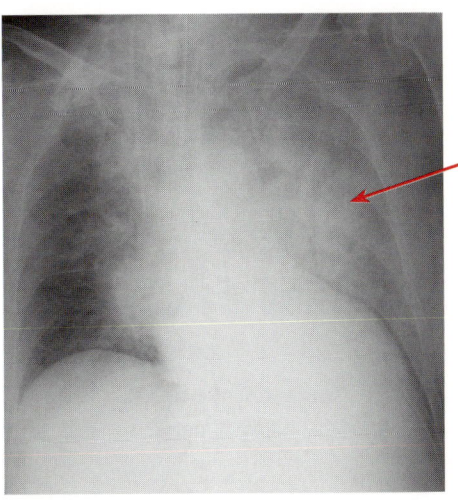

●図1　胸部X線写真（肺うっ血像）

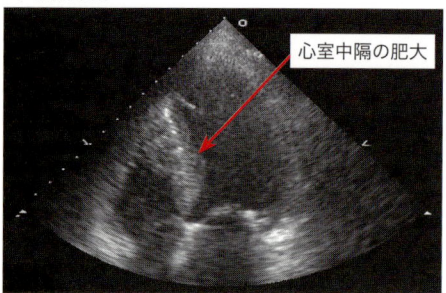

A) 拡張末期　　　　　　　　　　　B) 収縮末期

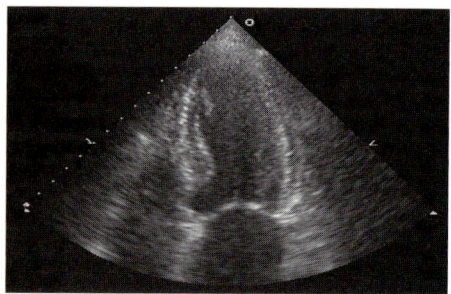

心室中隔の肥大

● 図2　心エコー

7）治療方針

　高血圧の長い病歴と左室肥大を有し，明らかな肺うっ血所見を認めたため，高血圧性心疾患を基礎心疾患とし，発熱を契機とした慢性心不全の急性増悪と診断した．心エコー上，左室収縮機能は保持されていたが，左室流入血流速波形にてE/A = 1.57, DT = 130 msと拘束型パターンを呈し，さらに組織ドプラ法にて僧帽弁輪運動速度を測定したところE/E' = 21.0と高値であり，左室充満圧の上昇が示唆された．

　臨床的に心不全の徴候を認め，心エコー上収縮機能が比較的保たれており，なおかつ拡張機能障害の所見を認めたため，拡張不全が主体の心不全と考えられ，利尿薬，血管拡張薬を中心とした心不全治療を行うこととした．

8）治療経過

　心不全に対して利尿薬の静注投与とともに，血圧が上昇しており血管拡張薬を併用した．治療開始後，比較的早期にうっ血は改善し，血圧も安定化した．心筋虚血が心不全の増悪に関与している可能性を除外するため第7病日に冠動脈CTを施行したが，有意な狭窄病変は認めなかった．心不全はNYHA Ⅱ度まで改善し，さらに降圧薬を調整後血圧も安定化し，第20病日に退院となった．

　退院後も慢性期治療として，利尿薬を調節して投与し臓器うっ血をコントロールするとともに，厳格な降圧を継続した．

3　考察 －心機能評価のポイントと診療への活かし方－

1）拡張不全による心不全の重要性

　　　　　　近年，収縮機能（左室駆出率）が正常または正常近くに保持された心不全（heart failure with preserved ejection fraction：HFPEF）が，心不全患者全体の30～50％を占めることが明らかとなり注目されているが，基礎疾患として**高血圧**が最も重要である．このような患者は**高齢女性**で，高血圧以外に**糖尿病，心房細動の合併**が多く，その多くは**拡張不全**（diastolic heart failure）による心不全と考えられている．臨床的に拡張不全が重要視される理由は，このような心不全が稀ではないことばかりでなく，最近の疫学研究により，拡張不全が収縮不全に比し増加傾向にあること，決して予後が良好ではないこと，さらに治療の進歩にもかかわらず予後の改善が十分でないことなどが明らかとなってきたことによる[6]．

2）心エコーによる拡張不全の診断

拡張不全の診断には，①心不全の症状および徴候がある，②左室収縮機能が正常あるいはわずかしか低下していない，③左室の弛緩障害やコンプライアンス低下の所見がある，の3つが必要である．

まず心不全の症候があるにもかかわらず心拡大がない場合，拡張不全を疑う．拡張不全の診断には心エコーがきわめて有用である．拡張機能の評価には，**パルスドプラ法による左室流入血流速波形の解析**が広く用いられている（**第2部**-*3*-③参照）．左室弛緩障害ではE/Aの低下（E：拡張早期波，A：心房収縮期波）とE波のDT（減速時間）延長がみられる．さらに，拡張機能障害が進行し左室充満圧が上昇するにつれて，E/Aが再上昇しDTが短縮する正常パターンと識別できない偽正常化波形を呈し，これを鑑別するためには肺静脈血流速波形の観察が必要である．次いで拘束型パターンと呼ばれる波形を認めるようになる（**図3**）．最近はさらに，組織ドプラ法による僧帽弁輪運動速度（E'）を測定して得られるE/E'（memo参照）や左室内血流伝播速度（VpまたはFPV：flow propagation velocity）を測定して得られるE/Vpもよく用いられる．

3）心臓カテーテル検査による拡張不全の診断

拡張不全の診断には，**心臓カテーテル検査による血行動態評価**も有用である．拡張機能指標として左室（LV）dP/dtminと左室等容弛緩時定数（τ）を用いるが，これらの測定にはマイクロマノメーターカテーテルが必要であり日常臨床ですべての患者には行えない．左室拡張末期容積が正常で，左室拡張末期圧が上昇している場合，左室拡張末期圧−容積関係は上方にシフトしており，左室コンプライアンスは低下していると推測される．日常臨床において拡張不全を診断する際に拡張機能評価をどこまで行うかという問題があるが，Zileらは，Framingham研究の診断基準を満たすような心不全の症候があり，さらに心エコー上の左室駆出率が50％以上であれば，詳細な拡張機能評価は必要ないと報告している[7]．さらに，Vasanは拡張不全の診断基準をDefinite, Probable, Possibleの3つに分けてわかりやすくし，積極的に診断していくことを提唱している[8]．

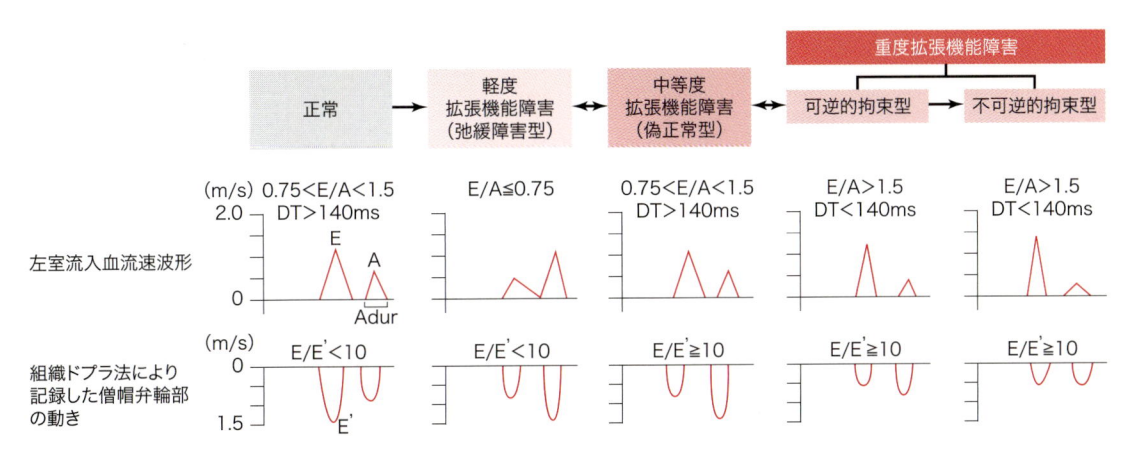

●図3　心エコー法による拡張機能の評価
（文献10より改変）

4）薬物治療のポイント

　拡張機能不全の治療として**利尿薬によるうっ血の軽減**が有効である．ただし，利尿薬による左室充満圧の過度の低下は，心拍出量を減少させ低血圧や腎機能悪化を引き起こす危険性があるため，投与量を調節することが重要である．さらに高血圧における血圧のコントロール，心房細動のレートコントロール，および虚血の改善が重要である．

　収縮不全におけるアンジオテンシン変換酵素阻害薬やアンジオテンシンⅡ受容体拮抗薬の予後改善効果は確立している一方で，拡張不全の予後に対する有効性についてはCHARM-Preserved試験およびPEP-CHF試験において心不全による入院が減少したにとどまっている．さらに，拡張不全の臨床的特徴をより反映した患者を対象としたI-PRESERVE試験では有効性を証明できなかった．またβ遮断薬やCa拮抗薬は拡張機能を改善すると期待されるが，その臨床的有用性は確実には証明されていない．現在，アルドステロン拮抗薬を用いたTOPCAT試験が進行中である．

● memo　**左室流入血流速波形**

　収縮機能が保たれている症例に限るとE/AやDTは左室充満圧を反映しない．左室EFが50％以下の場合のみ，E/AおよびDTは左室拡張末期圧（LVEDP）と良好な相関を認める[9]．このため，特に収縮機能が保たれている場合（EF50％以上）は，拡張機能をE/E'やE/Vpといった他の指標を組み合わせて評価する必要がある．

● memo　**E/E'（イーオーバーイープライム）**

　Eは2峰性の左室流入血流のうち拡張早期のものであり，左室の弛緩能と左房圧によって規定される．弛緩障害ではE波が減高し減速時間が延長する．E'は，組織ドプラ法を用いて心尖部四腔像で測定した僧帽弁輪部運動速度のうち，拡張早期の波形である．Eaともよぶ．EをE'で除したE/E'は，左室充満圧すなわち左房圧の推定に有用とされている．E/E'は正常では8未満であり15以上は左房圧上昇の所見である．

文献

1) Vasan, R. S. et al. : J. Am. Coll. Cardiol, 33 : 1948-1955, 1999
2) Tsutsui, H. et al. : Am. J. Cardiol, 88 : 530-533, 2001
3) Hogg, K. et al. : J. Am. Coll. Cardiol, 43 : 317-327, 2004
4) Gandhi, S. K. et al. : N. Engl. J. Med, 344 : 17-22, 2001
5) Jessup, M. et al. : N. Engl. J. Med, 348 : 2007-2018, 2003
6) Owan, T. E. et al. : N. Engl. J. Med, 355 : 251-259, 2006
7) Zile, M. R. et al. : Circulation, 105 : 1387-1393, 2002
8) Vasan, R. S. et al. : Circulation, 101 : 2118-2121, 2000
9) Yamamoto, K. et al. : J. Am. Coll. Cardiol, 30 : 1819-1826, 1997
10) Redfield, M. M. et al. : JAMA, 289 : 194-202, 2003

第3部 実際の患者治療に心機能評価を取り入れる

§2 拡張機能の低下

3. 拘束型心筋症

長谷川拓也

1 はじめに

心筋症は，心臓の形態，機能によって，拡張型心筋症，肥大型心筋症，拘束型心筋症，催不整脈性右室心筋症に分けられる．拘束型心筋症とは，拡張型心筋症に認められる収縮機能の低下，左室拡大がほとんどなく，肥大型心筋症に認められる高度の左室心筋肥厚がないにも関わらず，左室拡張機能が低下している心筋症である．拘束型心筋症の心筋障害の原因は，約半数は特発性（原因不明）であり，残り半数は，アミロイドーシス，サルコイドーシスなどである[1]．特発性拘束型心筋症の頻度はわが国では50万人に1人といわれている[2]．鑑別すべき疾患として収縮性心膜炎が重要である．

2 症例

Case 37歳女性の症例（拘束型心筋症）

1) 診断
   拘束型心筋症

2) 既往歴
   特記すべきことなし

3) 家族歴
   姉：拘束型心筋症

4) 現病歴
   高校在学中の健康診断にて心電図異常を指摘され精査されるも明らかな異常を認めず，経過観察となっていた．その後，心不全症状もなく，経過していた．今回会社健診にて心電図異常を指摘された．実姉が拘束型心筋症で通院中であったこともあり，心電図異常精査目的にて外来受診．心エコー検査にて左室駆出率は保たれていたが，不均等な左室壁厚，左室拡張機能の低下を認めた．このため精査目的にて入院となった．

5) 入院時現症
   身長 162 cm，体重 60 kg，体温 36.0℃，血圧 110/72 mmHg，脈拍 84/分 整，頸静脈怒張なし，心音Ⅳ音（−），心雑音なし，呼吸音清，腹部異常所見なし，下肢浮腫なし．

6) 入院時検査成績
   ①血液検査

WBC 4,700/μL, RBC 421万/μL, Hb 12.1 g/dL, 血小板 22.1万/μL, TP 6.8 g/dL, , T-bil 0.9, AST 20 IU/L, ALT 12 IU/L, LDH 169 IU/L, CK 157 IU/mL, Cr 0.67 mg/dL, BUN 10 mg/dL, Na 140 mEq/L, K 4.1 mEq/L, Cl 106 mEq/L, UA 3.5 mg/dL, **BNP 129.5 pg/mL**.

②胸部X線写真

心胸郭比45％，肺うっ血は認めず．

③心電図

洞調律，心拍数60/分，左室肥大所見を認める．

④心エコー検査（図1, 2）

（検査時心拍数64/分，洞調律）左室拡張末期/収縮末期径 42/26 mm，左室内径短縮率 38％，左室中隔/後壁壁厚 8/8 mm，**左房径 51 mm，左房容量 71 mL/m²**，三尖弁逆流ごく軽度，左室流入血流速度 **拡張早期波（E）/心房収縮波（A）66/22 cm/s, E/A比 3.0**,

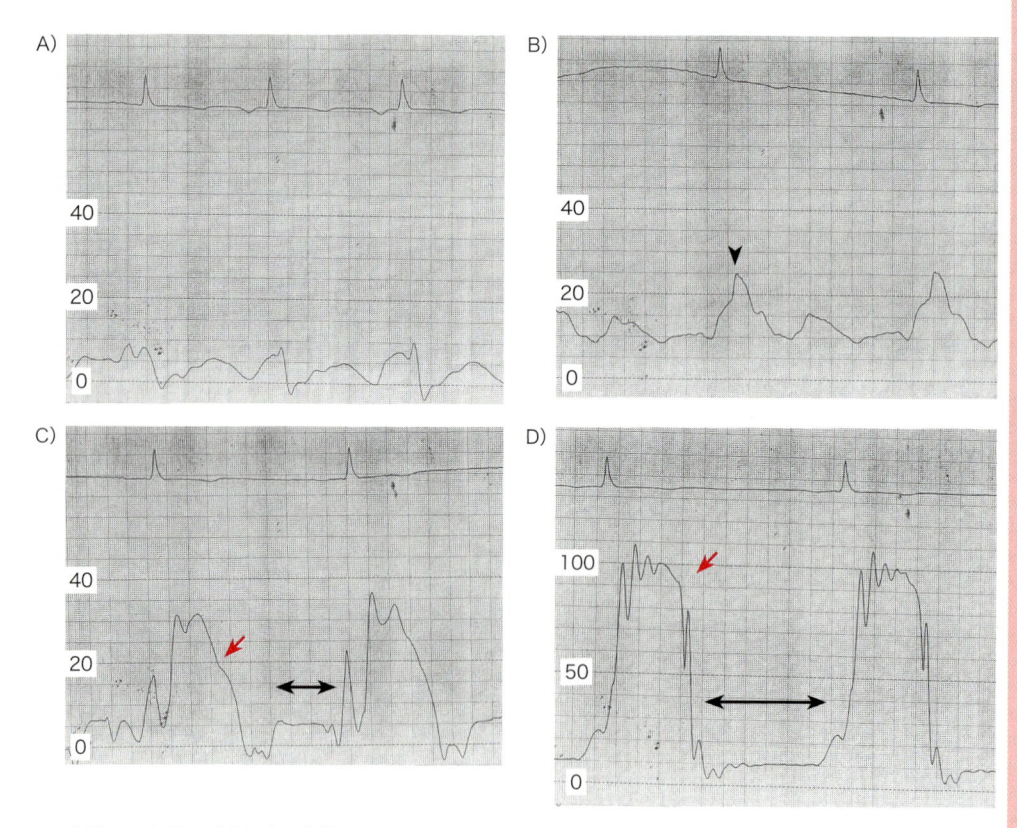

● 図1 カテーテルによる心腔内圧

A) 右房圧波形，B) 肺動脈楔入圧波形，C) 左室圧波形，D) 右室圧波形

左室圧，右室圧の低下（下降脚の傾き）がゆるやかであり，心室の弛緩能の低下が示唆される（→）．左室は dip and plateau を呈しており（↔），拡張中期，末期には硬い心室（左室スティフネスの亢進）のためほとんど血流が流入せず圧は一定になっている．右室圧でも dip and plateau が認められるが，拡張末期の時相において右心系より左心系の圧が高値である．肺動脈楔入圧波形ではA波の増高を認める（▼）．心エコー検査における肺静脈血流波形でも心房収縮波の著明な増高を認めており，これが肺動脈楔入圧波形のA波を形成していると考えられる（図3参照）

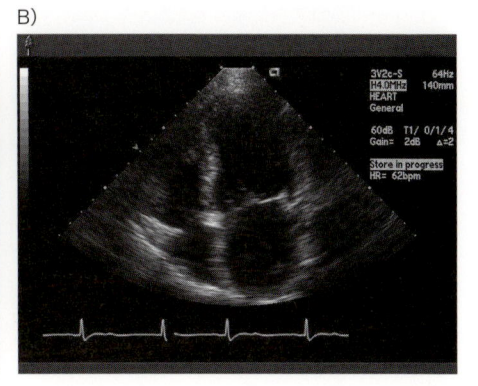

●図2　心エコー検査：心尖部四腔像
　　A）左室拡張末期，B）左室収縮末期
　　左心房の拡大を認める．左室，右室の収縮性は保たれていた

E波減速時間 144 msec，僧帽弁輪運動速度拡張早期波（Ea）6.2 cm/s（中隔側），12.4 cm/s（側壁側），肺静脈血流収縮期波 60 cm/s，拡張早期波 29 cm/s，**心房収縮波 41 cm/s．**

⑤**心臓カテーテル検査（図3）**

　（検査時洞調律，心拍数 60/分）右心カテーテル検査：平均右房圧 4 mmHg（a波 8 mmHg，v波 5 mmHg），右室圧 30/-5 mmHg（**dip and plateau パターン**），肺動脈圧 30/13 mmHg（平均 15 mmHg），平均肺動脈楔入圧 10 mmHg（**a波 25 mmHg**，v波 14 mmHg），心拍出量（心係数）3.0（2.1）L/分，左心カテーテル検査：**左室圧 100/-21 mmHg（dip and plateau パターン）**，大動脈圧 100/62 mmHg（平均 78 mmHg），左室造影：**左室駆出率 55%**，左室拡張末期容量 108 mL，冠動脈造影：有意狭窄認めず．

⑥**心筋病理学的検査**

　（右室心筋）**心筋細胞の軽度から中等度の肥大あり**．核の腫大，変形は軽度．細胞の錯綜配列は目立たない．線維化については**間質線維化が中等度**みられ，**心内膜の肥厚**も認める．炎症細胞の浸潤は認めない．

⑦**ホルター心電図**

　心拍数 90,949/日，心室性期外収縮 0/日，心房細動認めず．

⑧**MRI**

　左室壁厚は不均等であり，心尖部は 3～4 mm，中隔は 8～10 mm，乳頭筋レベル下壁は 12 mm と限局的に肥厚している．明らかな造影遅延は指摘できない．心膜の肥厚は認めず．

⑨**安静時心筋血流シンチグラフィ**

　明らかな心筋血流異常を認めない．

⑩**BMIPP 心筋シンチグラフィ**

　心筋脂肪酸代謝に関して明らかな異常を認めない．

7）治療方針

　心エコー検査で左室収縮機能は保たれていたが，左心房の拡大と，ドプラ検査の結果より左室拡張機能の高度な低下が示唆された．高血圧歴もなく，若年であることから拡張機能低下の原因として，収縮性心膜炎，あるいは拘束型心筋症が示唆された．諸検査にて心膜病変を示唆

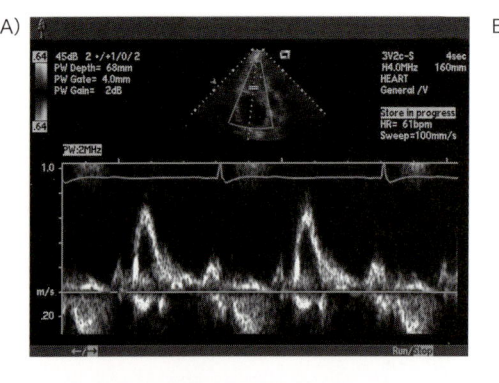

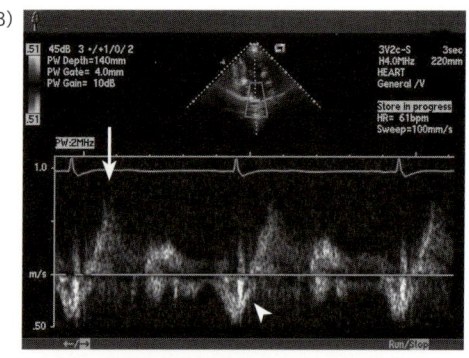

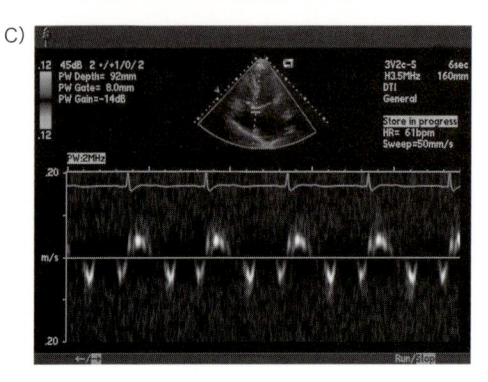

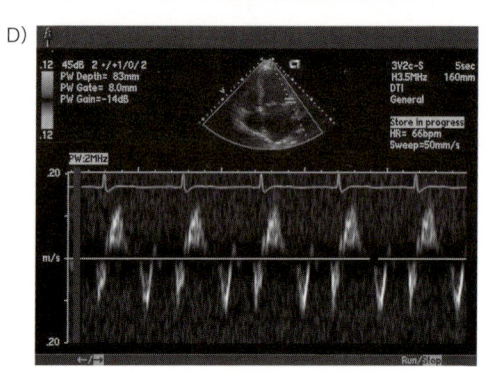

●図3 心エコー検査：ドプラ検査
A）左室流入血流波形，B）肺静脈血流波形，C，D）僧帽弁輪運動速度（中隔，側壁）
硬い左室（左室スティフネスの亢進）により左室流入血流が短時間で終了するため，左室流入血流の拡張早期波（E）の傾き（血流減少の勢い）が急峻になる．**左室拡張末期において左房圧よりも左室圧がかなり高いため，心房収縮が起こっても，左室流入血流は少なく心房収縮波（A）は小さく，持続時間が短くなっている**．これに対し肺静脈血流波形では心房収縮波（▽）が著明に増高（≧30cm/s）し持続時間が長くなり，心房収縮により左室に流入できない血流が肺静脈に逆流していることがわかる．**左室収縮期の左房圧がまだ高くなっていないため，肺静脈血流収縮期波（⟹）は保たれている**．左室側壁側の僧帽弁輪速度の拡張早期波は本症例では保たれていた

する所見は認めず，心筋の病理所見にて拘束型心筋症として矛盾しない所見を得たため拘束型心筋症と診断した．以下の考察に示した所見のすべてを満たすわけではないが，病理学的に心筋障害を認め，左室スティフネスの亢進（硬い左室）を認めることから，血行動態が比較的保たれた病初期の拘束型心筋症と考えられた．諸検査の結果より，アミロイドーシスなどの二次性心筋症の可能性は低いものと考えられ，特発性拘束型心筋症と診断した．

明らかなエビデンスはないが，発作性心房細動の予防効果を期待して少量のエナラプリルを開始した．

8）治療経過

外来にて通院加療中である．

3 考察 －心機能評価のポイントと診療への活かし方－

　左室収縮機能が保たれているにも関わらず，左室拡張機能が障害されている心疾患として，一般的には高血圧性心疾患が最も多いと考えられる．しかし，左室収縮機能が保たれ左室壁厚がほぼ正常であるにもかかわらず，著明な左室拡張機能障害がみられることがある．このような場合，拘束型心筋症と収縮性心膜炎を鑑別診断に挙げる必要がある．収縮性心膜炎であれば，心膜剝離術により心不全が改善する可能性があるのに対し，拘束型心筋症であれば有効な治療方法が少ない．よってこれらを鑑別することは臨床的に重要である．

　拘束型心筋症では，左室心筋の障害，左室拡張機能障害に伴う左房圧の上昇および肺高血圧の出現が一般的にみられるが，収縮性心膜炎との鑑別には **ventricular discordance の有無が有用である**．これらを心エコー検査，心臓カテーテル検査で評価する必要がある．カテーテル検査で得られる圧データを用いた両者の鑑別のポイントを表1[3)]に示し，以下に概説する．

● 表1　心臓カテーテル検査による拘束型心筋症と収縮性心膜炎の鑑別（文献3より改変）

1. LVEDP−RVEDP ≦ 5 mmHg
2. RVEDP/RVSP ＞ 1/3
3. PASP ＜ 55 mmHg
4. 左室急速充満波（rapid filling wave）≧ 7 mmHg
5. 右房圧の呼吸性変動 ＜ 3 mmHg
6. PCWP−LV 圧較差呼吸性変動 ≧ 5 mmHg
7. 右室左室間の依存関係（interdependence）

これらの所見が多いほど拘束性心筋症よりも収縮性心膜炎である可能性が高い．特に項目6, 7は特異度が高く重要である．
(LVEDP: 左室拡張末期圧，RVEDP: 右室拡張末期圧，RVSP: 右室収縮期圧，PCWP: 肺動脈楔入圧)

1）左室拡張機能障害，左房圧の上昇，肺高血圧

　拘束型心筋症では左室心筋自体の障害による拡張機能障害により，一般的には**左室拡張末期圧の上昇，左房圧の上昇，肺高血圧**が認められる（図3）．左室圧波形では，左室心筋の弛緩障害を反映して，等容拡張期における心室圧の減少がゆるやかになる．また拡張早期における左室への血液の急速な流入開始と終了，硬い左室（左室スティフネスの亢進）を反映して dip and plateau パターンを呈する．右室圧波形においても同様のパターンがみられることが多い．また収縮性心膜炎では，拡張末期において4つの心腔内圧がほぼ同じになるのに対し拘束型心筋症では，右心系と左心系の心房圧，心室拡張末期圧を比較すると**左室心筋の障害が主であるため左室系の圧が高いことが多い**．

　心エコー検査では，左房圧の上昇により拡大した左房が認められる（図1）．右房も拡大していることも多い．三尖弁逆流が認められる場合には三尖弁逆流血流速度から肺動脈収縮期圧を推測することができる．また，硬い左室のために左室拡張中期以後の左室流入血流が少なくなり，拡張早期の左室流入が主になるため，洞調律の場合にはE/A比が2以上になる（restrictive pattern）（図2）．しかし，収縮性心膜炎と拘束型心筋症の鑑別において，これらの所見の特異度は高くないため，次に述べる呼吸による血流変化，心筋障害の評価をみる必要がある．

2）呼吸による心室（右室，左室）流入血流の変化パターンの違い

　前述の通り，拘束型心筋症と収縮性心膜炎では拡張機能の低下とそれに伴う左房圧の上昇がみられるが，これらの所見はどちらの疾患でも認められることが多い．このため両者の鑑別には**呼吸による心腔内圧の変化**をみることが有用である（**表1**）[3)4)]．

　収縮性心膜炎では吸気により左室収縮期圧が減少，右室収縮期圧が増加，呼気時にはそれぞれ増加，減少する現象がみられる（ventricular discordance）．拘束型心筋症では収縮性心膜炎に比して，心腔内圧も呼吸による胸腔内圧変化の影響を受けるため，**呼吸性変動は少ないか，むしろ右室圧，左室圧の増減が同時相に起こる**（concordance）．

　心エコー検査でも呼吸による心室流入血流の変化を評価することができる．収縮性心膜炎では，吸気により右房から右室への血流量が増加するため，三尖弁血流速度が増加する．また呼気により三尖弁血流速度は減少する．これに対し，吸気により左房への流入血流が減少するため，左房から左室への流入血流も減少し，僧帽弁血流速度は減少し，呼気により血流速度は増加する．拘束型心筋症ではこのような変化はほとんどみられない．

　ただし，これらの所見も拘束型心筋症に心膜病変が合併した場合，収縮性心膜炎であっても利尿薬などにより容量負荷が軽減されている場合には典型的な呼吸性変動がみられなくなることがあり，検査結果の解釈には注意が必要である．また心筋，心外膜両方とも障害されていることも少なくない（開心術後の心筋症，放射線治療後の心筋，心膜障害など）．そのような場合には，上記のような**血行動態評価による機能的な障害のみでなく，心筋の病理学的所見やMRIによる心膜癒着の評価により器質的な（心筋，心膜自体の）異常の程度も考慮して，診断，治療方針の決定をする必要がある．

3）左室心筋の障害

　心筋障害を直接評価するには心筋生検による病理学的評価が必要である．収縮性心膜炎では心筋障害はほとんどないものとされる．これに対して特発性拘束型心筋症では疾患特異的ではないが**心筋細胞の肥大や線維化**などの心筋障害の所見が得られる．

　心エコー検査では心筋障害を反映して**僧帽弁輪運動速度の拡張早期波の速度が減少する**[5)6)]．文献6によると，左室側壁側の僧帽弁輪運動速度の拡張早期波の速度が8cm/s以上であれば，拘束型心筋症と収縮性心膜炎の鑑別を要した30人の患者において感度89％，特異度100％で収縮性心膜炎を診断できるとしている．

> ● memo　**特発性拘束型心筋症の予後**
> 　文献7では，特発性と考えられる94名の拘束型心筋症の予後が述べられている．これによると，特発性拘束型心筋症（平均年齢64歳）の予後は5年生存率で64％であり，アミロイドーシスやヘモクロマトーシスによる心筋症に比べれば悪くないと考えられる[8)]．わが国の心筋症の疫学研究によると[9)]，26人の拘束型心筋症（平均年齢37歳）のうち，10人が10年以内に死亡したという．つまり16人（62％）が10年間生存したということになる．小児発症の拘束型心筋症の予後は平均1.4年といわれているが，成人発症の拘束型心筋症とは病態，予後が異なる可能性がある．

> **● memo　BNPによる収縮性心膜炎と拘束型心筋症の鑑別**
>
> Leyaら[10]によると，拘束型心筋症と収縮性心膜炎の鑑別が必要となった患者11人において拘束型心筋症患者（6名）の方が収縮性心膜炎患者（5名）よりも平均BNP値が高かったとしている（拘束型心筋症 825.8 pg/mL，収縮性心膜炎 128.0 pg/mL）．収縮性心膜炎の拡張障害は広がれない心膜が原因で心筋は正常であるため，BNP分泌刺激である心筋の進展は軽度であるためBNPの上昇は少ない．これに対し，拘束型心筋症の拡張障害は心筋障害が原因であり，心膜には異常がないと考えられ，負荷により心筋進展が起こりBNPが上昇すると考えられている．

文献

1) Kushwaha, S. S. et al. : Restrictive cardiomyopathy. N Engl J Med, 336 : 267-276, 1997
2) Miura, K. et al. : Epidemiology of idiopathic cardiomyopathy in Japan: results from a nationwide survey. Heart, 87 : 126-130, 2002
3) Hurrell, D. G. et al. : Value of dynamic respiratory changes in left and right ventricular pressures for the diagnosis of constrictive pericarditis. Circulation, 93 : 2007-2013, 1996
4) Hatle, L. K. et al. : Differentiation of constrictive pericarditis and restrictive cardiomyopathy by Doppler echocardiography. Circulation, 79 : 357-370, 1989
5) Garcia, M. J. et al. : Differentiation of constrictive pericarditis from restrictive cardiomyopathy: assessment of left ventricular diastolic velocities in longitudinal axis by Doppler tissue imaging. J Am Coll Cardiol, 27 : 108-114, 1996
6) Rajagopalan, N. et al. : Comparison of new Doppler echocardiographic methods to differentiate constrictive pericardial heart disease and restrictive cardiomyopathy. Am J Cardiol, 87 : 86-94, 2001
7) Ammash, N. M. et al. : Clinical profile and outcome of idiopathic restrictive cardiomyopathy. Circulation, 101 : 2490-2496, 2000
8) Felker, G. M. et al. : Underlying causes and long-term survival in patients with initially unexplained cardiomyopathy. N Engl J Med, 342 : 1077-1084, 2000
9) Hirota, Y. et al. : Spectrum of restrictive cardiomyopathy: report of the national survey in Japan. Am Heart J, 120 : 188-194, 1990
10) Leya, F. S. et al. : The efficacy of brain natriuretic peptide levels in differentiating constrictive pericarditis from restrictive cardiomyopathy. J Am Coll Cardiol, 45 : 1900-1902, 2005

第3部 実際の患者治療に心機能評価を取り入れる

§3 右心機能不全

1. 右室梗塞

松井 勝, 斎藤能彦

1 はじめに

　1930年代から急性心筋梗塞の剖検例で右室にも壊死巣が認められることが報告され，1974年にCohnらがその特徴的な血行動態と病態を有する右室梗塞の症例を報告した[1]．それ以来，右室梗塞に対する認識が高まり，心電図，心エコーやSwan-Ganzカテーテルなどの検査法の進歩により早期診断が可能となっている．

　右室自由壁の大部分は右冠動脈から分枝する右室枝と鋭縁枝により灌流され，右室前壁中隔よりの自由壁の一部にのみ左前下行枝の分枝で灌流されているために，右室梗塞のほとんどは右冠動脈近位部の閉塞に伴う貫壁性下壁梗塞に合併する．一方で，右冠動脈近位部の閉塞による下壁梗塞全体ではその30％に右室梗塞を合併すると報告され[2]，右室梗塞の合併は下壁梗塞の独立した予後規定因子であり，右室梗塞非合併例に比べ，急性期の死亡率は約5倍にもなるといわれる[3]．右室梗塞では，右室の収縮が低下するために左室の前負荷が減少し，さらに右室の拡大に伴う心室中隔左方偏位による拡張制限が認められる．右室と左室に充満する血液量のアンバランスが生じ，そのために低心拍出量症候群を呈する．この病態には大量輸液療法がきわめて有効である．

　本項では右室梗塞の症例を提示し，その診断や治療に対するアプローチを概説する．

2 症　例

Case 66歳男性の症例（急性下壁心筋梗塞の右室梗塞合併例）

1）診断
　①急性下壁心筋梗塞　②右室梗塞　③脂質異常症

2）既往歴
　急性虫垂炎手術（1974年）　前立腺肥大症（1998年）

3）家族歴
　父：高血圧症

4）現病歴
　2005年（62歳）頃に健康診断で脂質異常症を指摘されたが，放置していた．その他の冠動脈危険因子としては喫煙（20本/日×45年）のみで，高血圧症や糖尿病を指摘されたことは無い．

Case

2009年4月18日12時頃，通勤時に突然，前胸部圧迫感と冷汗を自覚した．胸部症状が持続したために，近医を救急受診した．心電図のⅡ，Ⅲ，aVFでST上昇を認めたために急性冠症候群が疑われ，同日14時に当科に救急搬送された．来院時の心エコー検査で左室下壁の壁運動低下，トロポニンTの陽性を認めたために急性下壁心筋梗塞と診断され，当科に緊急入院となった．

5）入院時現症

身長：165cm，体重：72kg，血圧：102/54mmHg，脈拍：48回/分（整），呼吸数：20回/分，体温：36.0℃，SpO_2 99％（O_2 2L/分 鼻カニューラ）

意識は清明．眼瞼結膜に貧血，眼球結膜に黄染を認めない．**頸静脈はやや怒張している**．心音はⅢ音，Ⅳ音を聴取せず，心雑音も聴取しない．肺音は正常肺胞音であり，副雑音を聴取しない．腹部は平坦・軟で，肝・脾・腎を触知しない．両側下腿に浮腫を認めない．神経学的所見に異常はない．

6）入院時検査成績

①血液検査所見

WBC 11,600/μL，RBC 491万/μL，Ht 44.7％，Hb 15.1 g/dL，Plt 21.5万/μL．

②生化学検査所見

TP 6.3 g/dL，Alb 3.8 g/dL，AST 22 IU/L，ALT 35 IU/L，ALP 186 IU/L，γ-GTP 32 IU/L，LDH 154 IU/L，LDL-C 85 mg/dL，TG 63 mg/dL，**CK 49 IU/L，CK-MB 10 IU/L**，AMY 79 IU/L，Glu 201 mg/dL，UA 6.2 mg/dL，BUN 20 mg/dL，**Cr 1.18 mg/dL**，Na 140 mEq/L，K 5.1 mEq/L，Cl 105 mEq/L，T-Bil 1.0 mg/dL，HbA1c 5.1％，CRP 0.1 mg/dL，**トロポニンT（＋）**，**BNP 256pg/mL**．

③胸部単純X線写真

両側肺野の軽度うっ血像と心拡大（心胸郭比60％）を認める（**図1**）．

④心電図

洞調律，左軸偏位，心拍数50回/分，Ⅱ，Ⅲ，aVFのSTの上昇と対側変化としてⅠ，aVL，V4-6でSTの低下を認める．また，Ⅲ，aVFでは異常Q波を認める．不完全右脚ブロックと単発性の心室期外収縮を認める（**図2**）．

⑤心エコー検査

左室下壁の壁運動の低下を認める．LVDd/Ds 53.8/39.4 mm，IVS/LVPW 12.4/10.9 mm，EF 52％であった．弁膜症は認めず，心嚢液の貯留もない．IVCは21 mmであり，やや呼吸性変動の低下を認めた．

7）治療方針

急性下壁心筋梗塞の一例であり，緊急冠動脈造影検査，冠動脈ステント留置術を施行した．その後，CCUで管理していたところ，血圧低下が持続した．右室梗塞と診断し，血行動態の維持を目的とした治療を行うものとした．

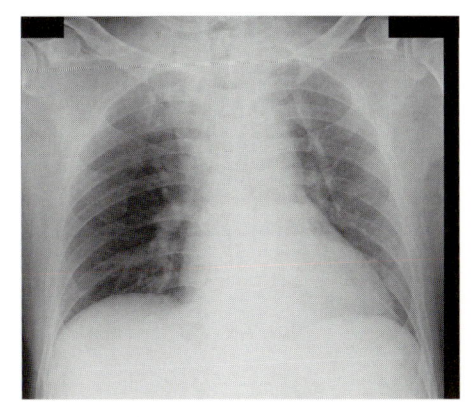

●図1　胸部X線
軽度肺うっ血像と心拡大を認める

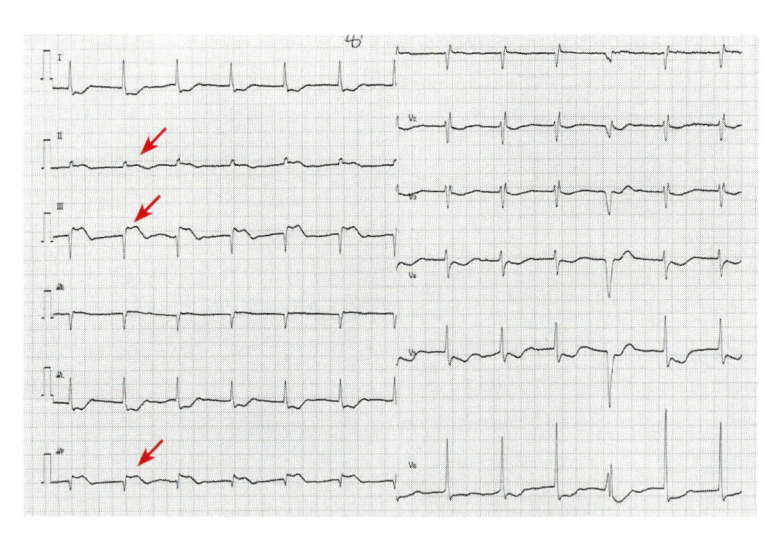

●図2　入院時心電図
　Ⅱ，Ⅲ，aVFでSTの上昇を認める（→部）

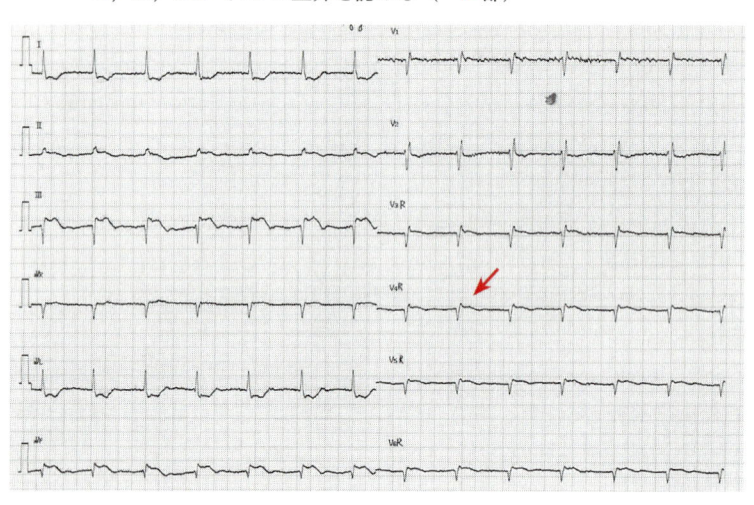

●図3　右側ky胸部誘導心電図
　V$_4$RでO.1mVのST上昇を認める（→部）

8）治療経過

　同日，急性下壁心筋梗塞が疑われ，緊急冠動脈造影検査が施行された．右冠動脈＃1に造影遅延を伴う99％狭窄が認められ，同部位にステントが留置された．良好な冠血流が得られたためにSwan-Ganzカテーテル挿入後にCCU管理とした．

　CCU入室後は収縮期血圧100～110 mmHgであり，尿量も50～100 mL/hrで保たれており，右心カテーテル所見では肺動脈楔入圧（PCWP）14 mmHg 心係数（CI）1.9L/minでForresterⅢ型であった．乳酸加リンゲル液を100 mL/hrで投与していたが，第2病日には収縮期血圧80～90 mmHgと低血圧が持続，尿量も20～30 mL/hrと低下した．PCWP 22 mmHg 右房圧（RA）10 mmHg CI 2.1L/minであり，さらに右側胸部誘導心電図のV$_4$Rで0.1 mVのST上昇が認められ（図3），心エコーでは右室腔の拡大と右室側壁の壁運動低下が認められた（図4）．

収縮期 　　　　　　　　　　　　拡張期

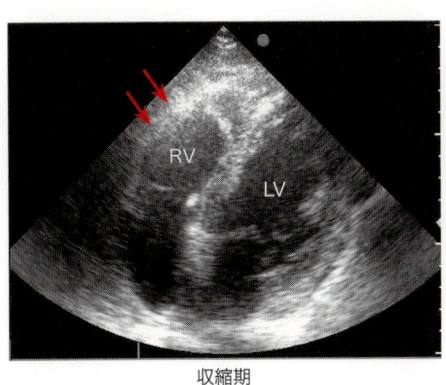

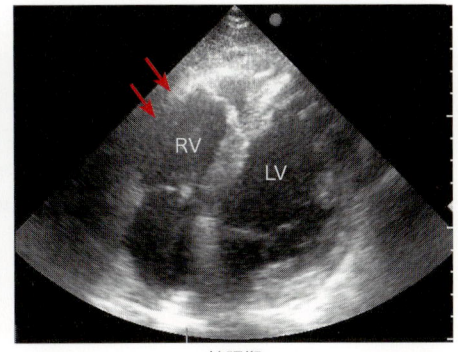

● 図4　心エコー
　　右室腔の拡大と右室側壁の壁運動低下を認める（➡部）

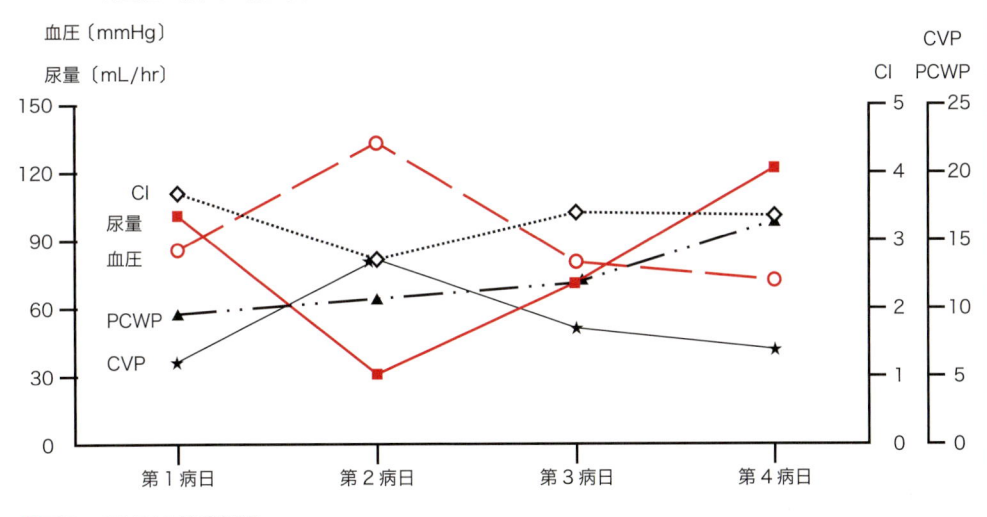

● 図5　CCVでの臨床経過
　　第2病日にCI，尿量の低下とCVPの上昇を認め，右室梗塞と診断された．輸液負荷後はCI，尿量の増加を認めている

　後述の診断基準により右室梗塞と診断し，大量の輸液投与を開始した．アルブミン製剤と乳酸加リンゲル液をまず初めの1時間で1L投与した．投与後にCIは2.4 L/minまで上昇したので，200 mL/hrで輸液を続けた．第3病日には血圧や尿量も上昇し，PCWP 13 mmHg RA 6 mmHg CI 3.5 L/minでForrester I型に改善した．第4病日には全身状態も安定したために一般病棟に転棟し，その後は心臓リハビリテーションを施行した．胸部症状や心電図変化を認めることなく，順調に経過し，第12病日に退院した（図5）．

3　考察

　本症例は急性下壁心筋梗塞に合併した右室梗塞の症例である．第2病日に低血圧の持続と右心カテーテル所見から右室梗塞の合併が疑われた．右室梗塞の診断基準（表1）を示す[4]．

●表1 右室梗塞診断基準

A. 剖検
B. 大基準
1）心電図V_4RのST上昇（0.1mV以上）
2）心エコーで右室のakinesisまたはdyskinesis
3）平均右心房≧10mmHgかつ（平均肺動脈楔入圧−平均右房圧）≦5mmHg
4）右心房のnoncompliant波形
5）肺動脈圧の交互脈または早期立ち上がり
C. 小基準
1）下壁梗塞
2）心エコーの右室拡大
3）平均右房圧≧6mmHg（安静時）
4）Kussmaul徴候
5）^{99m}Tcピロリン酸の右室への集積

確定診断
1. 剖検診断
2. 臨床診断
1）大基準2項目以上
2）大基準1項目と小基準2項目以上（心エコー，平均右心房の項目は重複しないこと）
3）小基準4項目以上

　本症例では大基準である心電図V_4RのST上昇（0.1mV以上）と小基準である下壁梗塞，心エコーでの右室の拡大と平均右房圧≧6mmHg以上の3項目を満たし，右室梗塞と診断した．この診断基準のうち，右側胸部誘導心電図は感度88％，特異度78％と報告され，その診断精度は高い[3]．

　右室梗塞の治療方針は右室前負荷の維持，右室後負荷の軽減，房室同期の回復，心筋収縮の補助と冠動脈の早期再建である[5]．そのために標準的な治療方法としては**生理食塩水，低分子デキストラン，アルブミン製剤などの急速静注**であり，右室前負荷を低下させるような**血管拡張薬や利尿薬などの使用はしない**．1L以上補液を施行しても，収縮期血圧が90mmHg未満であり，心拍出量も増加しない場合はカテコラミンや大動脈バルーンパンピング（IABP）の併用を考慮する．房室ブロックを合併している場合は硫酸アトロピンや房室ペーシングを使用し，心房細動を合併している場合は電気的除細動などで房室同期を回復させる[6]．本症例では1Lの輸液により，心拍出量，血圧ともに増加し，その後も輸液を投与し続けることで，血行動態は改善した．

　急性下壁梗塞や前壁中隔梗塞症例においては決して稀ではない**右室梗塞の合併**を念頭において治療を進めるべきである．そのため，同症例には必ず，**右側胸部誘導心電図**を記録し，右室梗塞を見逃さないようにする必要がある．

文献

1) Cohn, J. N. et al. : Am. J. Cardiol., 33:209,1974
2) Pintaric, H. et al. : Acta. Med. Austriaca., 28 : 3129-3134,2001
3) Zehendar, M. et al. : N.Engl.J.Med., 328 : 1036-1038,1993
4)「循環器病の診断と治療に関するガイドライン」(2006-2007合同研究), p1383-1384
5)「Braunword's Heart Disease: Eighth edition」, p1271-1272
6) Braat, S. H. et al. : Am.Heart.J.,107:1183-1187,1984

第3部 実際の患者治療に心機能評価を取り入れる

§3 右心機能不全

2. 催不整脈性右室心筋症

天木　誠

1 はじめに

催不整脈性右室心筋症は，1982年Fontaineらにより原因不明の右室拡大，収縮不全および左脚ブロックタイプの心室頻拍を合併する疾患群として，催不整脈性右室異形成（arrhythmogenic right ventricular dysplasia：ARVD）と報告された[1]．その後，1996年にはWHO/ISFC合同委員会が開かれ右室心筋の脂肪変性や線維化を示す病態を心筋症の亜型として催不整脈性右室心筋症（arrhythmogenic right ventricular cardiomyopathy：ARVC）と分類されるようになった[2]．

臨床像としては，若年から中年期にかけて動悸，頻脈および失神発作などを主訴に発症する．心室性期外収縮頻発，心室頻拍，右心不全症状などが多く，突然死の報告も少なくない．年間死亡率は2.3％とされ，うち59％が心不全死，29％が突然死と報告されている[3]．

ARVCの原因として，30％の症例は家族性であることから遺伝の関与が指摘され，原因遺伝子が次々と見出されている[4]．しかし，遺伝的背景がどのように右室の組織学的変化を来すのか明らかにはされていない．また，約25％の症例で組織中に炎症細胞浸潤を認めていることから何らかの感染を契機に発症していることも示唆されている[5]．

病理学的に右室の脂肪化もしくは線維脂肪変性がARVCの特徴的な所見ではあるが，右室生検だけでは診断能力は限られている．日常臨床ではTask Force[6]から提唱されている臨床基準をもとに総合的に診断される（P.221「**3. 考察**」を参照）．本項では，ARVCの具体的な症例を呈示し，診断に必要な検査所見および心機能評価のポイントを概略する．

2 症　例

Case 52歳男性の症例（催不整脈性右室心筋症）

1）診断
　①催不整脈性右室心筋症　②持続性心室頻拍　③心室細動

2）既往歴
　高脂血症

3）家族歴
　心疾患・突然死なく，その他特記すべきことなし

4）現病歴

2002年9月，夜間就寝時に胸痛が30分持続するため，K病院受診．心電図上，持続性心室頻拍（VT）を認め，その後洞調律に復調し胸痛も消失した．同日，K大学N病院に救急搬送され入院し冠動脈造影施行されるも器質的狭窄認めず．その後，2003年11月から1年間に計4回，VTが再発し，電気的または薬物的除細動を必要としたため，シベンゾリン（シベノール®）200 mg＋メキシレチン（メキシチール®）450 mgで内服調節した．以後VT再発は半年間認めなかったが，当院での精査を希望され2005年5月当院に精査入院となった．

5）入院時現症

身長169 cm，体重70.5 kg，血圧114/72 mmHg，脈拍60/分・整，体温36.7℃，眼瞼結膜貧血（−），眼球結膜黄疸（−），圧痛（−），頸動脈雑音（−），頸静脈怒脹（＋），異常心音（−），心雑音聴取せず，呼吸音：整，腹部：平坦・軟，蠕動音：良好，肝触知（−），下腿浮腫（−），四肢動脈拍動触知可能だがやや減弱，末梢冷感（−）

6）入院時検査成績

①血液検査所見

WBC 6,900 /μL，RBC 491×10⁴/μL，Hb 14.8 g/dL，Ht 44.1 %，Plt 26.2×10⁴/μL

②生化学検査所見

AST 25 IU/L，ALT 36 IU/L，LDH 214 IU/L，T-bil 0.4 mg/dL，ALP 249 IU/L，TP 7.1 g/dL，ALB 3.8 g/dL，BUN 14 mg/dL，Cre 0.87 mg/dL，UA 7.4 mg/dL，Na 140 mEq/L，K 4.0 mEq/L，Cl 104 mEq/L，CRP 0.06 mg/dL，FBS 109 mg/dL，T-chol 298 mg/dL，TG 180 mg/dL，LDL-chol 187 mg/dL，BNP＜4 pg/mL

③胸部単純X線写真（図1）

心胸郭比52%，肺うっ血（−）

④心電図（図2）

洞調律，ε波（−）

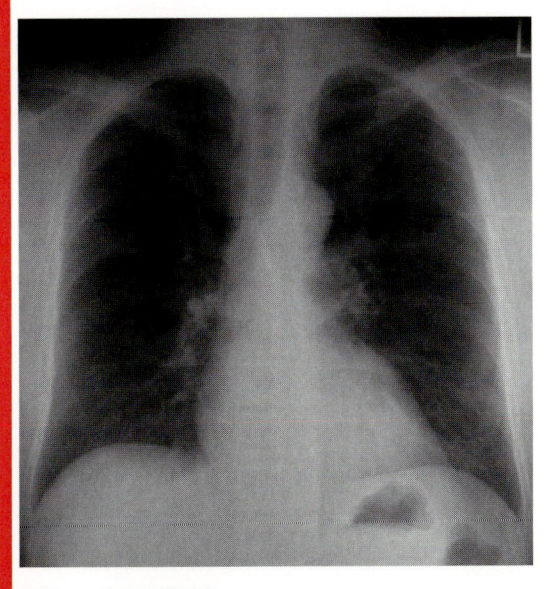

● 図1　胸部X線写真
心胸郭比52%，肺うっ血所見認めず

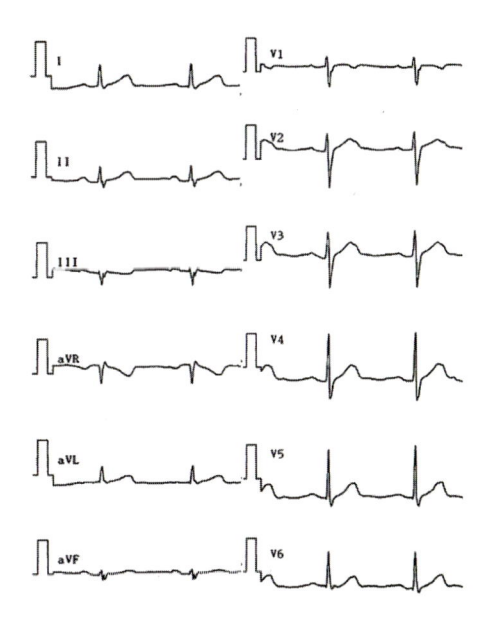

● 図2　心電図
洞調律，明らかなε波形認めず

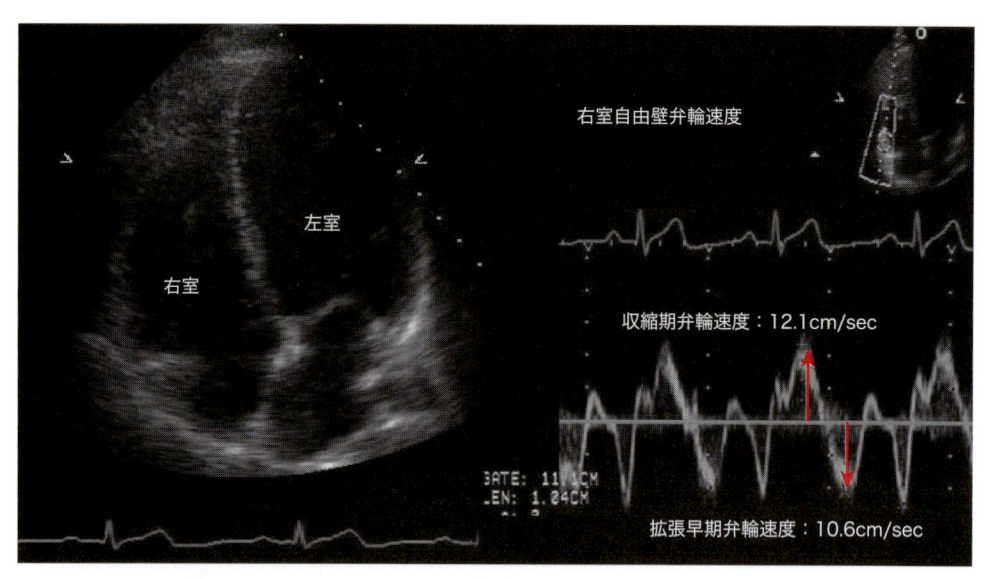

●図3　心エコー検査
　　左図：心尖部四腔像より右室の拡大を認める（軽度）
　　右図：組織ドプラ波形での右室自由壁弁輪速度の低下を認める

⑤心エコー検査（図3）
　左室壁運動異常（−），IVS/PW=11/11 mm，左室 Dd/Ds=48/36 mm, Mr1/4, Tr trivial (PG=18 mmHg)，自由壁側三尖弁輪速度：**収縮期12.1 cm/sec**，拡張早期10.6 cm/sec, 拡張後期13.1 cm/sec，四腔断面での計測値：**右房38×48 mm**，左房37×48 mm，**右室44×55 mm**，左室43×64 mm

⑥ホルター心電図
　総心拍数 85,318/日，**心室性期外収縮 50/日（単発源性）**，心房性期外収縮 単発のみ10/日，心房細動（−），pause（−），ST変化なし

⑦加算平均心電図
　心室遅延電位（＋）（LP 106 ms）

⑧心臓カテーテル検査
　冠動脈に有意狭窄なし，PCWP 16 mmHg, PA 20/10 (16) mmHg, RV 24/〜10 mmHg, RA (8) mmHg, LV 120/〜16 mmHg, Ao 130/74 (96) mmHg, C.O./C.I. = 4.3L / 2.4L/m² (カッコ内は平均値)，LVEF 58 %

⑨心筋生検（図4）
　筋層内に脂肪細胞の浸潤を認める．間質の線維化は認めず．

⑩心臓 MRI
　LVEF 61 %, RVEF 54 %, LVEDV 128 mL, **RVEDV=163 mL**, 右室流入部の収縮が低下し，軽度の scallop 像を呈する．同部の脂肪浸潤が疑われる．

7）治療方針

　以下の点から臨床的に ARVC を第一に考えた．1）心エコー図上，右房・右室の軽度拡張を認める，2）MRI上右室流入部の収縮能が低下しており，同部の脂肪浸潤が疑われる，3）心室頻拍は左軸，左脚ブロック型から右心起源である，4）加算平均心電図で心室遅延電位（＋）

Case

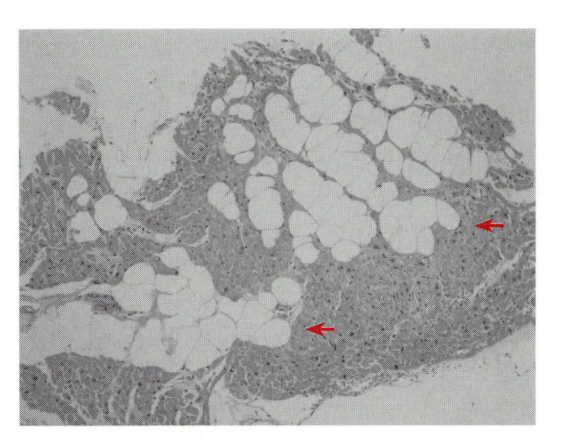

●図4　右室心筋生検病理所見（巻頭カラー15参照）
筋層内に脂肪細胞の浸潤を認める（→）．間質の線維化はほとんどなし

などである．心臓カテーテル検査では，冠動脈に有意狭窄は認めず，左室造影でも左室壁運動低下を認めなかった．右室から心筋生検を行った結果，筋層内に脂肪細胞の浸潤を認め，総合的にARVCと診断した（Task Force診断基準で大基準1，小基準2[6]）．

8）治療経過
#1 心室細動・心室頻拍　#2 ARVC

アミオダロン内服400 mgより開始し，メキシレチンとシベンゾリン内服を中止した．電気生理学的検査では3種類のVTを認めた．右室流出路での刺激を行ったところ心室細動が誘発され血行動態が破綻．電気的除細動200→300 Jにて洞調律に復した．以上から，ARVCを基礎疾患とし，電気生理学的検査で心室細動が誘発されたためICD植込手術を施行後，退院となる．

3　考察

本症例は致死的不整脈により発症したARVCの症例である．
ARVCは電気生理学的および形態学的異常などが特徴的である．

1）ARVCに特徴的な所見

電気生理学的検査所見で特徴的なのは，心電図では再分極異常として**V2,3誘導の陰性T波やε波**などである．加算平均心電図において**心室内遅延電位**（late potentials）は**陽性**であることが多い．不整脈所見としては，**右室起源の心室頻拍**（VT）を認めることが多く，特に**労作時のVT**が出現しやすい．本症例では安静時心電図および加算平均心電図で特徴的な所見を認めなかったが，繰り返す持続性心室頻拍を認めている．

形態的異常でARVCに特徴的なのは**右室の拡大**であり，**右室の壁運動低下**を認めることも古くから知られている[7)8)]．近年，組織ドプラ法による三尖弁輪速度がARVC群で低下している報告も認めるが，疾患特異性は低いとされている[9)]．本症例でも心エコー検査所見から形態学

的に右室の拡大を認め，心臓 MRI でも著明な右室拡大を認めた．心臓 MRI での右室流出部の収縮低下，および心エコーによる組織ドプラ法での三尖弁輪速度の低下も認めた．

　病理学的には右室心筋が局所的に**脂肪変性**，**線維化**に陥り，右室拡大，右室壁運動異常を起こし，病変は右室流出路，心尖部，横隔膜面などに好発する[10]．死亡または移植にいたったARVC 患者の病理組織学的検討では一見正常な左室の 76％に線維脂肪浸潤を認めている[11]ことから，右室だけでなく左室の関与も示唆されている．本症例では，右室生検でも特徴的な脂肪変性を認めていた．

2）ARVC の診断方法

　一般的に ARVC の診断には McKenna らにより提唱された **Task Force の基準**[6] が用いられる（**表1**）．しかし①拡張型心筋症のような左室心筋疾患を除外し特異度を高めるため，左室機能障害がない or 軽度と規定している，②診断基準を満たす時点では病状が進行している，③病変が心外膜から心内膜に向かって進展することと検体を採取する右心室中隔心内膜側は病変の好発部位から外れているために心筋生検の感度は 67％と高くない[12]，などの問題点も指摘されている．そのため病態の本質である**線維脂肪変性組織の検出**をすべく，近年 **CT**[13] および **MRI**[14)15] の有用性が証明されている．本症例でも最終的に，臨床経過，画像所見，心電図所見および病理診断などから総合的に診断を下した．一方，右心カテーテルでは，右心系の圧の上昇は認めず，右心機能としては比較的代償されていると判断された．心臓 MRI で線維化を反映する遅延造影を認めていないことからも，線維化は軽度であり初期の ARVC である可能性が示唆された．

3）ARVC の治療法

　治療法の原則としては，**心室頻拍による突然死の予防と心不全のコントロール**である．不整

●表1　催不整脈性右室心筋症 WHO/ISH の Task Force 診断基準

	大基準	小基準
構造・機能異常	1. 右室拡張と右室駆出分画低下で左室は軽度異常または正常 2. 限局性右室瘤 3. 右室の高度の限局性拡張	1. 軽度の全体的右室拡張で右室駆出分画が正常か低下，左室は正常 2. 右室の軽度の限局性拡張 3. 限局性の右室壁運動低下
心筋組織所見	右室の脂肪浸潤と残存心筋の存在	
心電図脱分極・伝導異常	1. V1, V2, V3 のみ QRS>110msec 2. V1, V2, V3 の ε 波	シグナル加算心電図の遅延電位陽性
心電図再分極異常		13 歳以上で右脚ブロックがなくV1 から V3 の T 波逆転
不整脈		1. 左脚ブロックタイプの心室頻拍（心電図，ホルター心電図，運動負荷心電図） 2. PVC の頻発>1000/day
家族歴	生検または剖検で診断されたARVD の家族歴	1. ARVD によると推定される35 歳未満での急死の家族歴 2. 本基準に合致した家族歴

大基準 2 項目 or 大基準 1 項目と小基準 2 項目 or 小基準 4 項目で ARVC と診断
（文献 6 より）

脈治療としては，**抗不整脈治療**および**埋込型除細動（ICD）**の組み合わせで行われる．特にICDはACC/AHAのガイドラインでも突然死のリスクのある患者に対してはClass Ⅱaとされ[16]，致死性不整脈による5年後の死亡率はICD植込み群で0%，control群で28%との報告もある[17]．本症例でも適応と判断しICD植込を行った．

> **memo プラコグロビンの低下によるARVCの診断**
>
> ARVCの40%の症例でデスモゾームタンパクの配置異常が指摘されている．近年心筋介在板でのデスモゾームタンパクの一種，プラコグロビン（plakoglobin）の低下がARVCの診断に有用であるとの報告がある[18]．ARVCと診断された心筋で調べた結果，免疫組織化学的検査でプラコグロビンが低下しており，その低下は一見組織学的に正常と診断された部位でも認められた．健常者やその他肥大型心筋症や拡張型心筋症では低下しておらず，プラコグロビンの低下により感度91%，特異度82%でARVCと診断できるとしている．小数例での検討のため，今後の研究が期待される．

> **memo ARVCに関連する遺伝子異常**
>
> ARVCのモデル動物では，LMAR遺伝子の異常であることが報告されており，その遺伝子異常がHP-1α（heterochromatin protein-1α）と結合することから，クロマチンの異常であることも示唆されている[19]．

文献

1) Fontaine, G. et al. : Arch Mal Coeur Vaiss, 75 : 361-371, 1982
2) Richardson, P. et al. : Circulation, 93 : 841-842, 1996
3) Hulot, J. S. et al. : Circulation, 110 : 1879-1884, 2004
4) Nava, A. et al. : J Am Coll Cardiol, 12 : 1222-1228, 1988
5) Thiene, G. et al. : Eur Heart J, 12 Suppl D : 22-25, 1991
6) McKenna, W. J. et al. : Br Heart J, 71 : 215-218, 1994
7) Manyari, D. E. et al. : Am J Cardiol, 57 : 1147-1153, 1986
8) Blomstrom-Lundqvist, C. et al. : Eur Heart J, 9 : 1291-1302, 1988
9) Lindstrom, L. et al. : Heart, 86 : 31-38, 2001
10) Marcus, F. I. et al. : Circulation, 65 : 384-398, 1982
11) Corrado, D. et al. : J Am Coll Cardiol, 30 : 1512-1520, 1997
12) Angelini, A. et al. : Am Heart J, 132 Pt 1 : 203-206, 1996
13) Bomma, C. et al. : Am J Cardiol, 100 : 99-105, 2007
14) Sen-Chowdhry, S. et al. : J Am Coll Cardiol, 48 : 2132-2140, 2006
15) Tandri, H. et al. : J Am Coll Cardiol, 48,11: 2277-2284, 2006
16) Epstein, A. E. et al. : J Am Coll Cardiol, 51 : e1-62, 2008
17) Hodgkinson, K. A. et al. : J Am Coll Cardiol, 45 : 400-408, 2005
18) Asimaki, A. et al. : N Engl J Med, 360 : 1075-1084, 2009
19) Asano, Y. et al. : Nat Genet, 36 : 123-130, 2004

第3部 実際の患者治療に心機能評価を取り入れる

§3 右心機能不全

3. 肺高血圧症

大村淳一，中西宣文

1 はじめに

　肺高血圧症とは肺動脈圧の上昇を認める病態の総称である．肺高血圧は種々の病態に合併するが，肺動脈自身に病変の首座が存在する**肺動脈性肺高血圧症**（pulmonary artery hypertension：**PAH**）がその代表的疾患で，特に原因不明のPAHは**特発性肺動脈性肺高血圧症**（idiopathic PAH：**IPAH**）と呼ばれる．PAHには他に遺伝性PAH，膠原病，シャントを有する先天性心疾患，肝疾患，食欲抑制薬などいくつかの疾患や病態に伴うPAHが存在する（**表1**，肺高血圧症：ダナポイント分類）．

　PAHは希な疾患で，フランスの報告では100万人あたり15人の有病率，特にIPAHは100万人あたり6人とされている[1]．わが国の2005年度の調査によれば，IPAH患者数は700名

●表1　肺高血圧症の臨床分類（2009年ダナポイント分類）（文献4より翻訳引用）

1. 肺動脈性肺高血圧症（PAH）	2. 左心疾患による肺高血圧症
1.1　特発性肺動脈性肺高血圧症（idiopathic PAH：IPAH）	2.1　収縮障害
1.2　遺伝性肺動脈性肺高血圧症（heritable PAH：HPAH）	2.2　拡張障害
1.2.1　BMPR2	2.3　弁膜症
1.2.2　ALK1，endogrin（遺伝性出血性毛細血管拡張症合併あるいは非合併）	3. 肺疾患および/または低酸素血症に伴う肺高血圧症
1.2.3　その他	3.1　慢性閉塞性肺疾患
1.3　薬物および毒物誘発性	3.2　間質性肺炎
1.4　その他の疾患に関連するもの	3.3　拘束型閉塞型の混合型を示すその他の呼吸器疾患
1.4.1　結合組織病	3.4　睡眠呼吸障害
1.4.2　HIV感染症	3.5　肺胞低換気症
1.4.3　門脈圧亢進症	3.6　高値への慢性暴露
1.4.4　先天性心疾患	3.7　成長障害
1.4.5　住血吸虫症	4. 慢性血栓塞栓性肺高血圧症
1.4.6　慢性溶血性貧血	5. 原因不明の複合的要因による肺高血圧症
1.5　新生児遷延性肺高血圧症	5.1　血液疾患：骨髄増殖性疾患，脾摘
1'. 肺静脈閉塞性疾患および/または毛細血管腫症	5.2　全身疾患：サルコイドーシス，肺ランゲルハンス組織球症：リンパ脈管筋腫症，神経線維腫症，血管炎
	5.3　代謝疾患：糖原病，ゴーシェ病，甲状腺疾患
	5.4　腫瘍塞栓，線維性縦隔洞炎，透析中の慢性腎不全

と報告されている[2]．また混合性結合組織病例におけるPAH合併率は7.0%，全身性エリテマトーデス1.7%，強皮症5.0%と報告され，膠原病に合併するPAH数は合計で約1,000名と推定されている．

　PAHは生命予後がきわめて悪い難病で最近まで治療薬がほとんどなかった．しかし近年，エポプロステノール（フローラン®），ベラプロスト（ドルナー®，ケアロード®）などのプロスタグランジン製剤，エンドセリン受容体拮抗薬のボセンタン（トラクリア®），PDE5阻害薬のシルデナフィル（レバチオ®）など数種の作用機序の異なる治療薬が開発・承認され，予後は改善しつつある．PAHの主要な病変は肺に存在するが，病勢の進行に伴う**右心不全**が主要な予後規定因子で，NYHA Ⅲ-ⅣのIPAHの5年生存率は59.8%に過ぎない[3]．治療開始時の右心不全に対して適切な治療を行うことはもちろん重要であるが，経過中の右心不全の予兆や増悪を見逃さないことが，PAH患者の予後改善につながると考えられる．本項では，症例を呈示し肺高血圧症と右心不全の病態生理について解説を行う．

2 症　例

Case　40歳男性（右心不全増悪を来したIPAHの1症例）

1）診断
　①IPAH　②右心不全

2）既往歴
　特記事項なし

3）家族歴
　特記事項なし

4）現病歴
　2004年12月頃より，労作時息切れが出現．2006年胸部単純X線写真で心拡大を認め，心エコーで肺高血圧〔三尖弁逆流（tricuspid regurgitation：TR）4/4，右房−右室推定圧較差（ΔPG）73mmHg〕が存在した．入院後の精査でIPAHと診断され，肺血行動態は肺動脈（pulmonary artery：PA）圧78/38（52）mmHg，心拍出量（cardiac output：CO）2.65L/min，肺血管抵抗（pulmonary vascular resistance：PVR）1,389 dyne・sec・cm^{-5}，BNPは158 pg/mLであった．ベラプロスト，ボセンタンの投与により自覚症状は一旦改善し退院となった．しかし2008年1月に労作時息切れの増悪（NYHA Ⅲ）を認め，再評価目的で入院となった．

5）入院時現症
　身長：156cm，体重：55.6kg，血圧：90/50mmHg，脈拍：88回/分（整），SpO$_2$：90%（room air），体温：36.6℃，頸静脈怒張あり，心雑音：3LSBに吸気時に増強する収縮期雑音あり，**Ⅱp亢進，Ⅲ音あり**，呼吸音：清，腹部：肝を1横指触知，腹壁膨隆，両側下腿浮腫を認める．

6）入院時検査
　①血液検査所見
　WBC 4,200/μL，RBC 4.58×10^6/μL，Hb 14.4g/dL，Hct 43.1%，Plt 11.9万/μL

②生化学検査所見

TP 7.0g/dL，BUN 28 mg /dl，**Cr 1.61 mg/dL**，**UA 10.1 mg/dL**，T-Bil 1.5 mg/dL，**AST 48 IU/L**，**ALT 34I U/L**，Na 142 mEq/L，K 3.2 mEq/L，Cr 103 mEq/L，CRP 0.3 mg/dL，**BNP 908 pg/mL**

③胸部単純X線写真（図1）

CTR 67.9%，右2弓・左2，左4弓突出，肺門部血管陰影拡大，胸水なし，肺うっ血なし

④心電図（図2）

正常洞調律，心拍数81回/分，右軸偏位，肺性P波，右室肥大

⑤心エコー検査（図3）

LVDd/Ds 29/12 mm，IVS/LVPW 6/8 mm，IVC 31 mm（呼吸性変動なし），心室中隔の圧排あり，LVの変形あり，LV収縮の明らかな低下なし，RA/RV拡大，TR 3-4/4（ΔPG 74 mmHg），胸水なし，肝周囲に腹水あり

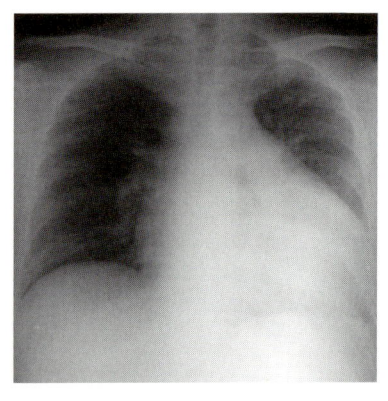

● 図1　入院時胸部X線写真

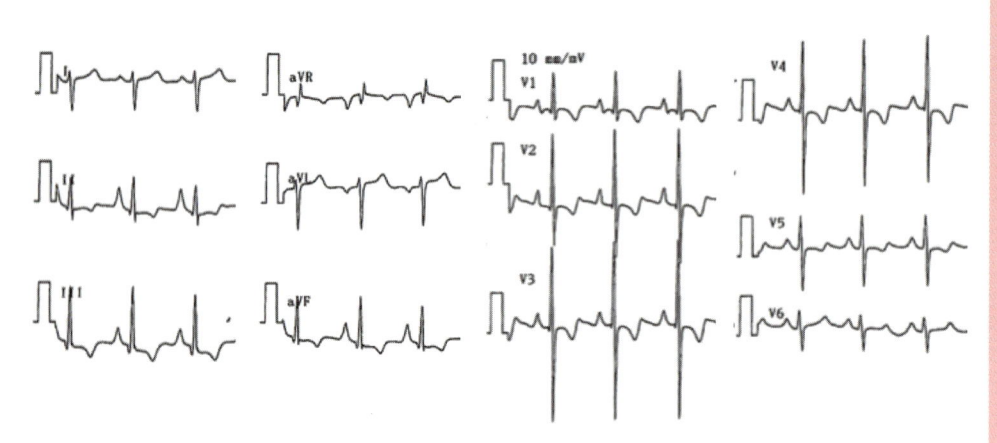

● 図2　入院時心電図

A）心室中隔の圧排，LVの変形（左室短軸断面）

B）TR3-4/4（ΔPG 74mmHg）

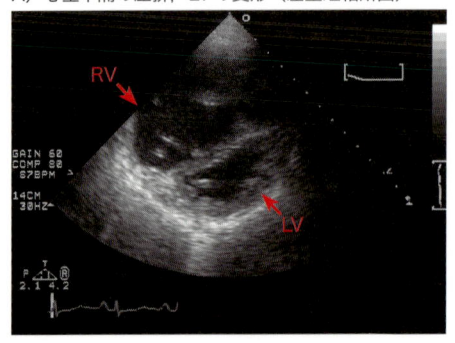

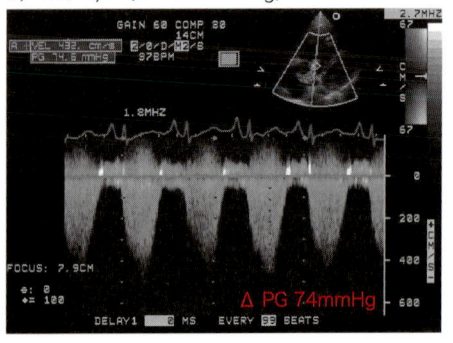

● 図3　入院時心エコー検査（巻頭カラー16参照）

7）治療経過

入院時は倦怠感強く，BNP上昇，血圧低下，SpO_2低下，T-Bil上昇，Cr上昇，下腿浮腫を認めたため，右心不全増悪に伴う低拍出症候群（low output syndrome：LOS）と判断した．ドブタミン1γ，酸素投与を開始し，自覚症状，体血圧上昇，採血データの改善を認め右心不全は改善傾向を示した．しかし，肺炎を発症し，感染を契機にBNPの上昇（862→1,696pg/mL）を認め右心不全の再増悪と判断．ドブタミン2γへの増量を要した．

感染の軽快に伴い心不全も軽快傾向にあったが，ドブタミン減量で再度BNP上昇を呈した．そのため心臓カテーテル検査を施行したところ前回検査と比較してPA圧 79/38（55）mmHgとPA圧に変化はないが，CO低下（2.65→2.03 L/min），PVR上昇（1,389→1,809 dyne・sec・cm^{-5}），を認めた．

検査結果から基礎疾患であるIPAHの進行と判断しエポプロステノールの適応もあると考えられた．しかし本人の強い希望によりシルデナフィルの追加を行ったところ，心エコーにおけるTRのΔPGは68 mmHgと明らかな変化を認めないがBNPは108 pg/mLまで改善し，血行動態の改善は得られたと判断された．その後はドブタミンからの離脱が可能となり退院となった．

3 考察－心機能評価のポイントと診療への活かし方

1）右心不全の病態と診断

肺高血圧の存在は右室については後負荷の増加を意味し，これにより右室肥大，右室・右房の拡大，三尖弁輪拡大が生じる．この結果三尖弁逆流が惹起され，右心室にさらに容量負荷が加わる．これらの結果，われわれがエコーなどで観察する**右心室の肥厚，拡大による形態変化および左心室の圧排**が生じる（図4）．代償期の右心不全においては右心室の収縮力低下に対して，右心室拡大によって心拍出量が保持されている．しかし，右心室の収縮力低下の進行に伴い右室拡張末期圧上昇，心拍出量低下が観察されるようになり，さらに三尖弁逆流の増悪から右房圧の上昇を来し，うっ血肝・浮腫などの症状が出現する．右心不全は，初期には自覚症状に乏しく明らかな異常所見がみられない場合がある．また，本症例のように右心不全の進行を呈した場合にPA圧が上昇せずに心拍出量の低下，BNP上昇を来すことがある．そのため問診，身体所見，胸部X線写真，心エコーなどの検査所見を総合的に解釈する必要がある（**表2**）．それぞれの項目の測定方法などは成書を参考にしていただきたい．

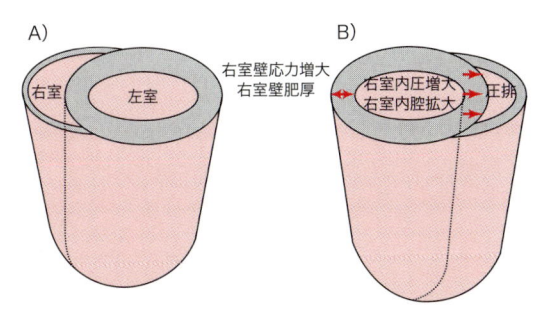

● 図4　正常右心室の形態（A）とPHの右心不全における心形態（B）
（文献9より）

● 表2　肺高血圧症における右心不全増悪の指標

問診	食欲不振，呼吸苦増悪，失神
身体所見	体重増加，浮腫，頸静脈怒張，肝腫大 血圧低下，四肢冷感
心電図	右心肥大，右脚ブロック，心拍数
胸部X線写真	心胸比拡大，胸水
右心カテーテル検査	肺動脈圧 右房圧 心拍出量（Fick法） 肺血管抵抗 混合静脈血酸素飽和度
心エコー	IVC径，IVC呼吸性変動 心嚢液 Eccentricity index TRによる右房-右室推定圧較差 三尖弁輪の収縮期偏位 （tricuspid annular plane systolic excursion：TAPSE） 右室流出路の交互脈
血液検査	肝機能検査 尿酸値 BNP値
運動耐容能	6分間歩行

2）右心不全の治療と重症度評価

　　右心不全急性期の治療としては，安静と水分管理に加え，十分な酸素投与や強心薬による心収縮力のサポート，肺高血圧治療薬による後負荷の減少を試みる．右心不全の契機となる感染，貧血，不整脈，甲状腺機能亢進などの増悪因子の治療も必要である．

　　通常，強心薬としてはドブタミンが第一選択として挙げられる．ドブタミンの投与により心拍出量と体血圧を維持する．肺高血圧に対しては前述のシルデナフィルやボセンタン，エポプロステノール，ベラプロスト，NO吸入などを病態・重症度に応じて用いる．これらの肺高血圧治療薬により肺血管抵抗の減少と心拍出量の増加が一定の範囲で期待できる．しかし肺動脈圧自体は明らかな減少を示さない場合も多く[5]，**心エコー・ドプラ検査でのTRのΔPGから得られる肺動脈圧推定値は治療効果を反映していない可能性がある**．心エコー・ドプラ検査は，肺高血圧症患者の日常臨床で頻用される有用な検査法の1つであるが，これのみではPH患者の重症度を十分評価できないことに留意する[6]．**現在でも正確な重症度評価には適時右心カテーテル検査が必要である**．

3）肺高血圧診療のこれから

　　近年，PAHは他の循環器領域と同様に，その発生機序や診断・治療に関して多くの知見が集積されつつある．特にPAHの病因に関しては肺血管作動性物質の異常や肺動脈平滑筋のKチャネル異常[7]などを根拠とする肺血管攣縮説に加え，肺動脈内皮・平滑筋細胞の腫瘍様の増殖に伴う肺動脈内腔の狭窄・閉塞説[8]などが唱えられ，その疾患概念は大きく変遷をとげている．今後，肺高血圧症および合併する右心不全の病態に関してさらに解明が進み，新たな治療が開発されることが期待される．

> **● memo　2008年ダナポイントの治療ガイドライン**
>
> わが国では2008年ダナポイント会議で提唱された治療ガイドライン[10]（図5）を流用する場合に障害となるいくつかの状況がある．まず，わが国ではCa拮抗薬に反応するIPAH/FPAHの頻度はきわめて少ない可能性が専門家に指摘されている．このため急性肺血管反応性試験の意義が確立していない．また，ガイドラインに記載されているトレプロスチニル，イロプロストなどは，本邦では認可が得られていない．

勧告の程度	WHO Class II	WHO Class III	WHO Class IV
A	アンブリセンタン ボセンタン シルデナフィル	アンブリセンタン，ボセンタン，シルデナフィル エポプロステノール持続静注 イロプロスト吸入，	エポプロステノール持続静注
B	シタクスセンタン タダラフィル	シタクスセンタン，タダラフィル トレプロスチニル皮下注	イロプロスト吸入
C		ベラプロスト	トレプロスチニル皮下注
E/B		イロプロスト持続静注 トレプロスチニル持続静注	イロプロスト持続静注 トレプロスチニル持続静注 併用療法の開始（下段参照）
E/C			アンブリセンタン，ボセンタン シルデナフィル，シタクスセンタン タダラフィル
未承認		トレプロスチニル吸入	トレプロスチニル吸入

経口抗凝固療法（B/E）- IPAH/HPAH
利尿剤（E/A）
酸素（E/A）
ジゴキシン（E/C）
管理下でのリハビリ（E/B）

支持療法，一般評価
専門医への紹介（E/A）

過度の運動を避ける（E/A）
出産の制限（E/A）
精神的社会サポート（E/C）
感染予防（E/A）

急性肺血管反応性試験（A：IPAH，E/C：その他のPAH）

血管反応性試験陽性　　　血管反応性試験無反応

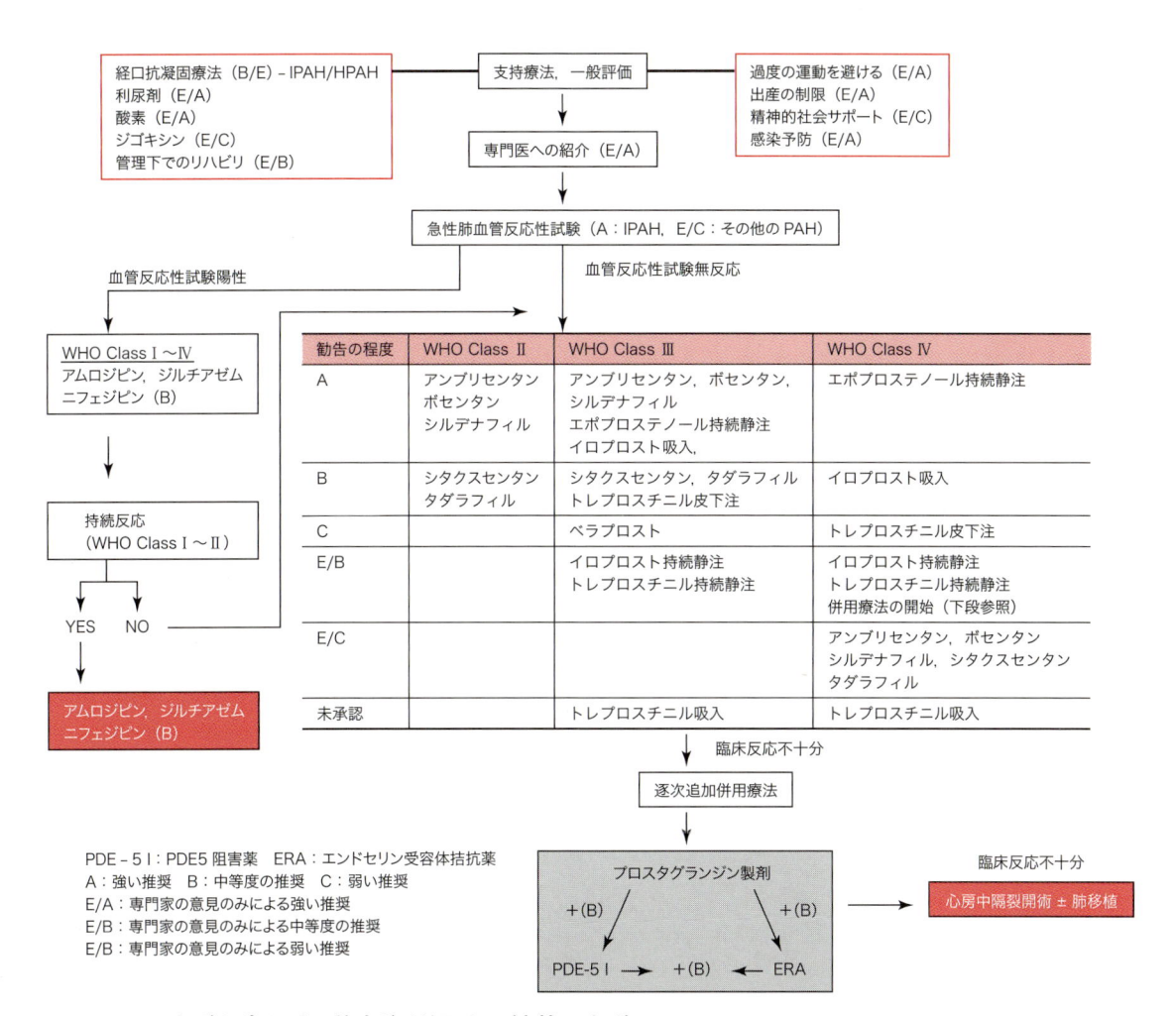

WHO Class I～IV
アムロジピン，ジルチアゼム
ニフェジピン（B）

持続反応
（WHO Class I～II）
YES　NO

アムロジピン，ジルチアゼム
ニフェジピン（B）

PDE-5I：PDE5阻害薬　ERA：エンドセリン受容体拮抗薬
A：強い推奨　B：中等度の推奨　C：弱い推奨
E/A：専門家の意見のみによる強い推奨
E/B：専門家の意見のみによる中等度の推奨
E/C：専門家の意見のみによる弱い推奨

臨床反応不十分
逐次追加併用療法

プロスタグランジン製剤
+(B)　　　+(B)
PDE-5I　→　+(B)　←　ERA

臨床反応不十分 → 心房中隔裂開術±肺移植

● 図5　2008年ダナポイントの治療ガイドライン（文献10より）

● memo　肺高血圧症の進行と病状および血行動態の推移

肺には予備血管床が豊富にあり，肺有効血管床が1/3に減少して初めて安静時の肺動脈圧が上昇しはじめるという．しかし病態が進行し右心機能不全が悪化すると，肺動脈圧の増加は頭打ちとなる．さらに末期には心拍出量の減少から，肺動脈圧もむしろ低下する場合がある（図6）．

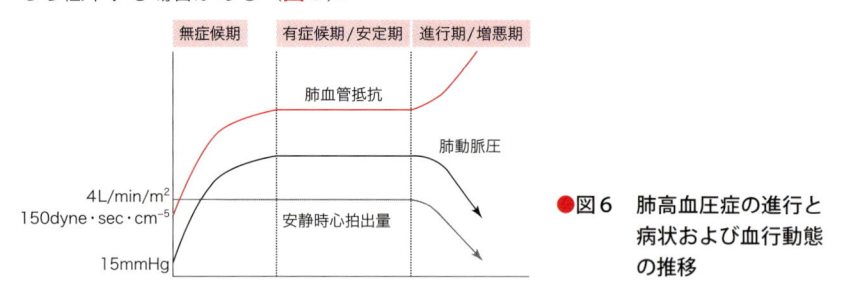

● 図6　肺高血圧症の進行と病状および血行動態の推移

文献

1) Humbert, et al.：Am J Respir Crit Care Med., 173：1023–1030, 2006
2) 笠原靖紀：Prog Med., 26巻1号：314–318, 2006
3) 川合基司：Prog Med., 28巻2号：486–492, 2008
4) Simonneau, et al. :J Am Coll Cardiol., 54 (1 Suppl)：S43-54, 2009
5) D'Alonzo, et al.：Ann Intern Med.,115：343–349, 1991
6) Raymond, et al.：J Am Coll Cardiol., 39：1214–1219, 2002
7) Yuan, et al.：Circulation., 98：1400–1406,1998
8) Rai, et al.：Am J Respir Crit Care Med., 178：558–564, 2008
9) Bogaard, et al.：Chest., 135：794–804, 2009
10) Barst et al. J Am Coll Cardiol., 54 (1 Suppl)：S78-84, 2009

§4 弁膜症

1. 大動脈弁狭窄症

中谷　敏

1 はじめに

　大動脈弁狭窄症の病因は大きく，リウマチ性，加齢変性，先天性（ほとんどは二尖弁，まれに一尖弁）に分けることができる．近年はリウマチ熱が激減し，そのため新規発症のリウマチ性大動脈弁狭窄症はほとんど見なくなったが，それにかわって加齢変性に伴うものが増えてきた．

　大動脈弁狭窄症では，大動脈弁口の開放制限により，収縮期に左室と大動脈の間に有意な圧較差が発生し，左室収縮期圧が増大，左室は圧負荷のために肥大する．心肥大は狭窄によって増大した左室壁応力を正常化するための代償機転であるが，**左室コンプライアンスの低下（拡張障害）** と **相対的心筋虚血** を引き起こす．

　左室拡張障害は，左室拡張末期圧を増大させ，ために左房圧が上昇し，昂じて肺高血圧を来す．このため肺うっ血の症状が出現する．多くの場合，大動脈弁狭窄症のポンプ機能は末期になるまで正常またはやや過収縮状態であるが，拡張機能が障害されているために一回拍出量は減少し，失神を来すことになる．

　相対的心筋虚血は肥大した心筋に十分血液を供給できないことに起因する．一般に肥大心では心筋酸素需要が大きいため冠状動脈は太くなるが，高度の大動脈弁狭窄症ではそれでも十分な血流量はまかなえず，左室内圧上昇とあいまって特に心内膜側において需要と供給のバランスが障害され心筋虚血が起こる．心筋虚血が恒常化すると，心筋内線維化が進行してきて心機能を低下させ，最終的には心不全となる．また心筋障害が著しくなくても高度狭窄のため後負荷不整合を生じているときには，内径短縮率や駆出率が低下し一回心拍出量が低下する．

　開口制限を生じた弁口を開くようにする内科的治療法は現在のところ知られていない．したがって症状が出るか，心機能が低下しはじめている例では**手術適応**となる．

2 症　例

Case　88歳女性　高度大動脈弁狭窄症　心不全

1) **診断**
　①高度大動脈弁狭窄症，②うっ血性心不全，③狭心症，④肺高血圧
2) **既往歴**
　20年来の高血圧，糖尿病

Case

3）家族歴
特記すべきことなし

4）現病歴
10年前より労作時呼吸困難あり．4年前より呼吸困難に加えて胸痛も自覚するようになったが，近医では高齢を理由に精査されずに経過観察されていた．昨年冬，自宅にて突然呼吸困難と胸痛が出現し，救急車にて来院した．救急外来でうっ血性心不全と診断され，直ちに挿管後に入院となった．精査の結果，うっ血性心不全は高度大動脈弁狭窄症によるものと診断され，カテコラミン投与下に数日内に抜管，血行動態も改善した．手術治療の必要性を説明するも，本人，家族が拒否し退院となった．その後も心不全により一度入院するが，安静で改善していた．外来および入院時に，手術治療の必要性を説明するがずっと拒否していた．今回3度目の入院で利尿薬持続投与，カテコラミンにても肺高血圧（70 mmHg），低血圧が持続し，また食事等の軽労作でも胸痛を生じるようになったため，再度手術治療の必要性を説明し，本人，家族の承諾を得た．

5）心エコー所見
大動脈弁は**石灰化著明**で開放制限著しい．左房，左室は拡大しており全体に動きが低下している（左房径40 mm，左室拡張末期径58 mm，収縮末期径53 mm，**左室駆出率25%**）（**図1**）．局所的な壁運動異常は認めない．左室壁厚は中隔厚，後壁厚ともに11 mmと肥大している．大動脈弁通過最大血流速は5.19 m/sであり推定弁間圧較差は**108 mmHg**と算出された（**図2**）．中等度の大動脈閉鎖不全症も認める．僧帽弁は軽度の逆流を認めるのみで器質的疾患は認めない．三尖弁は中等度の逆流を認め，推定肺動脈収縮期圧は約70 mmHgであった．

6）冠動脈造影検査
左冠動脈前下行枝近位部に75%の狭窄を認めた．

7）治療方針
高度大動脈弁狭窄症のために低心機能，うっ血性心不全，肺高血圧を来しているため，大動脈弁置換術が必要である．またその際には合併する冠動脈狭窄に対しても冠動脈バイパス術が必要である．

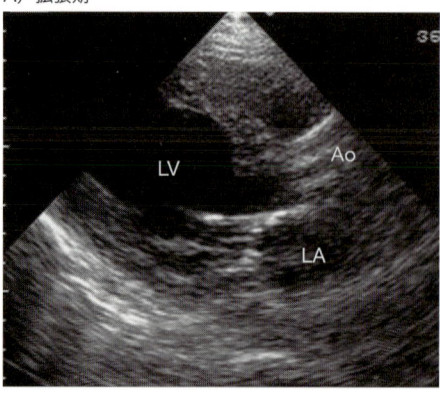

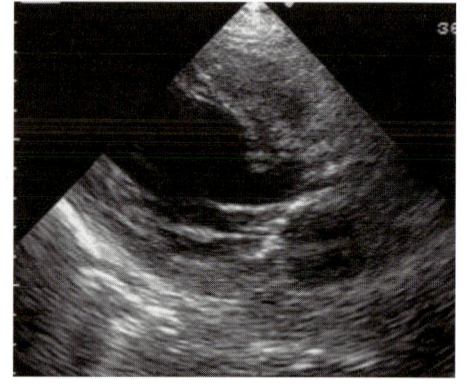

A）拡張期　　　　　　　　　　　　　B）収縮期

● 図1　術前傍胸骨左室長軸断層像
左室腔が拡大し，壁運動が全体的に極端に低下している．LA=左房，LV=左室，Ao=大動脈

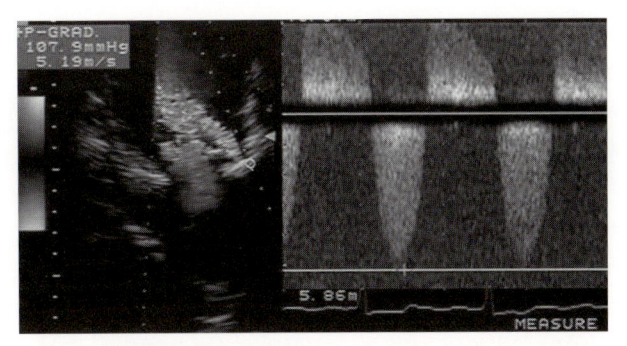

● 図2 大動脈弁通過血流速は 5.19 m/s であり，そこから計算される最大弁間圧較差は 108 mmHg であった（巻頭カラー **17**参照）

8）治療経過

生体弁による弁置換術と左冠動脈前下行枝に対するバイパス術を行い退院した．術後の心エコー検査では，大動脈弁位生体弁に機能不全を認めず，左室拡張末期径 48 mm，収縮末期径 42 mm，駆出率 35% と著明な改善を示した（図3）．三尖弁逆流からの推定肺動脈収縮期圧も約 40 mmHg に低下した．

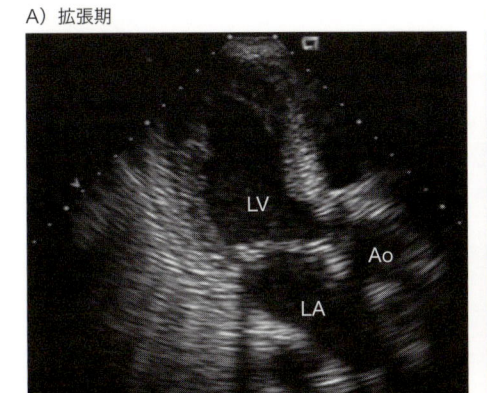

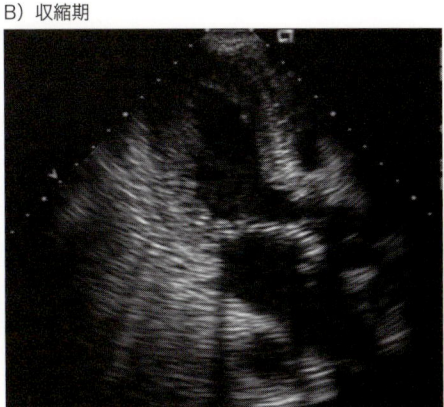

A）拡張期 B）収縮期

● 図3 術後心尖部左室長軸断層像
左室腔の縮小と壁運動の改善が認められる．LA=左房，LV=左室，Ao=大動脈

3 考察

本症例は高度大動脈弁狭窄症に伴って心機能低下，肺高血圧が進行し手術によって著明な改善を得た高齢者の例である．以下にこの症例の問題点について考えてみる．

1）低心機能

本例は左室駆出率 25% と著しく低値であるにもかかわらず大動脈弁間圧較差は 108 mmHg

もあった．高度大動脈弁狭窄症に低心機能が合併したときには2つの病態が考えられる．1つは長年の大動脈弁狭窄による**後負荷不整合（afterload mismatch）**に基づくものであり，もう1つは何らかの原因による**心筋障害**である．後負荷不整合であれば，その治療は弁置換術で後負荷を下げるしかない．その結果，心機能は劇的に改善する．本例でも術後，駆出率は35％と改善した．心筋障害が起こる機序としては，本項の最初に記したように，長年の相対的心筋虚血の結果生じる場合，合併した虚血性心疾患のために生じる場合，何らかの心筋疾患を合併した場合などが考えられる．

本例では，後負荷不整合，長年の相対的心筋虚血，合併虚血性心疾患が心機能を低下させたものと考えられる．したがって大動脈弁置換術と冠動脈バイパス術を施行することにより心機能が著明に改善した．もちろん正常心機能にまでは回復していないが，これは長年の相対的心筋虚血に基づく心筋障害が残存しているためであろう．もう少し経過を見ればもっと改善するかも知れない．

> ●memo　**収縮予備能による大動脈弁狭窄症の予後推定**
>
> 低心機能例では，高度大動脈弁狭窄症で弁口面積が狭くても一回拍出量が小さいために弁通過血流速度は低く，計算される弁間圧較差は低値を示す．このような例ではドブタミン負荷エコーを行ってそれに対する反応性から判定される収縮予備能（ドブタミンを最大20μg/kg/minまで投与して，一回拍出量が20％以上増加した場合を収縮予備能ありとする）が予後推定に有用である．低弁間圧較差・低心機能・高度大動脈弁狭窄症例を集めた多施設検討では大動脈弁置換術の施行と収縮予備能の存在が互いに独立した長期予後推定因子であることが示された[3]．
>
> それでは収縮予備能のない例は手術をしない方がいいのか．これに対して最近，収縮予備能がない例でも弁置換術を施行した方が，やはり長期予後に優れていることが明らかにされた[4]．もちろん周術期の死亡率は，収縮予備能のない例で予備能のある例と比べて高いが，それでも手術を行った方が内科的に経過観察しているよりは長期予後はよいということである．

2）高齢者

一般に80歳を越えると担当医も本人も開心術を躊躇するものである．しかし大動脈弁狭窄症の場合には適応があれば弁置換術をすべきとされている．例えば2006年のAmerican College of CardiologyとAmerican Heart Associationが共同で発表している弁膜症のガイドラインによれば「大動脈弁置換術は何歳になっても技術的には可能であるので，症状のある大動脈弁狭窄症では高齢者でも弁置換を考慮すべきである」と記載されている[1]．またEuropean Society of Cardiologyのガイドラインでも「年齢それ自体は手術の禁忌とはならない」と記されている[2]．しかし両ガイドラインに共通して追記されていることは，手術適応は**患者の希望や合併疾患を考慮にいれて個々人ごとに決めるべき**であるということである．本例は88歳という高齢であり，術前から肺高血圧でありながら体血圧は低血圧を呈しており，必ずしもいい状態とは言えなかったが，リスクとベネフィットを勘案し，また患者の希望も入れて手術を行った．

社会の高齢化に伴って，今後もこのような高齢者大動脈弁狭窄症が増加していくものと思われる．その際には年齢だけで手術適応がないと決め込むことのないようにしなければならない．また大動脈弁狭窄症は徐々に進行していくという性質上，いつかは手術をしなければならない．手術を嫌って経過観察だけを行い，あげくのはてに状態が悪くなってから準緊急的に手術を行うよりも，先を見越して早めに手術を行うという考え方があってもよいであろう．

> **memo　大動脈弁狭窄症に対する経皮的弁留置術**
>
> 最近，欧米では手術治療のリスクが高い大動脈弁狭窄症に対してカテーテルを用いた経皮的弁留置術が施行されている．これはバルーンの上にステント付き生体弁をマウントしたもので，大動脈弁位でバルーンを開大することによって生体弁を留置する．アプローチには，大腿静脈から心房中隔を経て順行性に挿入する方法，大腿動脈から逆行性に挿入する方法，小開胸下に心尖部から挿入する方法があるが，最近はガイドカテーテルの進歩もあって後二者が主流である[5)6)]．技術の習熟により段々成績も向上してきており，2007年の報告では手技成功が96%，弁口面積が0.6 cm^2 から 1.7 cm^2 に開大，術中死が0%，1か月内死亡率が8%，6か月後生存率が88%とされている[7)]．まだまだ解決すべき問題点はあるが，今後有望な方法であろう．

文献

1) Bonow, R. O. et al. : ACC/AHA 2006 Guidelines for the management of patients with valvular heart disease. J Am Coll Cardiol, 48 : e1–148, 2006
2) Vahanian, A. et al. : Guidelines on the management of valvular heart disease. Eur Heart J, 28 : 230–268, 2007
3) Monin, J. L. et al. : Low-gradient aortic stenosis. Operative risk stratification and predictors for long-term outcome: A multicenter study using dobutamine stress hemodynamics. Circulation, 108 : 319–324, 2003
4) Tribouilloy, C. et al. : Outcome after aortic valve replacement for low-flow/low-gradient aortic stenosis without contractile reserve on dobutamine stress echocardiography. J Am Coll Cardiol, 53 : 1865–1873, 2009
5) Cribier, A. et al. : Treatment of calcific aortic stenosis with the percutaneous heart valve mid-term follow-up from the initial feasibility studies: The French experience. J Am Coll Cardiol, 47 : 1214–1223, 2006
6) Walther, T. et al. : Transapical minimally invasive aortic valve implantation. Multicenter experience. Circulation, 116（suppl I）: I240–245, 2007
7) Webb, J. G. et al. : Percutaneous transarterial aortic valve replacement in selected high-risk patients with aortic stenosis. Circulation, 116 : 755–763, 2007

第3部 実際の患者治療に心機能評価を取り入れる

§4 弁膜症

2. 大動脈弁閉鎖不全症

森 三佳

1 はじめに

　大動脈弁閉鎖不全症（aortic regurgitation：AR）では，拡張期に大動脈から左室への血液逆流により左室容量負荷を生じる．
　ARを生じる成因は，弁尖の異常に伴うものと，大動脈基部の拡大によるものがある．前者には，加齢による変性，リウマチ性，先天性（二尖弁，四尖弁，心室中隔欠損症に合併したものなど），感染性心内膜炎などで認められる．後者には，大動脈弁輪拡張症，大動脈解離，大動脈瘤，大動脈炎症候群などで認められる．
　また，ARは発症や進行の経過により急性と慢性に区別され，病態や治療方針が異なる．ARは身体所見（灌水様拡張期雑音やto and fro雑音，Austin-Flint雑音の聴取，脈圧の増大，速脈など）や心不全症状などを契機に心エコー図検査にて発見される場合が多く，成因の推定，重症度や心機能評価，手術適応の検討に際しては，心エコー図検査が重要な役割を果たしている．
　本項では，ARの症例を提示し，病態や心機能評価における重要な点を中心に解説する．

2 症 例

Case 58歳女性（弁尖の異常に伴う高度大動脈弁閉鎖不全を呈した症例）

1）診断
　　①大動脈弁閉鎖不全症　②貧血

2）主訴
　　労作時呼吸困難

3）既往歴
　　48歳：虫垂炎手術

4）家族歴
　　母：糖尿病

5）嗜好
　　喫煙：20本/日（20〜57歳まで），飲酒：ビール360 mL/日 程度

6）現病歴
　　2007年10月頃より咳嗽が出現した．2008年3月頃より労作時の息切れ（NYHA Ⅱ）を自覚するようになった．その後徐々に症状が増悪（NYHA Ⅲ）し，夜間の呼吸困難感も自覚

したため，近医を受診した．その際，大動脈弁閉鎖不全症（3/4度）を指摘され，精査加療目的に当院紹介受診となった．

心エコー図検査にて，大動脈弁は3尖で，AR 3/4度，左室拡張末期径/収縮末期径 66/41 mm，左室駆出率57%であり，更なる精査目的に入院となった．

7）入院時現症

身長：161 cm，体重：50 kg，意識：清明，血圧：120/46 mmHg，脈拍：75/分・整・大脈．結膜：貧血・黄疸なし．頸部：血管雑音聴取せず，甲状腺腫大なし，静脈怒張なし．

胸部：心音　Ⅰ音Ⅱ音減弱亢進なし，Ⅲ音Ⅳ音聴取せず，拡張期逆流性雑音（胸骨左縁第3肋間にⅢ/Ⅵ度）聴取，呼吸音　正常肺胞呼吸音，ラ音聴取せず．腹部：平坦・軟，肝脾腎触知せず．四肢：浮腫なし，冷感なし，チアノーゼなし．

8）入院時検査成績

①血液検査

WBC 6,600/μL, RBC 399×10^6/μL, Hb 11.7 g/dL, Ht 34.5 %, 血小板 26.5×10^6/μL, PT 93秒, PT-INR 1.04, APTT 36秒, TP 7.6 g/dL, アルブミン 4.4 g/dL, T-Bil 0.6 mg/dL, AST 17 IU/L, ALT 8 IU/L, ALP 303 IU/L, γ-GTP 55 IU/L, LDH 144 IU/L, CK 49 IU/L, UN 18 mg/dL, Cre 0.7 mg/dL, Na 140 mEq/L, K 4.8 mEq/L, Cl 100 mEq/L, T-Cho 174 mg/dL, TG 116 mg/dL, 空腹時血糖 105 mg/dL, HbA1c 5.5 %, CRP 2.4 mg/dL, BNP 404 pg/mL

②尿検査

タンパク（−），糖（−）

③心電図

心拍数 77/分，洞調律，正軸

④胸部X線

心胸郭比 53 %，大動脈石灰化あり，肺うっ血所見なし

⑤心エコー（図1～4）

上行大動脈径 28 mm, valsalva洞径 29 mm, 大動脈弁輪径 19 mm

左房径 40 mm, 心室中隔厚 7 mm, 左室後壁厚 7 mm, **左室拡張末期径/左室収縮末期径 66/43 mm（図3）**, 左室内径短縮率 35%, 左室駆出率 53 %（modified Simpson法）

大動脈弁 3尖，右冠尖が高輝度で短縮，AR 3/4（図1 b, 図2）

腹部大動脈血流における拡張期逆行性血流あり（図4）

僧帽弁　前尖にAR jetが当たり細動（fluttering）あり，僧帽弁逆流はわずかのみ

三尖弁逆流 1/4度（右房−右室間圧較差 25 mmHg），肺動脈弁逆流なし

左室局所の壁運動異常なし，下大静脈径 12×17 mm（呼吸性変動あり）

僧帽弁流入波形　E波 90.0 cm/s, A波計測困難

⑥心カテーテル検査

PCWP 15 mmHg, PAP 28/13（mean 22）mmHg, RAP 4 mmHg, LVP 124 mmHg/LVEDP 24 mmHg, CO 9.5 L/min, CI 6.4 ml/min/m^2

【大動脈造影】大動脈弁石灰化あり，3尖，**AR Ⅲ度**

左室駆出率 49 %（左室拡張末期容積 248 mL/左室拡張末期容積係数 167 mL/m^2, 左室収縮末期容積 124 mL/左室収縮末期容積係数 83 mL/m^2）

【冠動脈造影】有意狭窄病変なし

● 図1　断層像（巻頭カラー 18 参照）
　a）傍胸骨左室長軸像
　b）大動脈弁逆流（カラードプラ法）
　c）心尖部四腔像

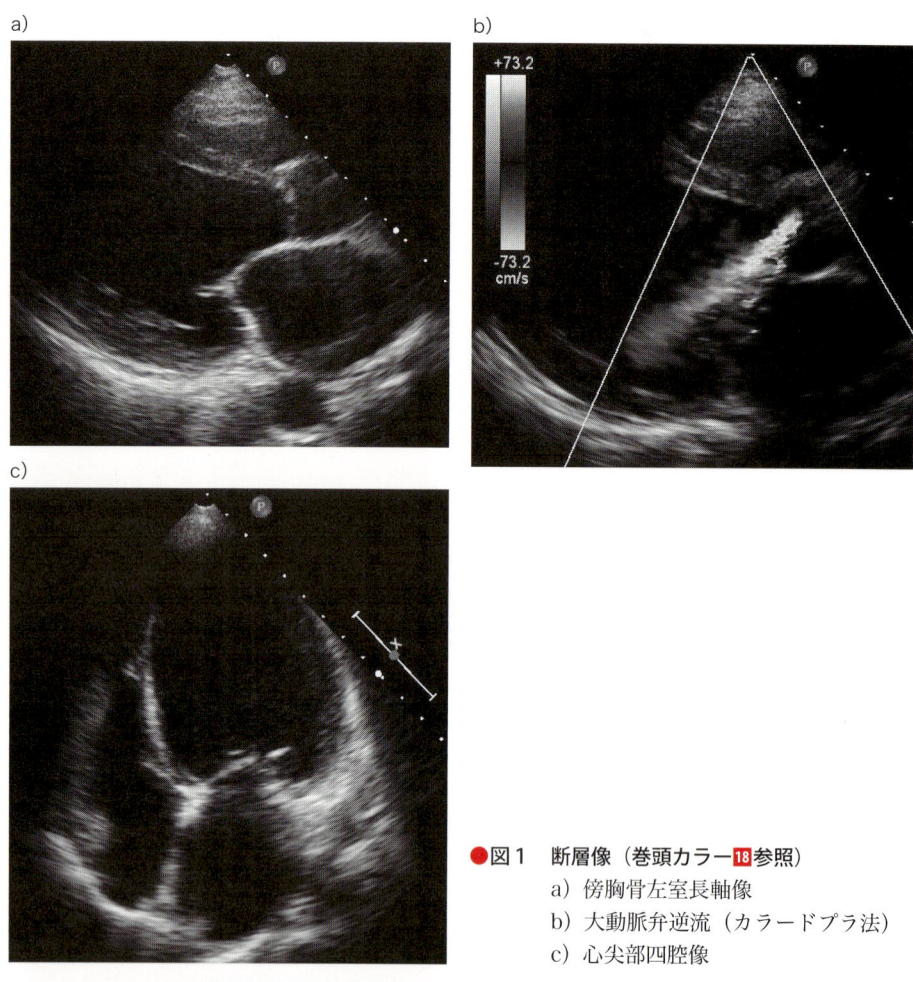

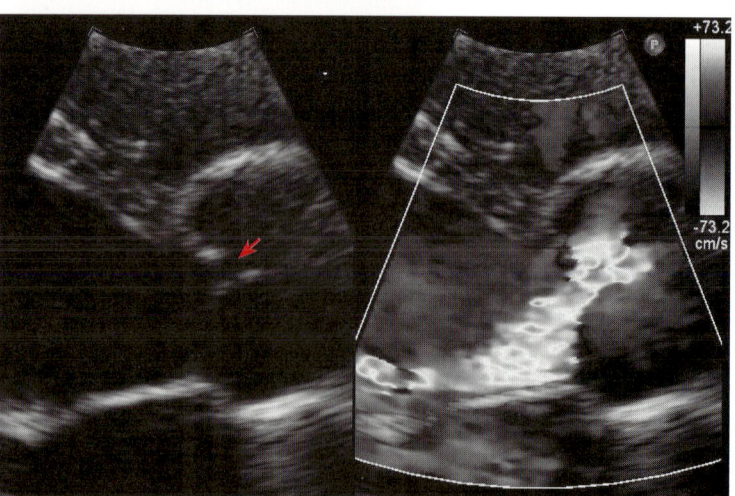

● 図2　左室流出路～大動脈弁長軸像の拡大（巻頭カラー 19 参照）
　右冠尖の短縮により間隙（gap, →）が生じ，同部位よりARのjetが生じている（右側，カラードプラ法）

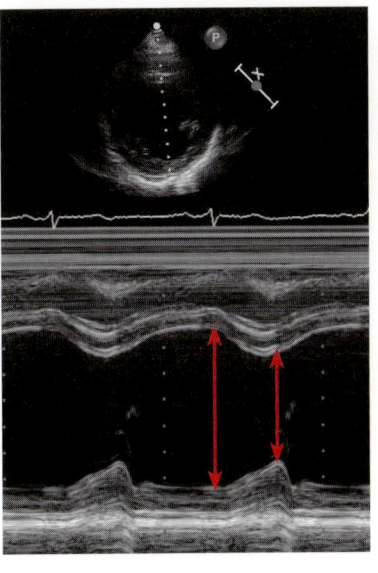

● 図3　左室Mモード像
（→：左室拡張末期径および収縮末期径の計測部位）

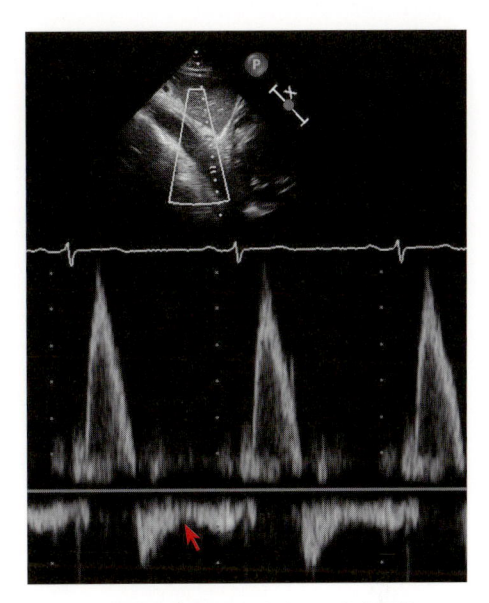

● 図4　腹部大動脈血流（パルスドプラ法）
（→：拡張期の逆行性血流波形）

9）治療方針

労作時呼吸困難の自覚症状があり，心エコー図検査および心臓カテーテル検査にてⅢ度のARおよび左室収縮能の軽度低下（EF 49％）を呈しており，左室拡大も認めている．以上より，大動脈弁置換術の適応と考えられた．

10）治療経過

約2カ月後に大動脈弁置換術（機械弁，径22mm）を施行．術後1週間の心エコー図では，人工弁の機能は保たれており，左室拡大の改善（左室拡張末期径／左室収縮末期径54/38 mm）を認めた．

3　まとめ

今回の症例は，**弁尖の異常による慢性の高度AR**であり，**軽度の左室収縮能低下および左室拡大**を呈していた．

慢性的に経過するARでは，左室は圧・容量負荷を受け遠心性に肥大する．重度のARでも長期間は無症状で経過するが，非代償期になると，左室拡大や左室収縮能の低下を伴うため，予後不良を示す症例にも遭遇する．

一方，大動脈解離や感染性心内膜炎，外傷などに伴うことが多い，急性発症のARでは，左室拡張末期圧の急激な上昇，心拍出量の低下を来し，肺水腫や心原性ショックを呈する．その原因疾患により，早急な外科的治療を必要とすることも多い．

心エコー図検査において，Mモード法やカラードプラ法などでARの存在が示唆された場合，臨床経過を考慮に入れた上で，**ARの成因や重症度を評価し，手術適応を含めて今後の治療方**

● 表1　心エコー図によるARの重症度評価に用いられるドプラ法の指標：利便性ならびに長所，限界（文献3より改変）

	利便性，長所	限界
逆流ジェットの幅，面積	・簡便である ・短時間でできる ・感度が高い	・ARの成因や，逆流口下部でのジェットの形，方向によっては評価を誤る
収束帯の幅	・簡便である ・軽度または高度のARを特定できる	・ARジェットが複数ある場合は不向き ・数値が小さく，大きな誤差要因となる
圧半減時間（PHT）	・簡便である	・左室および大動脈の拡張期圧の影響を受ける
下行大動脈の拡張期逆行性血流	・簡便である	・左室や大動脈のコンプライアンスの影響を受ける
PISAによる定量	・定量的である ・病変の重症度（EROA）および容量負荷（RV）の両方を評価できる	・大動脈弁石灰化例では困難な場合がある ・複数のARジェット例では不適 ・偏心性のARジェットや大動脈瘤例では不正確 ・ARでは経験が限られる
逆流の定量	・定量的である ・病変の重症度（EROA）および容量負荷（RV）の両方を評価できる ・複数のARジェット例，偏心性のARジェット例でも適用できる	・僧帽弁閉鎖不全合併例において，右室駆出血流が測定できない場合は不適

● 表2　心エコー図によるARの重症度評価における特異的徴候，支持的徴候および定量的指標（文献3より改変）

	軽度	中等度		高度
特異的な徴候	・逆流ジェットの幅／左室流出路径 < 25 % ・収束帯の幅 < 0.3 cm ・下行大動脈の逆行性血流がない，あるいは短時間	ARの徴候が軽度より大きいが高度の基準に達していない		・逆流ジェットの幅／左室流出路径 > 65 % ・収束帯の幅 > 0.6 cm
支持的な徴候	・圧半減時間 > 500 ms ・左室サイズは正常※1	両者の中間値		・圧半減時間 < 200 ms ・下行大動脈の全拡張期における逆行性血流が存在 ・中等度以上の左室拡大※2
定量的指標※3 RV (mL/beat) RF (%) EROA (cm)	< 30 < 30 < 0.10	30〜44 30〜39 0.10〜0.19	45〜59 40〜49 0.20〜0.29	≧ 60 ≧ 50 ≧ 0.30

AR:aortic regurgitation, RV:regurgidant volume, RF:regurgidant fraction, EROA:effective regurgidant orifice area
※1 左室のサイズの徴候は慢性ARに適用
※2 左室拡大を来す他の原因がない場合
※3 定量的指標により，中等度の逆流は，軽度から中等度，中等度から高度に亜分類することができる

針を検討することが重要である．また，それぞれの成因によって，逆流ジェットの箇所（逆流弁口の偏在の有無，逆流ジェットの本数）や方向（逆流方向の偏位の有無），経過（急性発症か慢性的なものか）などが異なるため，半定量的評価や定量的評価を用いて重症度を推定する際には注意が必要である．各々の方法や重症度判定基準，限界などの詳細については他書を参照されたい[3)～8)]（**表1，2**）．

また，ARの手術の推奨基準や管理指針については，日本循環器学会[1)]（**図5**）やACC/AHA[2)]のガイドラインなどで示されている．慢性の高度AR（Ⅲ〜Ⅳ度）では，重症度と症状の有無，左室拡大の程度や左室収縮能などが治療方針の選択に重要な情報となる．今回の症例のよ

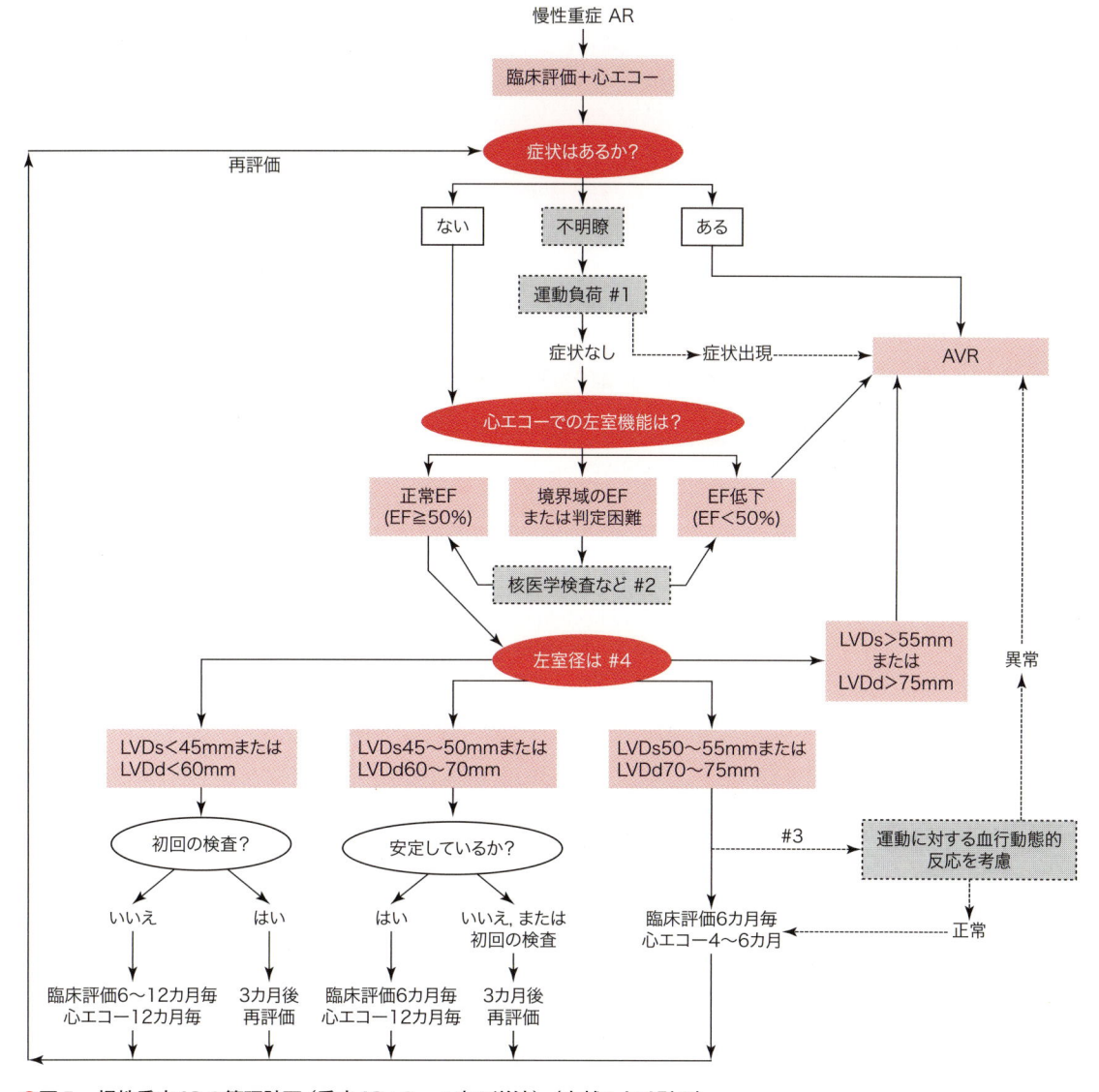

●図5　慢性重症ARの管理計画（重症AR：3〜4度の逆流）（文献1より引用）
　　　基本的には症状と心エコー検査で経過を追う．
　　　#1：臨床症状に乏しい場合には運動負荷時に症状の確認を行うという選択もある
　　　#2：臨床所見と心エコー検査所見に隔たりがある時や，境界域のEFの場合には核医学検査や超高速CT，
　　　　　MRI，左室造影や血管造影を含む心臓カテーテル検査が有用である
　　　#3：左室の中等度拡大の場合には運動負荷時の反応を見るのも有用である
　　　#4：左室径については欧米での報告をもとに記述した．しかし，体格の小さな患者では，慎重な臨床的判断
　　　　　により，より小さな値の適用を考慮する必要もある
　　　LVDd＝左室拡張末期径，LVDs＝左室収縮末期径

うに心不全症状が有る症例では，クラスIのレベルで手術が推奨される[1)2)]が，無症状例の場合でも，左室収縮能障害（左室駆出率＜50％）や中等度以上の左室拡大（左室拡張末期径＞70〜75 mmまたは左室収縮末期径＞50〜55 mm）の進行などが認められる例では手術適応が考慮される．なお，これらのガイドラインを参照して手術に踏み切るタイミングを決定する際には，**日本人の体格が欧米に比べて小さいことも考慮して慎重に検討する必要があり，日本循環器学会のガイドラインでは，左室拡大の指標は体表面積を考慮することを推奨している**．

文献

1） 弁膜疾患の非薬物治療に関するガイドライン（2007年度改訂版）．循環器病の診断と治療に関するガイドライン（2006年度合同研究班報告）．http://www.j-circ.or.jp/guideline/pdf/JCS2007_matsuda_h.pdf
2） ACC/AHA 2006 Guidelines for the Management of Patients With Valvular Heart Disease: A Report of the American College of Cardiology/American Heart Association Task Force on Practice Guidelines. Circulation, 114 : e84–e231, 2006
3） Zoghbi, W. A. et al. : Recommendations for Evaluation of the Severity of Native Valvular Regurgitation with Two-dimentional and Doppler Echocardiography. J Am Soc Echocardiogr, 16 : 777–802, 2003
4） Quinones, M. A. et al. : Recommendations for Quantification of Doppler Echocardiography: A Report from the Doppler Quantification Task Force of the Nomenclature and Standards Committee of the American Society of Echocardiography. J Am Soc Echocardiogr, 15 : 167–184, 2002
5） Bekeredjian, R et al. : Valvular Heart Disease: Aortic Regurgitation. Circulation, 112 : 125–134, 2005
6） 吉川純一：臨床心エコー図学第3版，文光堂，396–405, 2008
7） Oh Jae K：The Echo Manual. 3rd ed., Lippincott Williams & Wilkins, United States, 207–210, 2006
8） 循環器超音波検査の適応と判読ガイドライン（2003–2004年度合同研究班報告）．Circ J, 69, Suppl. IV : 1348–1350, 2005

§4 弁膜症

3. 僧帽弁狭窄症

岡橋典子, 吉田 清

1 はじめに

　僧帽弁狭窄症（mitral stenosis：MS）とは，弁尖の進行性線維化・石灰化，弁と弁下組織の癒着など僧帽弁複合体にさまざまな形態変化が生じ，弁の開放が制限され，左房から左室への血液流入が障害される病態である．MSの原因の大部分はリウマチ熱に起因したものであるが，近年では，抗菌薬の開発により新たなリウマチ性MSの発症は激減している．一方で，高齢化に伴う動脈硬化性MSの増加が指摘されている[1)2)]．

　心エコー検査は，僧帽弁機構および血流状態を最も簡便かつ正確に把握することができ，MSの診断，重症度評価に必須の検査法である．

　心エコー図を用いたMSの診断には，まず，断層心エコー図で，弁および弁下部の観察，弁口面積の計測，左室機能や左室の大きさ，左房サイズの計測を行う．**交連部の癒合**と**前尖ドーミング**の所見はリウマチ性MSに特異的な所見であり，その診断的価値は高い．

　また，治療方針の決定には，僧帽弁の形態学的な重症度と同時に，肺動脈圧などの血行力学的重症度を評価することが大切である．

　MSの外科的治療には，**経皮経静脈的僧帽弁交連裂開術**（percutaneous transvenous mitral commissurotomy：**PTMC**），**直視下交連切開術**（open mitral commissurotomy：**OMC**），**僧帽弁置換術**（mitral valve replacement：**MVR**）がある．一般に，PTMCの良い適応はOMCの良い適応でもあり，これらの適応とならない例が弁置換術の適応となる．PTMCは，バルーンカテーテルを用いて狭窄僧帽弁口を開大する治療法[3)]で，その成否を決定する大きな要因は弁形態である．僧帽弁の可動性・肥厚・石灰化，弁下組織の肥厚の程度に注目した**Wilkinsのエコースコア**は，PTMC適応決定のための形態学的重症度評価法として定着している．

　本項では，具体的なリウマチ性MS症例を提示し，心エコー検査を用いた診断と重症度評価について解説する．

2 症 例

Case 72歳女性（リウマチ熱に起因した僧帽弁狭窄の一例）

　1）診 断
　　①僧帽弁狭窄症，②心房細動

2）既往歴
　　幼少期にリウマチ熱

3）家族歴
　　特記事項なし

4）現病歴
　　60歳頃から健康診断で不整脈（心房細動）を指摘されていたが，自覚症状がないため放置．労作時息切れ，全身倦怠感を主訴に近医を受診した際，心雑音を聴取され，心不全の精査目的で入院となった．

5）入院時現症
　　身長150cm，体重45kg，血圧130/80mmHg，**脈拍80台 不整**，呼吸数13/分，頸静脈怒張なく，肝腫大や腹水も認めない．両側下腿に軽度浮腫を認める．胸部聴診では正常呼吸音，心音は，**Ⅰ音亢進**，opening snap，左側臥位にてLevineⅡ/Ⅵの**拡張期雑音を聴取**する．

6）入院時検査成績
　①血液検査所見
　　WBC 6,600/μL，RBC 452万/μL，Hb 13.7 g/dL，Ht 41.6%，Plt. 19.7万/μL
　②生化学所見
　　TP 7.3 g/dL，Alb 4.6 g/dL，GOT 27 IU/L，GPT 21 IU/L，LDH 436 IU/L，ALP 140 IU/L，γGPT 30 IU/L，BUN 16 mg/dL，Crn 0.90 mg/dL，Na 137 mEq/L，K 4.0 mEq/L，Cl 108 mEq/L，Glu 96 mg/dL，CRP＜0.2 mg/dL
　③胸部単純X線写真（図1）
　　CTR＝57%と軽度拡大し，**左第2，3弓突出，Double shadow，気管分岐角の開大**を認める．肺野に異常はなく，胸水や肺うっ血の所見は認めない．
　④心電図（図2）
　　心房細動，左室肥大
　⑤心エコー検査（図3）
　　左室拡張末期径（LVDd）＝39.8mm，左室収縮末期径（LVDs）＝24.5mm，左室駆出率（EF）＝70%と心収縮力は良好で，壁運動異常なし．

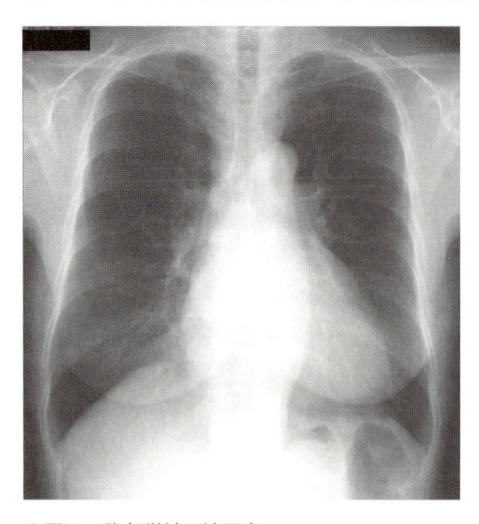

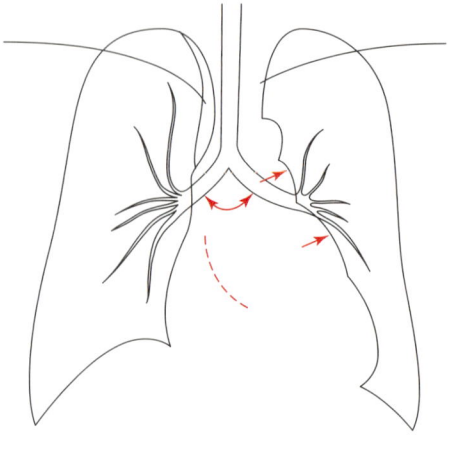

●図1　胸部単純X線写真

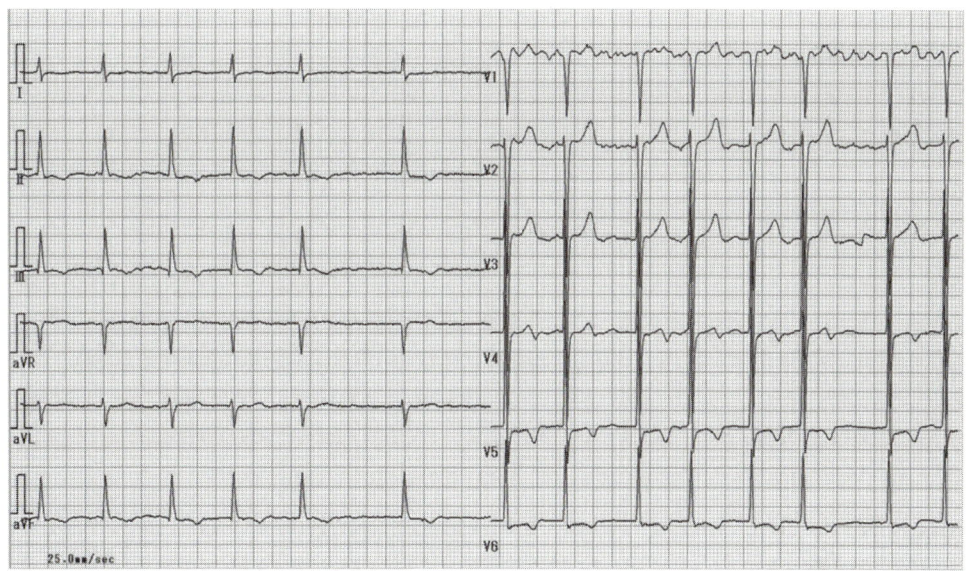

●図2　心電図

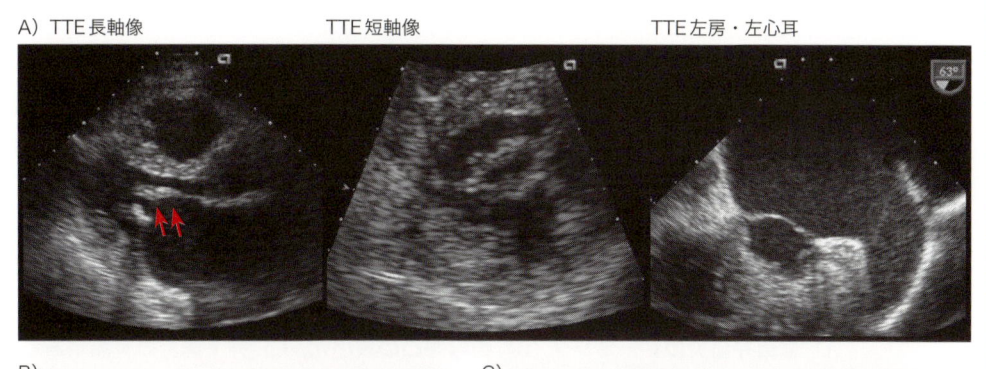

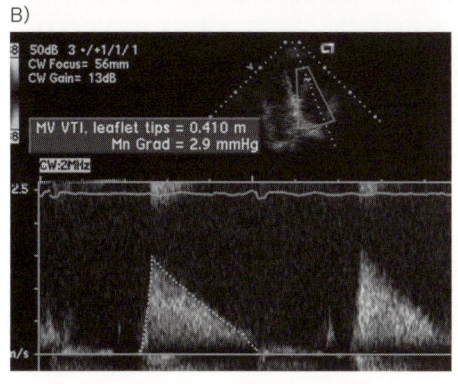

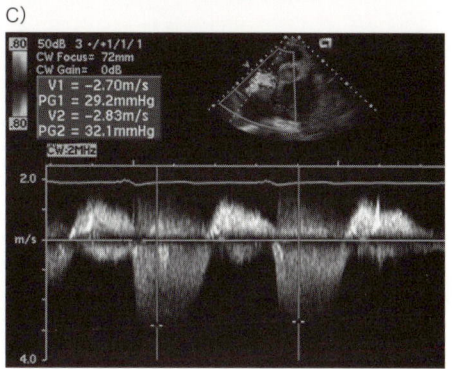

A) TTE 長軸像　　　　　TTE 短軸像　　　　　TTE 左房・左心耳

B)　　　　　　　　　　C)

●図3　心エコー検査（巻頭カラー20参照）

　僧帽弁弁尖は石灰化し，**前尖ドーミング**，後尖の可動性は低下し**弁下部組織の肥厚・癒合**を認める．短軸像では，**交連部が軽度石灰化**し，**僧帽弁弁口面積＝1.04 cm²**（プラニメトリ法），1.20 cm²（PHT法：PHT=176 msec）と狭小化，mPG = 3.9〜4.2 mmHgで軽度僧帽弁

逆流を認めた．**左房径（LA）= 52mm**と拡大し，**もやもやエコー**を認めるが，明らかな血栓は認めない．三尖弁逆流速度から計測した**推定右室圧は 40 mmHg**で肺高血圧の状態である．

7）治療方針

心エコー検査の結果から，重症僧帽弁狭窄症と診断できる．年齢76歳，NYHA Ⅱ度以上，心エコー図による僧帽弁の観察では，弁口面積は1.0〜1.2 cm^2，**Wilkinsのエコースコアは7点**（可動性：2，弁下組織の変化：2，弁の肥厚：2，石灰化：1），僧帽弁逆流は軽度であり，左房内には血栓を認めないことから，PTMCを施行することとした．

8）治療経過

PTMC後，僧帽弁口面積は1.0→1.5 cm^{2}へと開大し，推定右室圧は40 mmHg→30 mmHgへと低下した．MRは術前に比較し軽度増加したが，退院後の日常生活において，NYHAはⅠ度に改善しており，症状を見ながら注意深く経過観察している．

3 考察：心機能評価のポイントと評価の仕方

本症例は，リウマチ熱に罹患後の中等度MS症例である．

リウマチ性MSでは，小児期にリウマチ熱に罹患した後，長期間にわたり傷害と修復が繰り返されて弁膜病変は僧帽弁弁尖から交連部さらに弁輪部や腱索，乳頭筋へと進行し，やがて僧帽弁複合体のすべてに及ぶ．弁口面積は約0.09 cm^2/年程度縮小し，狭窄による症状発現までの期間は10〜25年（平均16.3年）で，25年を経過すると83%の症例はNYHA Ⅲ度以上となり外科的治療が必要になると報告されている[4]．無症状であっても，心雑音や不整脈をきっかけにMSを指摘される機会も多く，その診断確定・治療方針の決定のためには，**心エコー検査**が大変有用である．以下にMS診断の手順および心機能評価のポイントについて述べる．

1）心エコー検査によるMSの直接的所見（図4）

A）**僧帽弁前尖のドーミング**，B）**僧帽弁口の狭小化**，C）**弁下病変の有無**がある．先にも述べたように，リウマチ性MSでは，弁尖から乳頭筋へと病変の進行を認めるため，交連部の癒合が最大の特徴である．交連部にリウマチ性変化が強いと，拡張期の僧帽弁尖は両方の交連部に強く引かれ，弁腹は左室側に膨らむ．これが，**ドーミング**と呼ばれる現象である．僧帽弁後尖は前後方向に短いためドーミングを呈することは少なく，リウマチ性変化が進行すると肥厚

A）僧帽弁前尖のドーミング　　B）僧帽弁口の狭小化　　C）弁下病変の有無

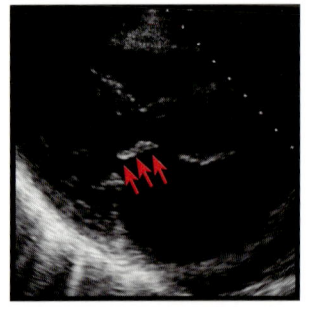

●図4　MSの存在を示す直接所見

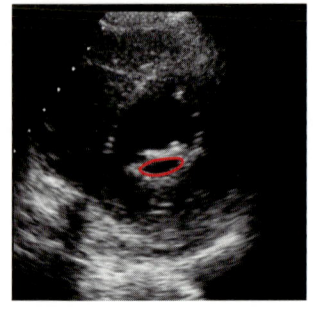

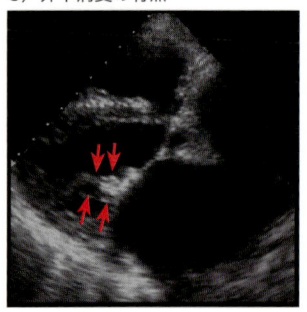

A) 左房の拡大　　　B) 左房内もやもやエコー　　　C) 左房内血栓の有無

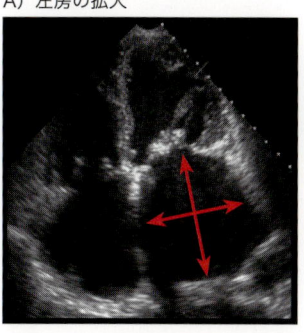

● 図5　MSに関連した間接所見

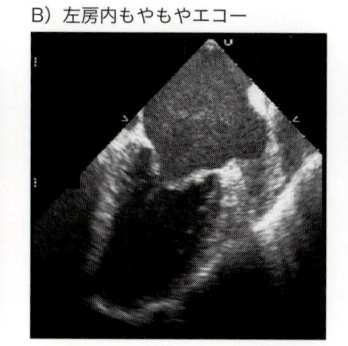

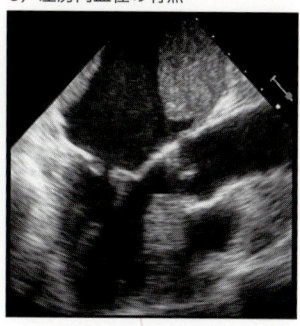

● 表1　Wilkinsのスコア（文献7より引用）

重症度	弁の可動性	弁下組織変化	弁の肥厚	石灰化
1	わずかな制限	わずかな肥厚	ほぼ正常（4〜5 mm）	わずかに輝度亢進
2	弁尖の可動性不良，弁中部，基部は正常	腱索の近位2/3まで肥厚	弁中央は正常，弁辺縁は肥厚（5〜8 mm）	弁辺縁の輝度亢進
3	弁基部のみ可動性あり	腱索の遠位1/3まで肥厚	弁膜全体に肥厚（5〜8 mm）	弁中央部まで輝度亢進
4	ほとんど可動性なし	全腱索に肥厚，短縮，乳頭筋まで及ぶ	弁全体に強い肥厚，短縮，乳頭筋まで及ぶ	弁膜の大部分で輝度亢進

上記4項目について1〜4点に分類し合計点を算出する．合計8点以下であればPTMCのよい適応である

を伴って板状に固定して観察される．

2）心エコー検査によるMSの間接的所見（図5）

A) **左房の拡大**，B) **左房内もやもやエコー**，C) **左房内血栓**の有無がある．MSでは，左室への血液流入障害により左房圧が上昇し，左房拡大が認められる．**もやもやエコー**は，左房内に渦を巻くような流動エコーとして観察される．この所見は，左房内の高度の血液うっ滞を示し，血流速度低下により生じる血球の凝集がエコー源となっている．著明なもやもやエコーは，血栓の存在を疑う所見であり，経食道心エコー図による観察が必要となる．左房内血栓の好発部位は左心耳，後壁，上壁で，MSの心房細動例での左房内血栓合併率は29.5%と報告されている[5]．

3）MSの重症度評価

MSの重症度は，**形態学的重症度**と**血行力学的重症度**を総合的に評価する．

形態学的重症度は，弁の可動性と弁下組織の変化に注目し，①僧帽弁の可動性，②弁肥厚，③石灰化，④弁下組織の肥厚を評価する．**Wilkinsのエコースコア**（表1）は，これらの項目について各々の程度を1点から4点までにスコア化し，その合計を重症度の指標とする[6]．

血行力学的重症度（図6）は，A) 弁口面積，B) 左房左室間圧較差，C) 肺動脈圧に注目する．弁口面積は，僧帽弁短軸断層像からのトレースによる計測，パルスドプラ法で連続の式か

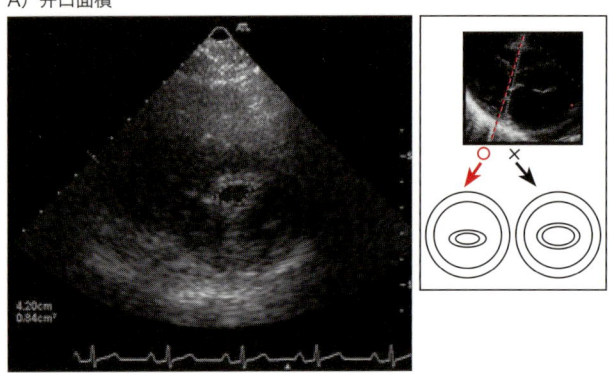

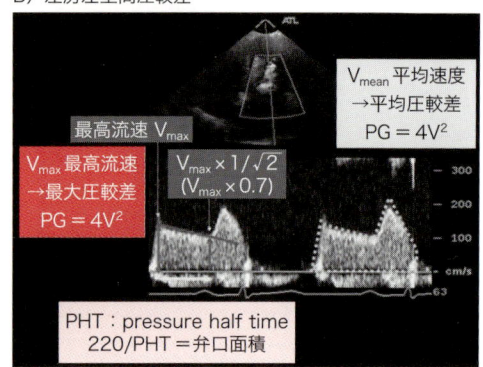

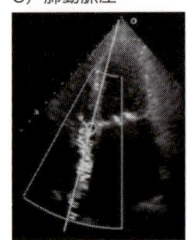

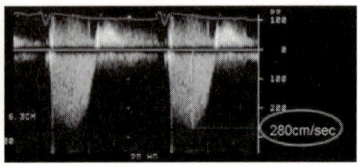

● 図6　MSの血行力学的評価（巻頭カラー21参照）
　A）弁口面積：右図に示すように，超音波ビームが僧帽弁口部を通過する部位での短軸像からプラニメトリ法で計測する．少しずれると，弁口面積を過大評価する
　B）左房左室間圧較差：連続波ドプラ法を用いることにより，最大圧較差，平均圧較差，弁口面積が測定できる
　C）肺動脈圧：三尖弁逆流があれば，連続派ドプラ法により右房右室間圧較差を測定し，肺動脈圧を推定することができる

●表2　MS重症度（ASEガイドラインより引用）

	軽症	中等症	重症
弁口面積（cm²）	>1.5	1.0〜1.5	<1.0
平均圧較差（mmHg）	<5	5〜10	>10
肺動脈圧（mmHg）	<30	30〜50	>50

ら求める方法，カラードプラガイド下に連続波ドプラ法を用い，左室流入血流を記録しPHT（pressure half time）から計測する方法，がある．MSの血行力学的重症度は，弁口面積・圧較差から**表2**のように評価される[7]．肺動脈圧は，三尖弁逆流速度から連続波ドプラ法を用いて推定する．

4）治療法の選択

　治療の選択にあたっては，弁口面積が1.5 cm²以下であれば，**PTMC**（図7）の適否が検討される．弁口面積が1.5 cm²以上であっても，自覚症状があり，肺高血圧を合併していたり，運動負荷にて圧較差が増加する例ではPTMCを考慮する．一般に，Wilkinsの総スコア8点以

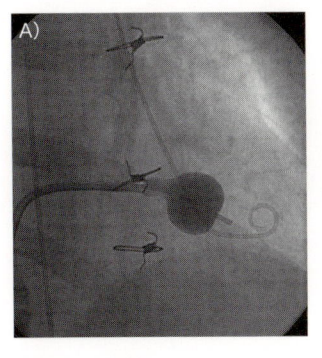

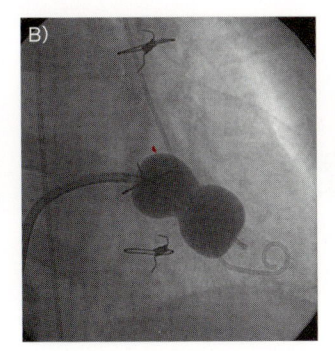

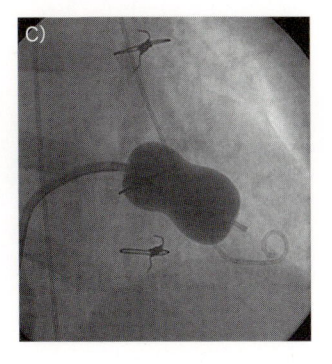

● 図7 PTMC
下大静脈からカテーテルを挿入し，右房からBrocken Brough針で心房中隔を穿通し，僧帽弁まで到達し，バルーンで僧帽弁を拡大する

下が，PTMCのよい適応とされている．PTMCの適応外とされるのは，高度僧帽弁逆流の合併，左房内血栓を有する例，両交連ともに高度石灰化を有する例である．これらのうち，自覚症状がある例では，僧帽弁置換術や弁の石灰化の程度に応じて直視下交連切開術が行われる．

文献
1) 大川真一郎：内科, 87: 10-15, 2001
2) 山本和男ほか：心臓, 24: 917-924, 1992
3) Inoue, K. et al.: J Thorac Cardiovasc Surg, 87: 394-402, 1984
4) Horstkotte, D. et al.: Eur Heart J, 12 (Suppl B): 55-60, 1991
5) Gonzalez-Torrecilla, E. et al.: Am J Cardiol, 86: 529-534, 2000
6) Wilkins, G. T. et al.: Br Heart J, 60: 299-308, 1988
7) 「Circulation Journal 2007 弁膜疾患の非薬物治療に関するガイドライン（2007年改訂版）」（松田暉ほか）
8) Otto, C. M.: Textbook of Clinical Echocardiography 3rd edition, pp295-311, 2004
9) 中谷敏・別府慎太郎：「新・心臓病プラクティス1. 心エコー図で診る」, pp90-98, 2004
10) 山浦泰子：総合臨床, 54: 748-764, 2005

第3部 実際の患者治療に心機能評価を取り入れる

§4 弁膜症

4. 僧帽弁閉鎖不全症

岡橋典子，吉田 清

1 はじめに

　僧帽弁逆流（mitral regurgitation：MR）とは，僧帽弁の閉鎖が不完全で，収縮期に左室から左房へ血液が逆流する疾患である．MRは，弁輪・弁尖・腱索・乳頭筋や左房，左室からなる僧帽弁機構（図1）[1]のいずれかの異常により起こる．いずれの構成要素も原因となり得，複数の要素が関与することも希ではない．僧帽弁逸脱や腱索断裂，リウマチ性，先天性など僧帽弁自体に異常を認める**器質性MR**と，弁そのものには異常を認めず，虚血性心疾患や心筋症などに伴って僧帽弁の閉鎖が制限される**機能性MR**とに大別される．機能性MRは軽度の逆流であっても症例の予後を有意に悪化させることが知られており，現在最も注目されている弁膜症である．MRの原因のなかでは僧帽弁逸脱が多く，近年では，虚血性心疾患に伴う機能性MRの症例数が増加してきている．

　心エコー検査は，心臓弁膜症の観察にきわめて適しており，本疾患においても，診断・治療方針の決定に必須の検査法である．また，非侵襲的に繰り返し行うことができるため，術前・術中・術後評価のフォローアップに大変有用である．特に，MRに対する外科的治療として，弁形成術が進んできた昨今，形成術の適応やタイミング，術式を正しく見極めることは，治療の成否を左右する大きなポイントであり，そのためには，心エコー図による正しい診断と，逆流の原因・重症度・左室機能・血行動態などの詳細な観察が必要である．

　本項では，僧帽弁閉鎖不全症の診断手順と治療方針（特に，手術適応と術式選択）について，概説する．

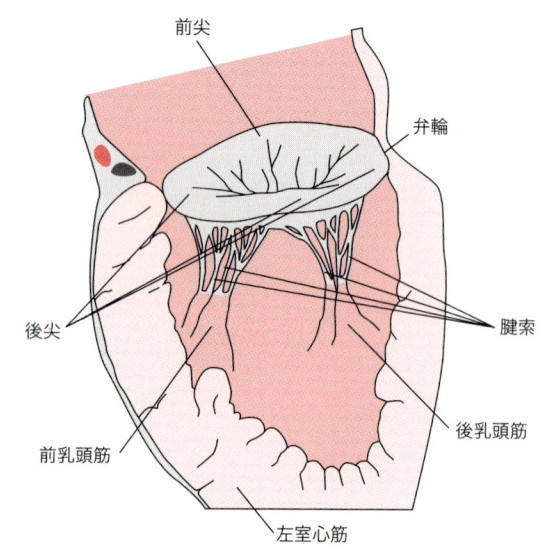

●図1　僧帽弁機構
（文献1より）

2 症例

Case 51歳，男性（僧帽弁逸脱による僧帽弁逆流の一例）

1) **診 断**
   ①僧帽弁閉鎖不全症，②心房細動

2) **既往歴**
   特記事項なし

3) **家族歴**
   特記事項なし

4) **現病歴**
   40歳頃の健康診断で心雑音を指摘され，近医にて僧帽弁逸脱症と診断された．心エコー検査において軽度の僧帽弁逆流を認めるのみで心機能は良好，自覚症状もなかったため，経過観察となっていた．数カ月前から脈の不整を自覚し，精査目的で来院された．

5) **入院時現症**
   身長170cm，体重60kg，血圧140/60mmHg，**脈拍60台/分 不整**，呼吸数13/分
   両側頸静脈は怒張，肝・脾は触知せず，下腿浮腫も認めない．胸部聴診上，呼吸音は正常，**心尖部にてLevineⅡ/Ⅵの汎収縮期雑音，拡張期ランブルを聴取**する．

6) **入院時検査成績**
   ①血液検査所見
   WBC 9,400 /μL，RBC 496万/μL，Hb 15 g/dL，Ht 44.0 %，Plt. 25.3万/μL
   ②生化学所見
   TP 7.3 g/dL，Alb 3.6 g/dL，GOT 47 IU/L，GPT 51 IU/L，LDH 250 IU/L，ALP 182 IU/L，γGPT 48 IU/L，BUN 30 mg/dL，Crn 1.02 mg/dL，Na 137 mEq/L，K 4.2 mEq/L，Cl 105 mEq/L，Glu 98 mg/dL，CRP 0.68 mg/dL，**BNP 1,090 pg/mL**
   ③胸部単純X線写真（図2）
   CTR=62%と拡大し，**左第3，4弓突出を**認める．肺野に異常はなく，胸水や肺うっ血の所見は認めない．
   ④心電図
   心房細動（図3）
   ⑤心エコー検査（図4）
   僧帽弁後尖 middle scallop（P2）の逸脱と同部位から左房前面へと向かう重度の逆流ジェットを認めた．左室拡張末期経（LVDd）=51mm，左室収縮末期経（LVDs）=30 mm，左室駆出率（EF）=70%と心収縮力は良好で，壁運動異常はなく，**左房(LA)径=45mmと拡大**していた．また，三尖弁逆流速度から求めた**推定右室圧は40 mmHg**であり，肺高血圧の状態であった．

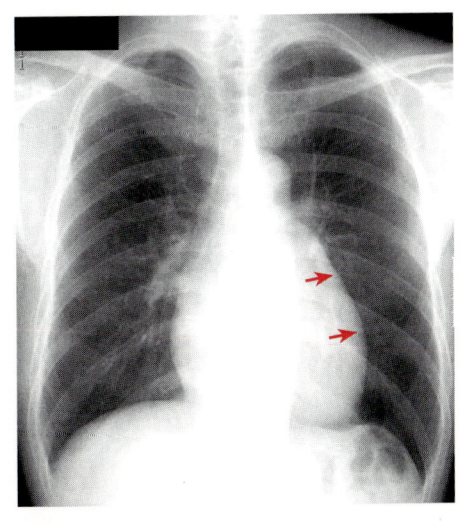

● 図2　胸部単純X線写真

§4-4 ● 僧帽弁閉鎖不全症

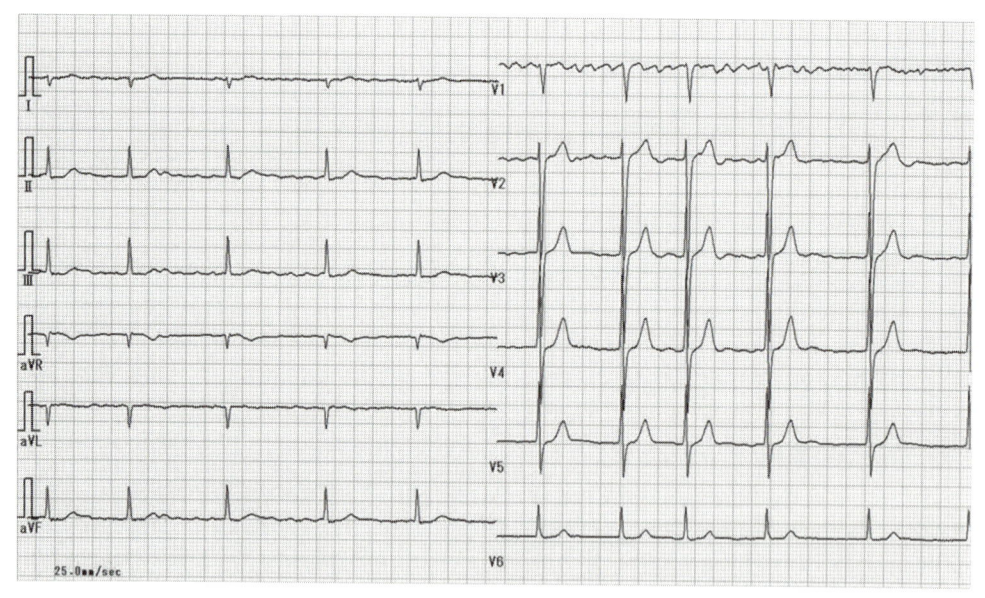

●図3　心電図

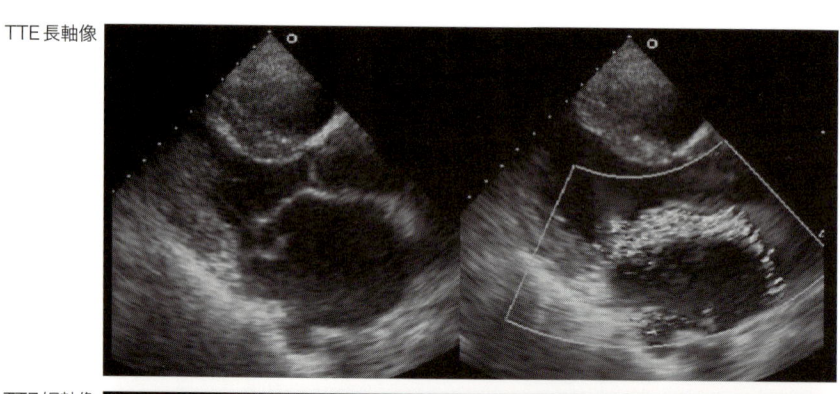

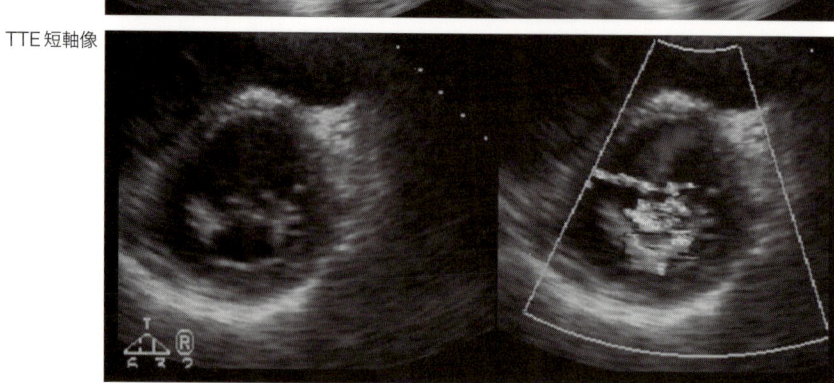

●図4　心エコー検査（巻頭カラー22参照）
　　　TTE長軸像（上）とTTE短軸像（下）

7）治療方針

心エコー検査の結果から，**後尖 middle scallop（P2）の逸脱に伴う重症 MR** が診断できる．自覚症状に乏しく，心機能は保たれているが，数カ月前から心房細動が出現し，肺高血圧も合併していることから，手術適応であり，待機的に僧帽弁形成術＋Maze 手術を施行することにした．

8）治療経過

術中所見では P2・P3 の腱索は一部断裂・伸展し，術前エコー診断どおり P2 の広範囲の逸脱を認めた．
P2 弁尖の肥厚は著しく，逆台形に切除後，弁葉を縫縮し，僧帽弁リングを用いて弁形成術を行った．術後 MR は消失し，Maze 手術により洞調律を維持し，経過は良好である．

3　考察：心機能評価のポイントと評価の仕方

本例は，僧帽弁逸脱による無症候性 MR が，10 年の経過を経て進行し，手術に至った症例である．

MR の自然歴・治療方針は，その病因によって大きく異なるが，僧帽弁逸脱症候群の予後は一般によい．しかし，MR は進行性疾患で，逆流量にして 7.5 mL/年，有効逆流面積では 5.9 mm²/年増加するとの報告がある[2]．また，Ling らの報告では，重症 MR 例を内科的治療で見た場合の予後は悪く，心雑音などで偶然見つかった無症候性 MR であっても 10 年以内には手術の必要性が高まることが示唆された[3]．このことから，左室機能が正常な無症状例においても，定期的な心エコー検査を行い，個々の臨床症状やエコー所見を包括的に評価し，「最も手術に適した時期＝至適時期」を見極めることが内科医としての大きな役割のひとつである．以下に，MR 症例における心エコー図評価のポイントと，術式選択について解説する．

1）心エコー検査による MR の評価

MR 症例における術前評価のポイントは，**①逆流の原因，②逆流の部位，③逆流の重症度，④左室機能，⑤肺高血圧の有無**である．

まず，MR の原因疾患を念頭に，弁尖，弁輪，腱索，乳頭筋，左室心筋の順に僧帽弁機構を観察し，病因を診断する（**図 5**）．弁逸脱は，収縮期に弁尖が弁輪の位置を越えて左房側に落ち込むことで診断できる．逸脱の原因は弁そのものの変性や延長による場合と，弁を支持する腱索の断裂による場合がある．心エコー検査では，逸脱した弁尖とともに，カラードプラ法で加速血流（acceleration flow）を描出し逆流の部位を同定する．僧帽弁は前尖と後尖の medial scallop, middle scallop, lateral scallop の 4 つの弁尖から成り，さらに前・後交連部にそれぞれ小さな commissural scallop がある．弁逸脱に伴う逆流ジェットは，逸脱部位から対側方向に吹く性質があり，逆流ジェットの方向を観察することから逸脱部位を特定する[4] ことも可能である（**図 6**）．

次に，治療方針を決定するためには，定性・定量的評価法によって，逆流の重症度を正確に把握することが大切である．定性評価は，逆流シグナルの左房内での広がりによって判定する．しかし，逸脱による MR は左房壁に沿って偏位していることが多く，一断面の観察だけで

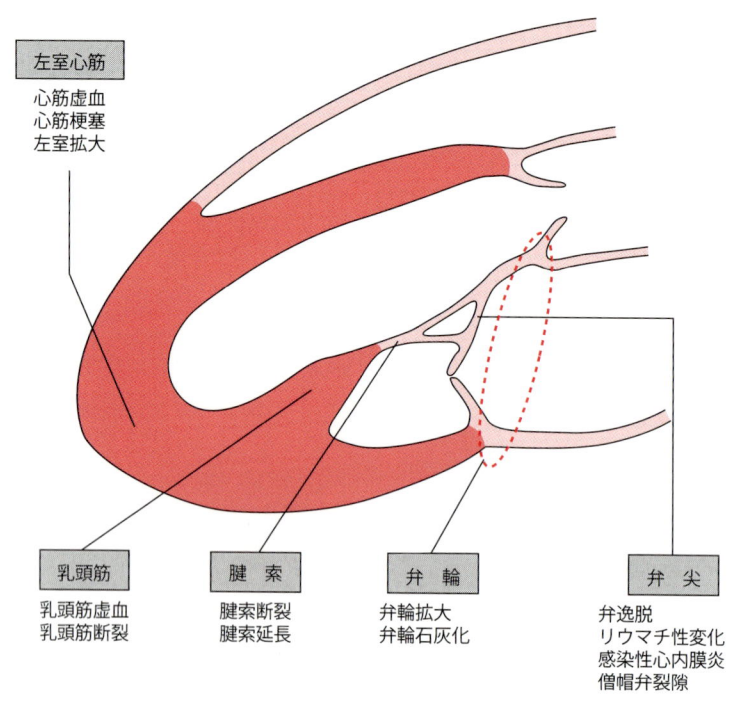

左室心筋
心筋虚血
心筋梗塞
左室拡大

乳頭筋
乳頭筋虚血
乳頭筋断裂

腱索
腱索断裂
腱索延長

弁輪
弁輪拡大
弁輪石灰化

弁尖
弁逸脱
リウマチ性変化
感染性心内膜炎
僧帽弁裂隙

● 図5　MRの病因
文献8より

A1：前尖前交連側
A2：前尖中央部
A3：前尖後交連側
P1：後尖 lateral scallop
P2：後尖 middle scallop
P3：後尖 medial scallop

外側　　　　内側
A1　A3
A2
P1　　　P3
P2

前尖（後交連側、中央、前交連側）

後尖・medial scallop

後尖・lateral scallop

後尖・middle scallop

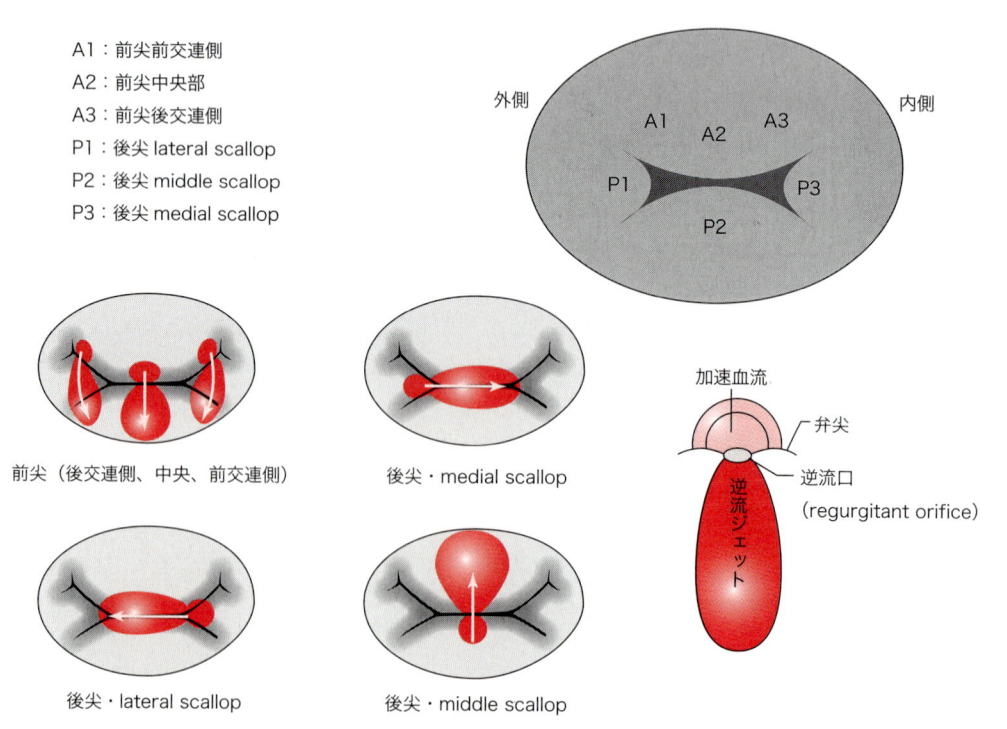

加速血流
弁尖
逆流口
（regurgitant orifice）
逆流ジェット

● 図6　僧帽弁簡易表現法と弁逸脱に伴う逆流ジェットの方向
文献8,10より

は過小評価しやすい．そのため，多断面から左房をくまなく観察し，より正確に重症度を判定するよう心がける必要がある．PISA法やパルスドプラ法による重症度は**表1**に示すとおりである．MR存在下の左室機能の評価は難しい．なぜなら，MR症例では，代償機構により左室が過収縮となっているのが通常だからである．したがって，MR存在下に一見，正常な壁運動および駆出率を示す症例では，実質的にはすでに心機能障害が進行していると考え，左室機能低下が進行する前に手術を行うことが望ましい．肺高血圧の有無は，手術時期決定の直接要因になる重要な所見である．

2) MRの治療方針の決定

MRの治療方針をたてるにあたっては，まず，**治療が必要なのか経過観察なのか**を判断する．急性の場合は，重症であることが多いため，速やかに僧帽弁手術を行う．慢性で重症と判断された場合，少なくとも定期的な心エコー検査による経過観察は必要である．次に，**僧帽弁手術が必要かどうか**の判断をする．外科的治療の方法には，僧帽弁形成術と僧帽弁置換術がある．弁形成術は自己の弁が温存され，弁置換術と比較し術後遠隔期成績がよく，すべての例で可能な限り第一選択の術式で**弁形成術の可否を判断する**ことも治療方針を決定するうえで非常に重要である．僧帽弁逸脱によるMRは弁形成術の良い適応で，なかでも後尖の逸脱は，成功率が95％以上ときわめて高い．弁形成術の成功率が高い症例は，早期手術の適応で，経験豊富な施設へ紹介されるべきであると，ガイドラインでも推奨されている．**図7**にわが国におけるMRの治療指針を示しておく．

●表1　MR重症度

	軽度	中等度	高度
定性評価法			
左室造影グレード分類	1＋	2＋	3〜4＋
カラードプラジェット面積	＜4cm² または左房面積の20％未満		左房面積の40％以上
僧帽弁流入血流波形（PW）	A波増高	はっきり描出	E波増高
MR jet density（CW）	不完全かかすかに描出される	通常，放物線状	はっきり描出 早期にピークを有し，トライアングル状
MR jet Contour（CW）	放物線状		
肺静脈流入血流波形	収縮期優位	収縮期波の減退	収縮期逆行波
定量評価法			
Vena contracta width	＜0.3cm	0.3〜0.69cm	≧0.7cm
逆流量（/beat）	＜30mL	30〜59mL	≧60mL
逆流率	＜30％	30〜49％	≧50％
有効逆流弁口面積	＜0.2cm²	0.2〜0.39cm²	≧0.4cm²
その他の要素			
左房サイズ			拡大
左室サイズ			拡大

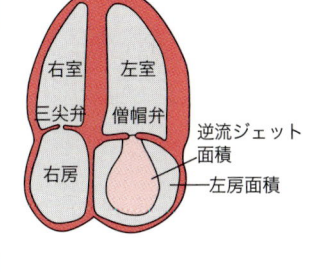

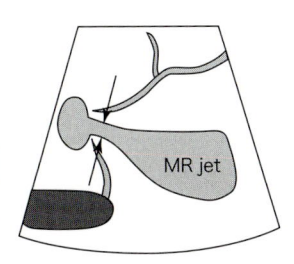

PW：パルスドプラ波
CW：連続ドプラ波
日本循環器学会ガイドライン2006/ASE Guidelinesより（文献11，12）

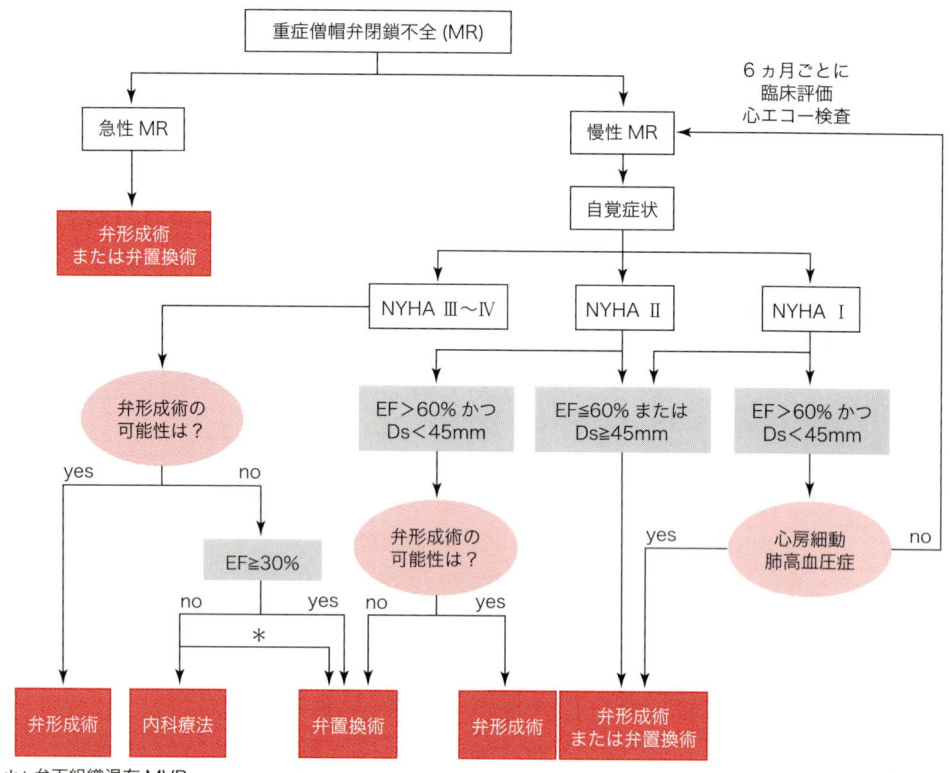

●図7　MR治療指針
日本循環器学会ガイドラインより（文献11）

文献
1) Otto, C. M. : N Engl J Med, 345 : 740-746, 2001
2) Enriquez-Sarano, M. : Heart, 87 : 79-85, 2002
3) Ling, L. H. et al. : N Engl J Med, 335 : 1417-1423, 1996
4) Yoshida, K. et al. : Circulation, 81 : 879-885, 1990
5) Stewart, W. J. et al. : J Am Coll Cardiol, 24: 1544-1546, 1994
6) Cosgrove, D. M. et al. : Curr Probl Cardiol, 15: 359, 1989
7) Otto, C. M. : Textbook of Clinical Echocardiography 3rd edition, pp335-344, 2004
8) 吉田清：「チャートでわかる実践心エコー図法」，pp74-85, 2003
9) 中谷敏，別府慎太郎：「新・心臓病プラクティス1. 心エコー図で診る」，pp102-113, 2004
10) 渡邉望：僧帽弁形成術の適応決定のため心エコー図で何をみるか．心エコー，5：810-821, 2004
11) Circulation Journal 2007 弁膜疾患の非薬物治療に関するガイドライン（2007年改訂版）
12) Zoghbi, W. A. et al. : J Am Soc Echocardiogr. 16 : 777-802, 2003

第3部 実際の患者治療に心機能評価を取り入れる

§4 弁膜症

5. 三尖弁閉鎖不全症

種池里佳

1 はじめに

　三尖弁閉鎖不全症（tricuspid regurgitation：TR）は，三尖弁自体の異常（器質性）もしくは三尖弁輪拡大（機能性）により，収縮期に右室から右房に血液が逆流する病態である．機能性のものが一般的である．

　重症のTRは，右房や中心静脈の圧上昇により右心不全症状を呈する．さらに，右室の圧負荷，容量負荷により右室収縮能が低下し，心拍出量の低下を引き起こす．成因に関係なく，右心機能低下を伴う重症TRの長期予後は非常に悪い[1)2)]．右心機能低下を起こす前に病因の解除，三尖弁修復を行うことが非常に重要である[3)]．

　本項では，最も一般的な，僧帽弁疾患に合併した機能性TRを提示し，心機能評価のポイントと診療への活かし方を中心に解説を行う．

> **memo　機能性および器質性のTRの病因**
>
> 機能性の病因は，僧帽弁狭窄症，肺動脈狭窄症，肺高血圧症，拡張型心筋症，右室梗塞，右心不全などにより，二次性に右室圧の上昇，右室拡張，三尖弁輪径拡大が起こり，TRを生じる．器質性の病因としては，リウマチ性，感染性心内膜炎，カルチノイド，放射線治療後，外傷性，Ebstein奇形，マルファン症候群，ペースメーカーリードによる閉鎖不全などがある[8)]．

2 症例

Case　70歳代男性の症例（僧帽弁閉鎖不全症に合併した機能性TR）

1) 診断
　①機能性TR　②僧帽弁逸脱症，僧帽弁閉鎖不全症　③慢性心不全　④慢性心房細動

2) 既往歴
　虫垂炎手術（10歳台），脳梗塞（60歳台）

3) 家族歴
　特記事項なし

4）現病歴

2003年慢性心房細動にて薬物療法を開始．

2007年心エコー検査にて，僧帽弁逸脱症（後尖），僧帽弁閉鎖不全症（4度），機能性TR（3～4度）を認めた．また，心拡大（LVDd/s 59/42 mm），肺高血圧（拡張期三尖弁間圧較差38 mmHg）を認めた．精査にて冠動脈狭窄は認めなかった．無症候性であり，薬物療法を開始した．

2008年慢性心不全の急性増悪（NYHA Ⅳ）を発症し，入院となった．

5）入院時身体所見

身長：163 cm，体重：59 kg，血圧：150/90 mmHg，脈拍：80～100回/分（不整），体温：37℃，酸素飽和度：93%（非酸素投与下），眼瞼・眼球結膜：貧血なし・黄疸なし，頸静脈怒張：あり，心音：心尖部にLevine Ⅳ度の収縮期逆流性雑音，拡張期ランブル，収縮中期クリック，胸骨左縁第3肋間にLevine Ⅱ度の逆流性収縮期雑音を聴取，Ⅱpの亢進（＋），Ⅲ音（＋），Ⅳ音（−），呼吸音：ラ音なし，腹部：肝1横指触知，四肢：下腿浮腫あり，冷感なし

6）入院時検査成績

①血液検査所見

WBC 5,700/μL, RBC 501万/μL, Hb 15.2 g/dL, Hct 44.9%, Plt 11.7万/μL

②生化学検査所見

TP 7.1 g/dL, BUN 23 mg/dL, Cr 0.73 mg/dL, UA 6.0 mg/dL, LDH 158 IU/L, T-Bil 1.5 mg/dL, AST 27 IU/L, ALT 28 IU/L, CPK 30 IU/mL, Na 136 mEq/L, K 3.5 mEq/L, Cl 108 mEq/L, CRP 0.03 mg/dL, BNP 110 pg/mL

③胸部単純X線写真

心胸郭比72%と心拡大を認め，両側肺野にうっ血，胸水を認める（図1）

④心電図

心拍数88～100回/分，心房細動，不完全右脚ブロック（図2）

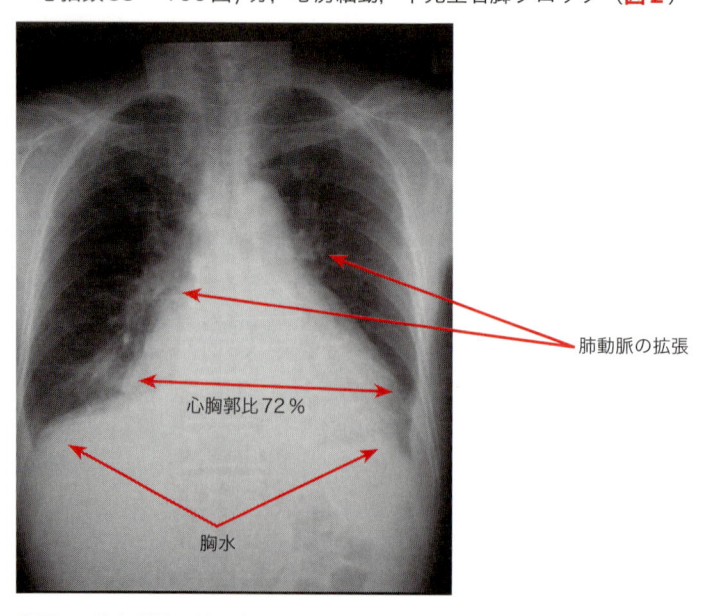

●図1　胸部単純X線写真

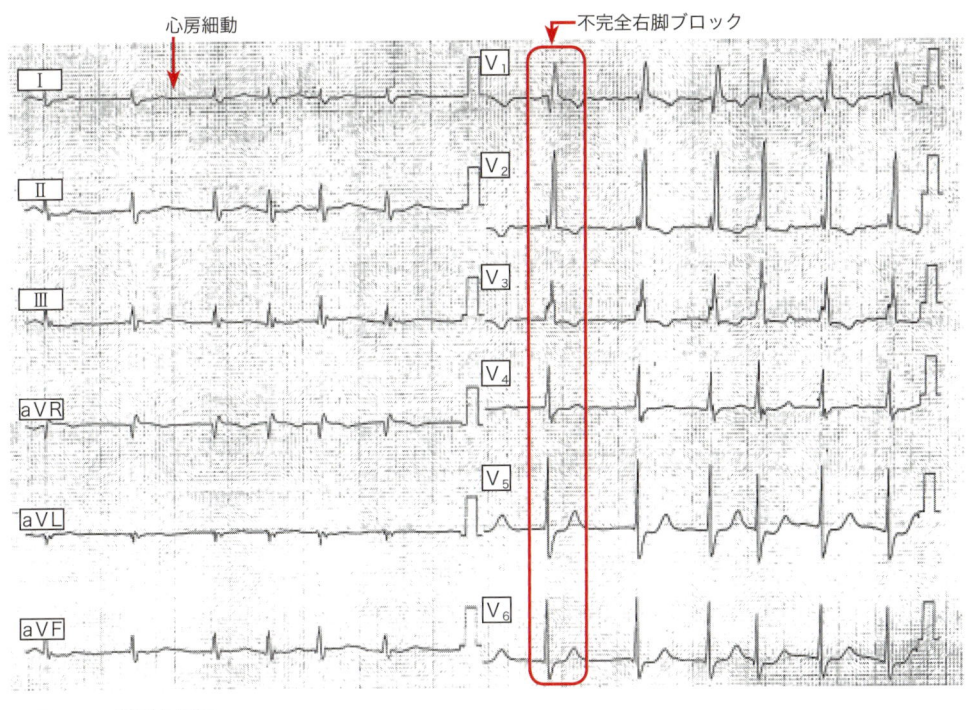

●図2　12誘導心電図

(心房細動、不完全右脚ブロック の注釈あり)

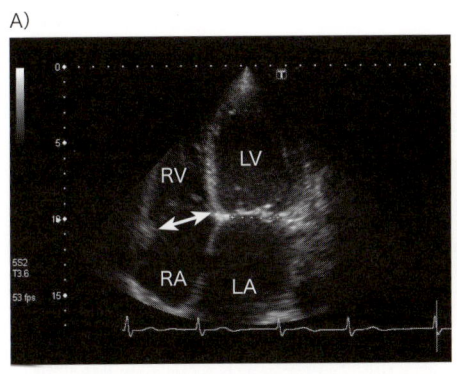

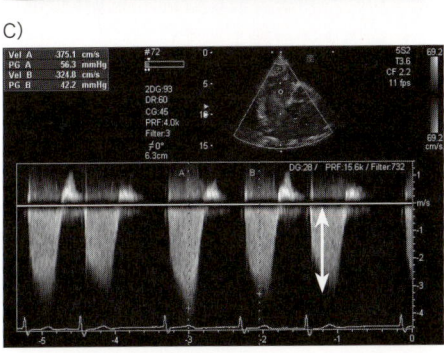

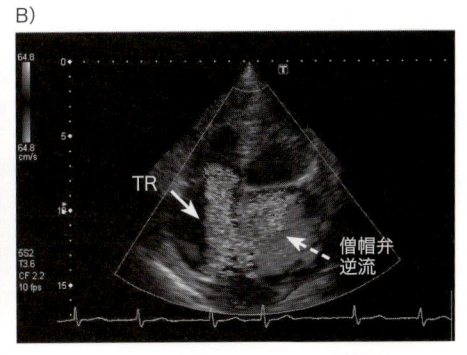

●図3　心エコー検査（巻頭カラー23参照）
A) 心尖部四腔像：右房・右室の拡大, 三尖弁輪の拡大（矢印）を認める．本症例は三尖弁輪 39×43mm
B) 心尖部四腔像カラードプラ法：TR4度, 僧帽弁逆流4度を認める．三尖弁弁尖離開部からTRがふき, 右房深部に到達しているため, TR4度と判定した
C) 傍胸骨短軸像連続波ドプラ法によるTR流速波形：逆流血流最大速度から拡張期三尖弁間圧較差（矢印）を算出し, 収縮期肺動脈圧を推定する．本症例は, 拡張期三尖弁間圧較差42mmHg, 収縮期肺動脈圧52mmHgと推定された

§4-5 ● 三尖弁閉鎖不全症

⑤心エコー検査

　　LVDd/Ds=58/34 mm, IVS/PW=8/9 mm, FS 43%, LVEF 66%, RVDd 28 mm, 僧帽弁後尖逸脱（P2）を認め，僧帽弁逆流4度，ERO 0.57 cm^2，RV 86 mL，三尖弁弁輪径39×43 mm，TR4度，拡張期三尖弁間圧較差43〜61 mmHg，IVC23×29 mm，呼吸性変動なし，心嚢液左室後方の少量あり，胸水両側に少量あり（**図3**）．

7）治療方針

　　僧帽弁逸脱症に伴う重症僧帽弁閉鎖不全症による慢性心不全増悪，機能性TR，肺高血圧と診断した．まず薬物療法により心不全治療を行い，僧帽弁，三尖弁に対する手術適応を検討する方針とした．

8）治療経過

　　心不全に対しては，低心拍出所見はなく，うっ血所見，右心不全症状が主体であったため，安静，酸素投与，水分・塩分制限を行った．フロセミド20 mgの静脈注射により，肺うっ血は徐々に改善傾向を示し，フロセミド20 mg/日の内服に変更した．心房細動に対してはジゴキシン0.125 mg/日内服を開始し，心拍数コントロールを行った．薬物療法により心不全は改善したが，僧帽弁閉鎖不全症は3度，TRは3度と残存し，三尖弁輪拡大（35×42 mm），肺高血圧（拡張期三尖弁間圧較差46 mmHg）を認めた．このため，第35病日目に，僧帽弁形成術，三尖弁輪縫縮術（Carpentier-Edwards Physioring径28 mm），cryo ablationを施行した．術後，心エコー検査では，僧帽弁逆流は2度，三尖弁逆流は消失していた．BNPは24 pg/mLと低下を認め，自覚症状もNYHA Ⅰと改善を認めた．第50病日目に独歩にて退院となった．

3　考察　―心機能評価のポイントと診療への生かし方―

　　本症例は，僧帽弁逸脱症による重症僧帽弁閉鎖不全症に合併した機能性TRである．慢性心不全の急性増悪を認め，当初利尿薬投与，心房細動の心拍数コントロールを行った．しかし，症状が持続し，僧帽弁逆流およびTR，肺高血圧症の改善を認めず，薬物治療抵抗性と判断し，僧帽弁閉鎖不全症，機能性TR，慢性心房細動に対し，外科的治療を行った．2007年日本循環器学会の弁膜疾患の非薬物治療に関するガイドライン[4]，2008年ACC/AHAガイドライン[5]，2007年ESCガイドライン[6]では，僧帽弁の初回外科手術時に合併する重症機能性TRに対して三尖弁輪縫縮術を行うことは，クラスⅠに相当する（**表1〜3**）．

1）TRの発症機序と重症度の評価

　　TR治療における心機能評価のポイントは，心エコー検査により，**TRの発症機序と重症度を評価すること**である．TRの診断には**心エコー検査**が有用である．三尖弁の形態評価，弁輪径の測定，その他の心疾患の描出により成因診断を行う．器質性の場合，弁尖の収縮期逸脱，疣贅，切れた腱索などが認められ，機能性の場合，三尖弁輪拡大や弁尖の収縮期離開を認める．TRの重症度は，カラードプラ法によりTR到達範囲を半定量的に評価し，重症度を診断する．右房を3等分ないし4等分し，逆流ジェットの到達度により，軽度，中等度，高度，またはTR1〜4度と評価する．また，拡張期三尖弁間圧較差から収縮期肺動脈圧を推定し肺高血圧の

● 表1　三尖弁閉鎖不全症の外科治療の適応（2007年日本循環器学会ガイドライン，文献4より）

三尖弁閉鎖不全症に対する手術の推奨

クラスI	
1	高度TRで，僧帽弁との同時初回手術としての三尖弁輪形成術

クラスIIa	
1	高度TRで，弁輪形成が不可能であり，三尖弁置換術が必要な場合
2	感染症心内膜炎によるTRで，大きな疣贅，治療困難な感染・右心不全をともなう場合
3	中等度TRで，弁輪拡大，肺高血圧，右心不全をともなう場合
4	中等度TRで，僧帽弁との同時手術としての三尖弁輪形成術

クラスIIb	
1	中等度TRで，弁輪形成が不可能であり三尖弁置換術が必要な場合
2	軽度TRで，弁輪拡大，肺高血圧をともなう場合

クラスIII	
1	僧帽弁が正常で，肺高血圧も中等度（収縮期圧60mmHg）以下の無症状のTR

二次性TRに対する外科治療指針

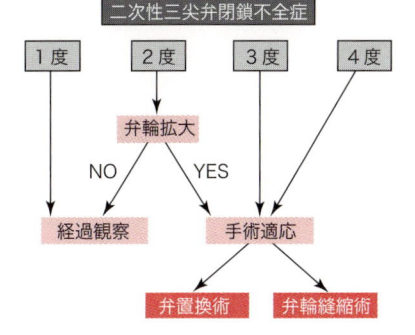

二次性三尖弁閉鎖不全症
- 1度 → 経過観察
- 2度 → 弁輪拡大 → NO：経過観察／YES：手術適応
- 3度 → 手術適応
- 4度 → 手術適応

手術適応 → 弁置換術／弁輪縫縮術

本邦におけるTRに対する再手術回避率

1	三尖弁輪縫縮術
（1）	Kay法：93.6％（10年）
（2）	De Vega法：96.7％（10年）
（3）	Carpentier-Edwards ring：97.5％（10年，15年）

2	三尖弁置換術
（1）	生体弁：75.5％（10年），62.7％（18年）
（2）	機械弁：83.0％（10年），75.0％（15年）

程度を診断すること，三尖弁輪径の測定，右心機能低下の有無の評価も重要である[7]．肺高血圧合併例，三尖弁輪拡大例，右心機能低下には，早期修復術も考慮する．

> ● memo　カラードプラ法による重症TRの判定（アメリカ心エコー図学会による[7]）
> 1）逆流ジェット面積（jet area）：10cm^{2}以上
> 2）縮流部幅（vena contracta width）：0.7cm以上
> 3）吹い込み血流半径（PISA radius）：0.9cm以上
> 4）肝静脈内逆流（hepatic vein reversal）：収縮期逆流（systolic reversal）

2）TRの治療方針とlate TRの問題

　TRの治療方針は，発生機序と重症度によって異なる[4]〜[6]．三尖弁はcoaptation zoneが浅く，また右室圧が低くtightな閉鎖を必要としないため，薬物療法により右室圧や肺動脈圧を低下させると，TRが著明に軽減されることがある．このため，**まずは薬物療法を行う**．器質性の場合，薬物治療抵抗性である重症TRや，中等度TRでも弁輪拡大，肺高血圧，右心不全を伴う症例のみ，三尖弁単独の弁置換術や弁輪縫縮術の適応となる．感染性心内膜炎によるTRは，薬物療法により感染が制御できない場合と心エコー検査上疣贅が遊離しそうな場合に外科的手術を行う．機能性の場合，単独で三尖弁のみを手術対象とすることは少なく，僧帽弁疾患に対する初回外科手術時に，重症TRに対して弁輪縫縮術や弁置換術を行うことが推奨されている．

● 表2 三尖弁閉鎖不全症の外科治療の適応（2008年AHA/ACCガイドライン，文献5より）

Management

CLASS I
1. Tricuspid valve repair is beneficial for severe TR in patients with MV disease requiring MV surgery. (Level of Evidence: B)

CLASS II a
1. Tricuspid valve replacement or annuloplasty is reasonable for severe primary TR when symptomatic. (Level of Evidence: C)
2. Tricuspid valve replacement is reasonable for severe TR secondary to diseased/abnormal tricuspid valve leaflets not amenable to annuloplasty or repair. (Level of Evidence: C)

CLASS II b
Tricuspid annuloplasty may be considered for less than severe TR in patients undergoing MV surgery when there is pulmonary hypertension or tricuspid annular dilatation. (Level of Evidence: C)

CLASS III
1. Tricuspid valve replacement or annuloplasty is not indicated in asymptomatic patients with TR whose pulmonary artery systolic pressure is less than 60 mm Hg in the presence of a normal MV. (Level of Evidence: C)
2. Tricuspid valve replacement or annuloplasty is not indicated in patients with mild primary TR. (Level of Evidence: C)

● 表3 三尖弁閉鎖不全症の外科治療（2007年ESCガイドライン，文献6より）

Indications for intervention in tricuspid valve disease

	Class
Severe TR in a patient undergoing left-sided valve surgery	I C
Severe primary TR and symptoms despite medical therapy without severe right ventricular dysfunction	I C
Severe TS (±TR), with symptoms despite medical therap[a]	I C
Severe TS (±TR) in a patient undergoing left-sided valve intervention[a]	I C
Moderate organic TR in a patient undergoing left-side valve surgery	II aC
Moderate secondary TR with dilated annulus (＞40mm) in a patient undergoing left-sided valve surgery	II aC
Severe TR and symptoms, after left-sided valve surgery, in the absence of left-sided myocardial, valve, or right ventricular dysfunction and without severe pulmonary hypertension (systolic pulmonary artery pressure＞60mmHg)	II aC
Severe isolated TR with mild or no symptoms and progessive dilation or deterioration of right ventricular function	II bc

TR＝tricuspid regurgitation, TS＝tricuspid stenosis.
[a]Percutaneous technique can be attempted as a first approach if TS is isolated.

近年，**僧帽弁疾患術後数年後に機能性TRを発症する症例（late TR）**が問題視されている．僧帽弁疾患に合併する機能性TRは，三尖弁輪拡大によって起こり，予後は非常に悪い．また，僧帽弁疾患術後に三尖弁単独に行う外科手術の予後は非常に悪いため，初回の僧帽弁手術時に三尖弁輪縫縮術を行うことが重要である[3]．AHA/ACCガイドラインでは中等度以下の機能性TRに対する外科手術は推奨されていない（**表2**，class II b）[5]が，ESCのガイドラインでは，僧帽弁疾患に対する外科手術時に合併する重症TRのみならず，中等度TRの場合や，三尖弁輪40mm以上の場合には三尖弁に対する外科手術を推奨しており（**表3**，class II a）[6]，日本循環器学会のガイドラインでは中等度TRでも弁輪拡大，肺高血圧，右心不全を伴う症例に対しては外科手術を推奨している（**表1**，class II a）[4]．外科手術は，手術のリスク，年齢，全身状態などを考慮し，個々の症例に応じて適応を決定するが，**右心機能低下を引き起こす前に外科手術の適応を判断すること**が重要である．

> **memo   TRの外科治療の術式**
>
> 弁輪縫縮術（弁輪形成術）と弁置換術に分かれる．国内の報告では再手術回避率は弁輪縫縮術が高く，機能性TRに対しては弁輪縫縮術（弁輪形成術）が主流であり，弁自体の異常が著しい場合は弁置換術を行う（**図3**）．弁置換術は術後，弁自体の破壊や硬化，パンヌスの増生，感染，血栓により再手術率が高い．三尖弁位における人工弁は塞栓症の合併頻度が高いため，弁置換術では生体弁が主流となっている[9]．

> **memo   三尖弁輪縫縮術（弁輪形成術）の術式**
>
> Suture AnnuloplastyとRing Annuloplastyの2種類に分類される．Suture Annuloplastyは縫合により拡大した弁輪を縫縮，形成する術式である．術前の肺高血圧の残存や術後TRの再発が問題となっている．Ring Annuloplastyは人工リング（Carpentier-Edwards ring）を弁輪に縫着することにより，弁輪を縫縮，形成する術式である．術後感染が問題となっているが，術後遠隔期のTRの再発は少なく[10]，機能性TRに対してはRing Annuloplastyが主流となっている．

文献

1) Nath, J. et al. : J Am Coll Cardiol, 43 : 405-409, 2004
2) Chan, K.M. et al. : Prog Cardiovasc Dis , 51 : 482-486, 2009
3) Shiran, A. et al. : J Am Coll Cardiol, 53 : 401-408, 2009
4) 松田暉ほか：循環器病の診断と治療に関するガイドライン：弁膜疾患の非薬物治療に関するガイドライン：日本循環器学会ホームページ http://www.j-circ.or.jp/guideline/index.htm , 2007
5) Warnes, C.A. et al. : J Am Coll Cardiol, 52 : e1-121, 2008
6) Vahanian, A. et al. : Eur Heart J, 28 : 230-268, 2007
7) Zoghbi, W.A. et al. : J Am Soc Echocardiogr, 16 : 777-802, 2003
8) Waller, B.F. et al. : Clin Cardiol, 18 : 97-102, 1995
9) Scully, H.E. et al. : J Thorac Cardiovasc Surg, 109 : 1035-1041, 1995
10) Onoda, K. et al. : Ann Thorac Surg, 70 : 796-799, 2000

第3部 実際の患者治療に心機能評価を取り入れる

§5 他の要因による心不全

1. 頻脈原生心筋症

田中俊行

1 はじめに

　心不全と不整脈，特に頻脈性の不整脈の合併は臨床でしばしば経験される．しかし，頻脈性不整脈自体が心機能を低下させるのか，心機能低下が不整脈を生じさせるのか鑑別が非常に困難な場合が多い．頻脈性不整脈自体が心機能を低下させ，心不全を惹起させる病態は近年，頻脈原性心筋症（tachycardia-induced cardiomyopathy）として後天性の1つのカテゴリーに分類されている．

　この疾患は「慢性の頻脈に続発する左室機能不全であり，心拍の正常化後に左室機能不全が一部あるいは完全に回復する病態」と定義されている[1]．本症例は臨床経過より頻脈原性心筋症と診断し，良好な経過を得られた1例である．この症例を通じて，これらの病態評価と治療方針について解説していきたい．

2 症 例

Case　37歳　男性（頻脈原生心筋症）

1）診断
　　①うっ血性心不全　②心房細動　③甲状腺機能亢進症

2）既往歴
　　特になし

3）家族歴
　　特になし

4）生活歴
　　喫煙：40本/日×20年，飲酒歴：機会飲酒のみ

5）現病歴
　　2007年末より100mほどの平地歩行で呼吸苦が出現．その頃より1年間で約5kgの体重減少を認めた．2009年4月より症状増悪し（NYHA Ⅲ度）同月近医受診し，心電図上頻脈性の心房細動（HR 140 bpm）と両側胸水，心拡大を認めうっ血性心不全の診断で当院紹介．心エコー検査で左室拡大と全周性の壁運動低下（LVEF 40%）を認め精査加療目的で入院となった．

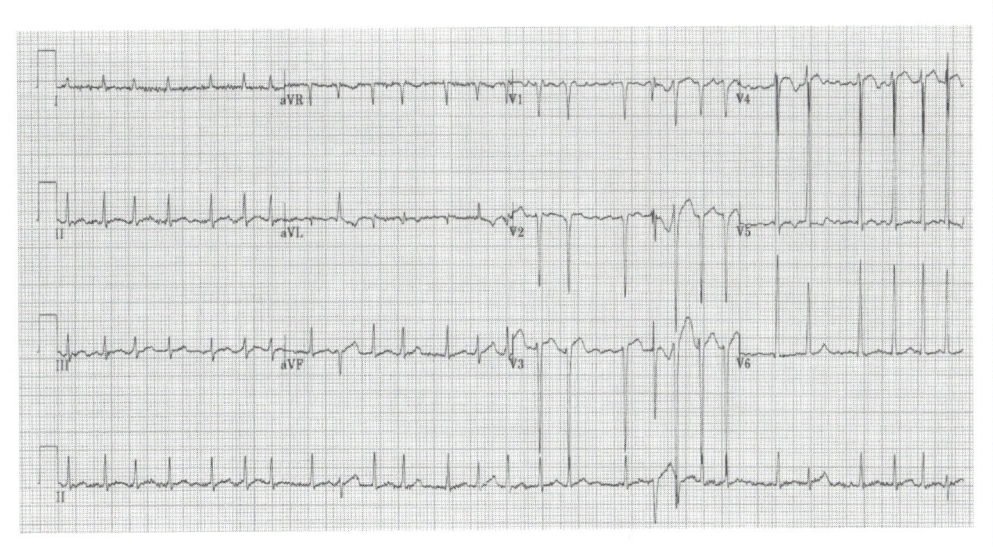

●図1　入院時12誘導心電図

6）入院時現症

身長 173.0 cm，体重 60.5 kg，体温 36.9℃，血圧 121/84 mmHg，**脈拍 114/分 不整**．眼瞼結膜：貧血なし，眼球結膜：黄染なし，**甲状腺腫大あり**，心音：S3あり，心雑音は聴取せず．肺野：**両下肺野に湿性ラ音聴取**．腹部：平坦軟，肝臓1横指触知，四肢の冷感はなし，**両下腿浮腫あり**．

7）入院時検査成績

①血液・生化学検査所見

WBC 5,200/μL，RBC 446万/μL，Hb 12.5 g/dL，Plt 13.9万/μL，TP 7.3 g/dL，T-bil 1.37 mg/dL，AST 40 U/L，ALT 43 U/L，ALP 436 U/L，BUN

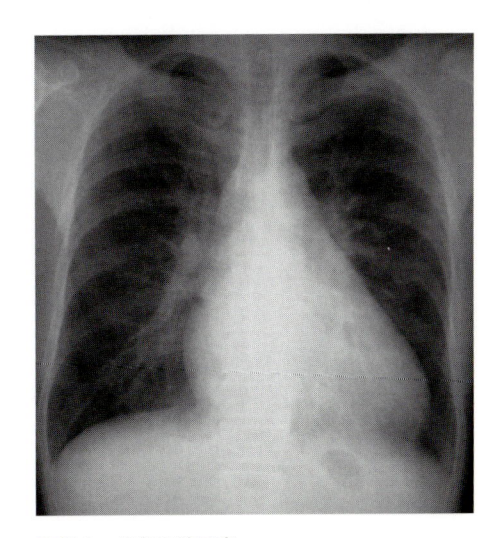

●図2　胸部X線写真

7.2 mg/dL，Cr 0.47 mg/dL，Na 138 mEq/L，K 4.9 mEq/L，Cl 106 mEq/L，CK 75 U/L，LDH 223 U/L，T-cho 73 mg/dL，LDL-cho 47 mg/dL，BS 114 mg/dL，HbA1c 5.1%，BNP 873.0 pg/mL，TSH 0.01 μIU/mL，F-T3 20.18 pg/mL，F-T4 7.77 ng/dL

②12誘導心電図（図1）

心房細動，心拍数168/分 不整，正常軸，脚ブロックなし，有意なST-T変化なし．

③胸部X線（図2）

心胸郭比60%と心拡大あり，両側肺うっ血あり，胸水の貯留はなし．左3・4弓の突出あり．

④入院時心エコー検査（図3）

左室全周性に壁運動低下あり，LVDd/Ds=57/46 mm，EF40%，IVSd/PWd=9/9 mm，左房径41 mm，Mr～I度，Tr～I度

§5-1 ●頻脈原生心筋症

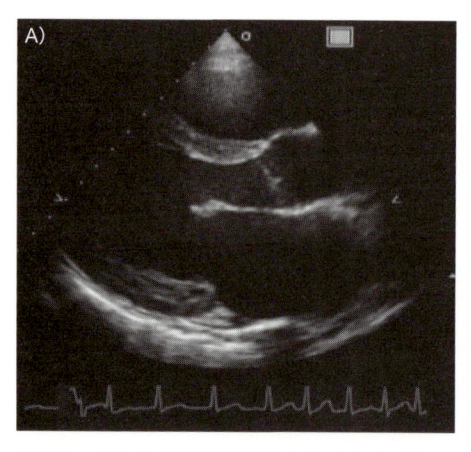

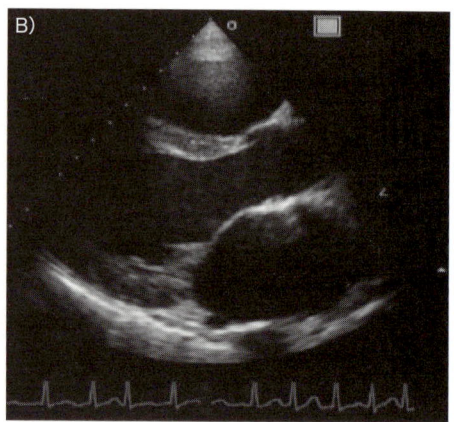

●図3 （A）左室長軸像拡張末期 （B）収縮末期

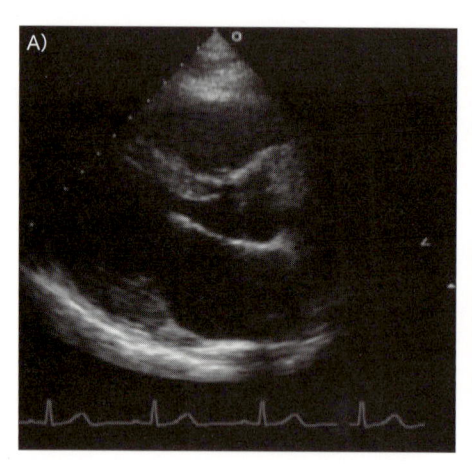

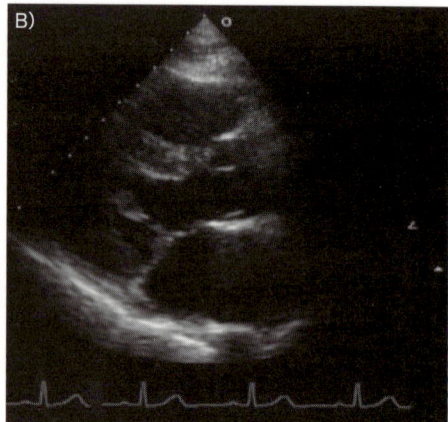

●図4 （A）左室長軸像拡張末期 （B）収縮末期（チアマゾールによる治療後）

8）入院後経過

うっ血性心不全に対してはhANP 0.025γの持続投与を開始．安静時に140〜160 bpmの頻脈性心房細動がみられ，rate control目的でメトプロロール30 mg，ベラパミル120 mgの内服を開始．また血栓形成予防のためワーファリン2 mg投与開始した．入院時，軽度の発熱と頻脈性の心房細動，発汗，甲状腺の腫大がみられ精査したところ，TSHの低下とF-T3，T4の上昇がみられ，さらに抗サイログロブリン抗体100倍（陽性），抗マイクロゾーム抗体陰性，TSHレセプター抗体54.0％．体表面エコーで甲状腺腫大，輪郭不整，内部不均一エコーとびまん性甲状腺腫を認め，Basedow病と診断しチアマゾール30mg内服を開始した．第18病日の血液検査でTSH 0.01 μIU/mL，F-T3 11.59 pg/mL，F-T4 4.60 ng/dLとなり，チアマゾール20mgまで減量．その後も心拍数安静時60〜70，労作時100〜110台に安定し，胸部X線上も肺うっ血は消失し，CTR 50.8％，心エコー検査ではLVDd/Ds＝55/40mm，EF53％まで改善し（図4），第30病日に退院となった．

3 考察

本項では甲状腺機能亢進症に伴う頻脈性の心房細動と頻脈原性心筋症の一例を示した．

1）頻脈原性心筋症と不整脈のポイント

頻脈原性心筋症の診断のポイントとして，①慢性に経過しコントロールされていない頻脈性不整脈で，心拍数が年齢から予想される値の150％以上，②持続性か1日10〜15％以上の時間で発作性上室性頻拍，心房細動，心房粗動，心室頻拍が認められる，③二次性と思われる左室機能障害で頻脈性不整脈の治療により左室機能障害が正常化する，が挙げられる[1]．

原因となる不整脈としては心房細動，心房粗動，心房頻拍，洞結節リエントリー性頻拍，房室結節リエントリー性頻拍，右室流出路原性頻拍，特発性心室頻拍などが報告されている．特に本症例のような**心房細動**によるものが最も多く，心房細動の有病率は心不全症例全体の約25〜50％と言われている．心不全の症状の増悪とともに心房細動の有病率も上昇し，NYHA Ⅰ度では5％以下だが，NYHA分類が上がるにつれ有病率は増加し，NYHA Ⅳ度では50％近くに達する[2]．

2）頻脈原性心筋症の病態と鑑別

基礎研究の分野において，**高頻度心房ペーシング**により作成した実験動物の**心不全モデル**は従来より人間の拡張型心筋症の動物モデルとして多数報告されている．高頻度心房ペーシングにより作成した実験動物の心不全モデルは神経内分泌学的にも血行動態的にも人間の心不全に似ており，病理学的または分子生物学的検討により頻脈原性心筋症の病態も次第に明らかになっている．血行動態的な変化としては左室充満圧の上昇や両心室の収縮能の低下，心拍出量の減少，全身血管抵抗の増加などが観察される．神経内分泌学的には血漿のANPの上昇，エピネフリン，ノルエピネフリン血中濃度の上昇，血漿レニン，アルドステロン濃度の増加がみられ，拡張型心筋症と相違点はあまりみられない．病理組織学的にも拡張型心筋症と類似しており，臨床検査および画像診断を用いて，心房細動を合併した一次性の心筋症と心房細動による頻脈原性心筋症を鑑別するのは非常に困難である．実際の臨床では症状の経過や以前の心電図，治療後の経過より総合的に判断する場合がほとんどである[3]．本症例ではうっ血性心不全にもかかわらず，体重減少がみられ，甲状腺肥大を認めたこと，また心エコー上左室壁厚は保たれており，特に冠動脈危険因子が少ないことなどから，甲状腺機能亢進症による頻脈原生心筋症を強く疑った．

3）正常心拍数維持の治療法の選択

頻脈原性心筋症において正常心拍数の維持が心室収縮機能の改善や臨床症状の改善につながることは数多くの研究で証明されている．しかし，rate controlを選択するのか，rhythm controlを選択するのか，また目標の心拍数を幾つに設定するのか，あるいはrate controlの場合，ジギタリス，非ジヒドロピリジン系カルシウム拮抗薬，β遮断薬の3剤を使用するが，いずれを選択するのか，など依然議論がなされている．

重症心不全症例において，洞調律に比べ心房細動を合併する群で心拍出量と最大運動耐容能

の低下がみられ，洞調律維持が心拍出量，運動耐容能，QOL，生存率の改善に寄与すると考えられる．一方，現在までにrhythm controlの優位性を示すエビデンスは少なく，**PIAF**（the Parmacological Intervention in Atrial Fibrillation）trialではアミオダロンによるrhythm control群とrate control群の割り付けを行ったが両群で症状の改善に有意差は認められなかった[4]．同じような結果が**AFFIRM**（the Atrial Fibrillation Follow-up Investigation of Rhythm Management）trialでも示され，左室収縮機能，死亡率，脳梗塞，虚血性心疾患，塞栓症の発生率，心不全の再燃など両群で有意差を認めなかった[5]．これらのデータは正常心拍数維持のいずれの治療でも頻脈性不整脈の心臓の収縮機能の改善が期待されることを示している．実際には，心不全急性期には心房圧の上昇による洞調律維持の困難，薬物治療選択の煩雑さ，副作用，保険適応の面から本症例のように**rate controlが第一選択**となる．

　目標の心拍数についてはAFFIRM trialでは安静時では80回/分未満，6分間歩行で110回/分未満あるいは24時間モニタリングで平均心拍数が100回/分未満で，年齢から予測された最大心拍数の110％を超えないことが設定されている．本症例もこれを目標に急性期よりrate controlを行った．

　古くから**ジゴキシン**はrate controlに広く用いられたが，いずれの運動負荷でも運動時の心拍数に関しては無効で，ジゴキシン単独での運動耐容能と臨床症状改善のデータは未だない．非ジヒドロピリジン系の**カルシウム拮抗薬**は運動時の心拍数上昇に有効で，ベラパミルとジゴキシン併用群でプラセボとジゴキシン併用群に比べ，運動負荷時の最大心拍数とdouble-productが有意に低下した[6]．しかしQOLに関しては報告がない．心不全症例における**β遮断薬**の有用性は議論の余地がない．ジゴキシン単独群とカルベジロール単独治療群，両者の併用群との比較では併用群で有意に安静時および運動時の心拍数低下と駆出率，症状の改善がみられ，さらにこの群でジゴキシン単独またはカルベジロール単独治療に戻すとこれらの効果も消失した[7]．今回の症例は甲状腺機能正常化までβ遮断薬とカルシウム拮抗薬の併用で良好な経過が得られた．

文献
1) Fenelon, G. et al. : Tachycardiomyopathy: mechanisms and clinical implication. Pacing Clin Electrophysiol, 19 : 95-106, 1996
2) William, H. et al. : Atrial Fibrillation in Heart Failure: Epidemiology, Pathophysiology, and Ratinale for Therapy. Am J Cardiol, 91 (Suppl) : 2D-8D, 2003
3) Ernesto, U. et al. : Tachycardia-Induced Cardiomyopathy: Am J Med, 114: 51-55, 2003
4) Hohnloser, S. H. et al. : Rhythm or rate control in atrial fibrillation-Pharmacological Intervetion in Atrial Fibrillation (PIAF) : a randomized trial. Lancet, 356 : 1789-1794, 2000
5) Williams, E. S. et al. : Results from late breaking clinical trial sessions at the American College of Cardiology 51st Annual scientific session. J Am Coll Cardiol, 40 : 1-18, 2002
6) Lang, R. et al. : Verapamil improves exercise capacity in chronic atrial fibrillation: Double-blind crossover study. Am Heart J, 105 : 820-825, 1983
7) Khand, A. U. et al. : Systematic review of the management of atrial fibrillation in patients in patients with heart failure. Eur Heart J, 21: 614-632, 2000

第3部 実際の患者治療に心機能評価を取り入れる
§5 他の要因による心不全

2. 心腎貧血症候群

渡邉雅貴

1 はじめに

　貧血と心疾患の関与は，かねてから注目されていたが，近年，とりわけ心不全患者のなかで慢性腎臓病（CKD）と貧血が生命予後の独立した予測因子であるとの報告がなされ注目されている[1]．また，これらの概念は後に，心腎貧血症候群（cardio-renal anemia syndrome）として 2003 年 Silverberg により提唱され，心臓と腎臓および貧血が相互に悪影響を及ぼし悪循環を形成していると定義されている（図1）[2]．心腎貧血症候群は疾患概念として確立された後に，心腎貧血症候群患者に対しエリスロポエチン（EPO）と鉄剤投与による貧血改善により，予後改善[3] や BNP 低下[4] が見込めるという臨床報告がなされ，治療法に関しても今なお活発な議論がなされている．心不全治療が飛躍的に進歩を遂げている現在，心臓だけでなく，心臓と腎臓の関連性と貧血の機序に関して注目し，治療対象にすることで心不全治療がさらに進歩する可能性が示唆されている．

　そこで，本項では具体的な心腎貧血症候群の症例を提示し，心機能評価のポイントと診療への活かし方を中心に解説を行う．

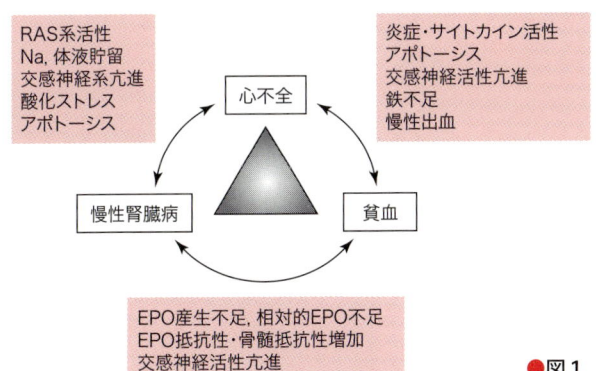

●図1　心臓・貧血・腎臓の関連性と機序

2 症例

Case　84歳男性の症例（慢性心不全による腎機能の増悪）

1）診断
①陳旧性心筋梗塞　②慢性心不全　③大動脈弁弁置換術後　④僧帽弁形成術後　⑤糖尿

病　⑥慢性腎不全　⑦鉄欠乏性貧血　⑧高血圧症

2）既往歴

十二指腸潰瘍手術（1981年），両眼白内障手術（1998年）

3）家族歴

特記事項なし

4）現病歴

2000年にうっ血性心不全発症し緊急入院となり，大動脈弁閉鎖不全症（AR：Ⅲ/Ⅳ）の診断を受けた．心拡大を認め（LVDd/Ds 64/54mm）心不全の診断にて治療を開始した．初診時推算GFRは40mL/minでありCKD stage 3であり，腎機能不全と鉄欠乏性貧血を認めていたが，薬物治療は行わず経過観察となっていた．

2002年以降，数回の肺うっ血を原因とする心不全入院を繰り返し，2003年に前壁陳旧性心筋梗塞を発症し緊急冠動脈形成術を施行した．その後，左室リモデリングに伴い，機能的僧帽弁閉鎖不全症の進行も認め，薬剤抵抗性の心不全を繰り返すため，2004年大動脈弁置換術，僧帽弁形成術，冠動脈バイパス術および左室容積縮小手術（LV volume reduction術）を施行した．術後経過は良好であり，以降は外来にて定期的に経過観察されていたが，2008年に肺炎を契機に慢性心不全急性増悪を発症し，当院にNYHA Ⅳ度にて来院し，低灌流所見と肺うっ血所見を認めるため心不全加療目的に緊急入院となった．

5）入院時現症

身長：166 cm，**体重**：53 kg，**血圧**：112/87 mmHg，**脈拍**：90回/分（整），**体温**：39℃．眼瞼結膜に貧血を認める．起坐呼吸および頸部頸静脈の怒張を認める．肝を2横指触知し，下腿を中心に浮腫を認める．四肢冷感を認め脈圧が低く，傾眠傾向を認める．心音：Ⅲ音（+），Ⅳ音（−）．両側肺野に湿性ラ音を聴取する．

6）入院時検査成績

①血液検査所見

WBC 8,200/μL，RBC 288万/μL，**Hb 8.5 g/dL**，Plt. 21万/μL，

②生化学検査所見

TP 6.2 g/dL，BUN 37 mg/dL，**Cr 1.65 mg/dL**，LDH 244 IU/L，AST 24 IU/L，ALT 13 IU/L，LDL-C 105 mg/dL，TG 65 mg/dL，**UA 8.4 mg/dL**，CPK 193 IU/mL，CK-MB 15 IU/mL，Na 137 mEq/L，K 5.0 mEq/L，Cl 108 mEq/IL，Glu 92 mg/dL，CRP 13.5 mg/dL，トロポニンT（−），**BNP 588 pg/mL**，**Ccr 24 mL/min**（CKD stage 4）

③胸部単純X線写真

心胸郭比65%と心拡大を認め，右中葉の浸潤影と両側肺野にうっ血像を認める（**図2**）．

④心電図

心拍数86回/分，正常洞調律，不完全右

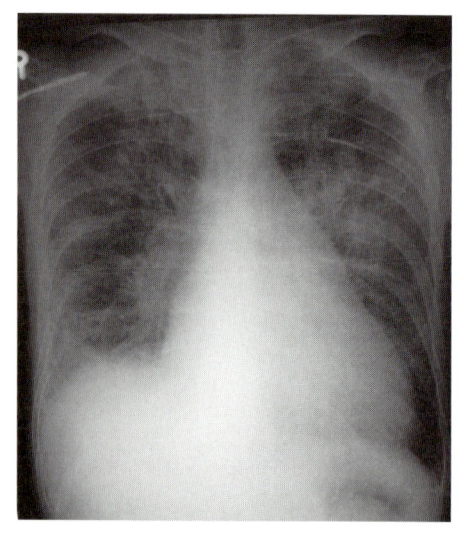

●図2　胸部単純X線写真

脚ブロック．

⑤心エコー検査

　ＬＶＤｄ／Ｄｓ＝７５／６８ｍｍ，ＩＶＳ／LVPW=6/11mm．左室前壁中隔の無収縮および左室壁運動全体の低下（LVEF=17％）を認めた．大動脈弁置換術および僧帽弁形成術後の弁機能の異常や弁周囲漏出（peri-valvelar leakege）は認めず，Tr△PG=22mmHg，IVC=30mm．呼吸性変動に乏しかった（図3）．

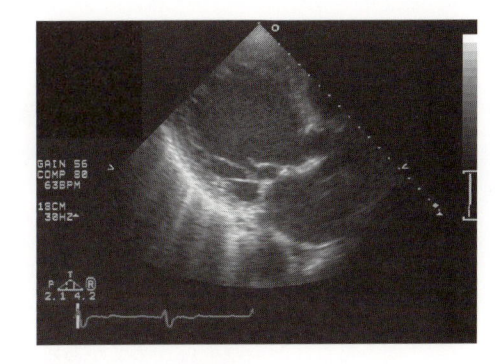

●図3　心エコー検査

7）治療方針

　虚血性心疾患をベースとし，感染を契機に慢性心不全の急性増悪を認めた症例である．急性心不全のプロファイルとしては低灌流所見が有意であり，感染症コントロールとともに，強心剤を併用し心不全治療を行うものとした．

8）治療経過

　抗生物質による肺炎治療と平行してドブタミン投与による強心治療を行った．当初，ドブタミンに対する反応は良好であり，BNPも著明に改善．自覚症状も次第に改善したため，徐々にドブタミンの漸減を試みたが，低拍出症状が出現し，心不全再増悪と判断した．次第に肺うっ血所見も認めるようになったため，利尿薬を増量したが，利尿効果は得られるものの，腎機能悪化を認めるという悪循環を繰り返した．効果的な血管拡張作用と強心作用を得るために，PDE-Ⅲ阻害薬を併用したが，強心作用，血管拡張作用ともに期待した程の効果は得られなかった．

　入院当初から貧血を認めており，低拍出による腎前性の要素と，慢性腎不全による腎性貧血が原因と考えられたため，第40病日よりエリスロポエチンと鉄剤投与を開始した．結果，貧血は徐々に改善し，ドブタミンからの離脱が可能となり，NYHA Ⅱ度まで改善を認め75病日目に独歩にて退院をした（図4）．

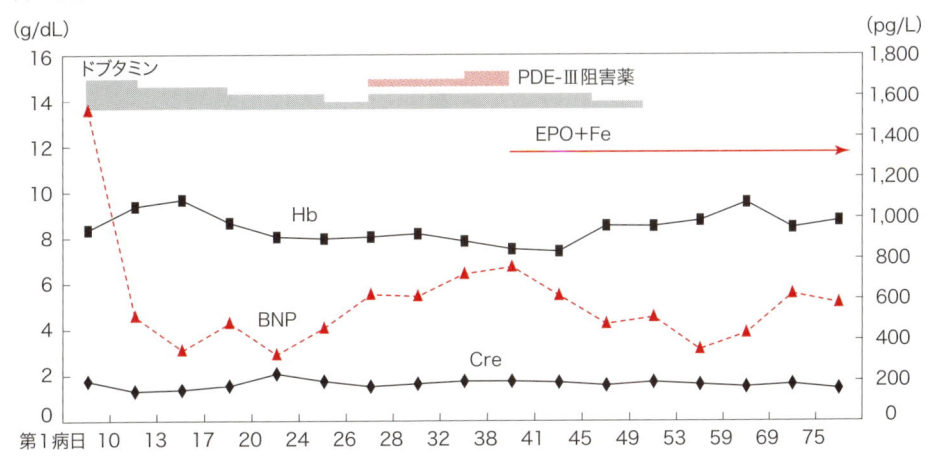

●図4　治療経過表

3 考察 －心機能評価のポイントと診療への活かし方－

1）心不全における貧血の原因と改善方法

　本症例は陳旧性心筋梗塞による左室収縮不全を原因とする慢性心不全の急性増悪を経験した症例である．慢性心不全増悪をしばしば繰り返し，入退院を繰り返していた症例であり，その都度，腎機能は徐々に増悪を認めていた．腎機能悪化に関しては，心機能悪化による腎前性の要因と，糖尿病による腎症の進行が原因と考えられた．

　心不全治療は，急性期治療と慢性期治療が区別されているわけではなく，慢性期の治療を見据えた急性期治療を行う必要がある．本症例のように，**薬剤治療抵抗性で従来の心不全治療が奏功しないような場合は，心臓以外の心不全の増悪因子を検索する必要がある**．具体的な評価方法に関しては，各種バイオマーカーや心エコー検査，といった一般的なものを組み合わせることになるが，本症例では，心エコー検査が連続的な経過を観察するうえで，有効であった．また，バイオマーカーに関しても，連続性があり有用であるが，腎機能異常などは，心腎関連以外でも悪化することがあるために，より多面的な評価が要求される．また，治療を行うか否かのポイントに関しては，各臨床実地医家によるところが大きく，今後の治療指針策定に関しても大きな課題が残るが，原則的には，貧血や腎機能異常が，心不全の原因となっている可能性がある限り，積極的な治療対象にするべきであると考える．

　心不全における貧血の原因としては，心機能の低下により心拍出量が減少し，結果として腎血流が減少しレニン・アンジオテンシン系が亢進する．慢性心不全では交感神経活性も亢進しており，この作用を受けてさらに腎血管が収縮すると悪循環が加速し腎血流はさらに低下する．このため心不全患者における腎臓は慢性の虚血状態となり，腎機能障害はさらに進行し循環血液量はさらに増加する．この結果，血液の希釈が起こり，貧血を呈すようになる．

　また，貧血そのものが心不全を誘発することも示唆されている[5]．貧血患者は組織での低酸素状態と末梢血管抵抗の低下が起こっている．これを代償するために心臓は高拍出状態を余儀なくされ，慢性化すると左室の壁応力は増加し心肥大が進行する．このように，心臓と腎臓，さらに貧血との連関は非常に強く，さらにそれぞれの機能障害がもたらす貧血はそれぞれの増悪因子となる可能性が高い．つまり，治療を行ううえで，このような悪循環をどのような方法を用いて改善するかが重要であると考える．

　また近年の基礎実験レベルでは，EPOの酸化ストレスや心筋細胞のアポトーシス抑制，血管新生作用や直接的な心保護作用を介しての心不全改善も示唆されており[6)7)]，今後の長期成績や大規模研究の結果が待たれる．

2）心不全における貧血の治療

　貧血の治療に関しては，EPO投与と鉄剤の投与が一般的と考えられる．特にEPOは1980年代に遺伝子組み換えエリスロポエチンが開発され，輸血をせずにCKDにおける貧血の治療が可能となった．しかし，EPOの治療対象患者と貧血の治療目標が問題となる．現時点では心不全における貧血治療のガイドラインは作成されておらず，臨床での手ごたえを参考に治療を行うのが現実的であると考える．

● memo　**EPO製剤**

Silverbergらが2000年にEPO製剤と鉄剤の静脈内投与によるNYHA classと左室駆出率の改善，および利尿薬投与量と入院率が減少することを報告した．その後も同様の報告が散見されたが，Ponikowskiら[8]が心不全患者でのEPOの有効性を検討し，ヘモグロビンは改善するものの，運動時間やBNPといった心不全患者に改善が望まれるものに有意差を認めなかったと報告している．また，Ghaliら[9]も同様の結果を報告している．しかし，これらの報告は症例数が少なく，結論としては不十分な印象が残るため，今後の大規模試験によって，心腎貧血症候群を有する心不全患者におけるEPO製剤の有効性が検討されるべきであると考える．

● memo　**心不全に伴う貧血の治療目標**

現在，心不全に伴う貧血患者のヘモグロビン値をどこまで正常化すべきかについては明確なガイドラインがないものの，2006年に2つの報告がされており，参考になると考える．ひとつはCREATE（Cardiovascular Risk Reduction by Early Anemia Treatment with Epoetin Beta）trialであり，合計600症例のなかでEPOを使用してヘモグロビンを正常化させる群（ヘモグロビン13〜15g/dL）とヘモグロビンが10.5g/dL以下になった場合のみEPOを使用する群とを比較したところ，前者の正常化群で34％もの死亡率の相対リスクを上昇させると結論されている[10]．また，CHOIR（Correction of Hemoglobin and Outcomes in Renal Insufficiency）trial[11]では，1,400症例のCKD患者を対象にEPOを用いて目標ヘモグロビン値を13.5mL/dLと11.3mL/dLの2群で比較を行った．この結果，前者のヘモグロビン値を13.5mL/dLに設定した群で死亡，心筋梗塞，脳卒中，心不全による入院を有意に増加させることがわかった．

これらの報告を受ける形で，The National Kidney Foundationのガイドライン[12]ではEPOによるヘモグロビンの目標値を11.0〜12.0g/dLに推奨している．ただし，これらの数値はあくまでCKDにおける目標値であり，心不全患者の貧血の目標改善値でないことを重ねて明記する．

文献

1) Al-Ahmad, A. et al.：J. Am. Coll. Cardiol., 38：955-962, 2001
2) Silverberg, D. et al.：Nephrol. Dial. Transplant., 18（Suppl 8）：viii7-12, 2003
3) Silverberg, D. S. et al：J. Am. Coll. Cardiol., 37：1775-1780, 2001
4) Palazzuoli, A. et al.：Am. Heart J., 152：1096 e9-15, 2006
5) Metivier, F. et al：Nephrol. Dial. Transplant., 15（Suppl 3）：14-18, 2000
6) Phrommintikul, A. et al.：Lancet, 369：381-388, 2007
7) Fischer, M. A. et al.：Arch. Intern. Med., 167：840-846, 2007
8) Ponikowski, P. et al：J. Am. Coll. Cardiol., 49：753-762, 2007
9) Ghali, J. K. et al：Circulation, 117：526-535, 2008
10) Drueke, T. B. et al：N. Engl. J. Med., 355：2071-2084, 2006
11) Singh, A. K. et al：N. Engl. J. Med., 355：2085-2098, 2006
12) National Kidney Foundation Kidney Disease Outcomes Quality Initiative：KDOQI clinical mendations for anemia in chronic kidney disease：2007 update of hemoglobin target

第3部 実際の患者治療に心機能評価を取り入れる
§5 他の要因による心不全

3. 収縮性心膜炎

高橋彩子

1 はじめに

収縮性心膜炎は心膜の線維性肥厚や心膜,侵害膜の癒着による拡張不全を呈する.開心術や結核やウイルスなどの感染症,また膠原病や放射線治療などに続発する心外膜の炎症がその原因とされており,心不全の鑑別疾患として本疾患を挙げることは治療方針を検討するうえで忘れてはならない.

診断においてかつては胸部X線などでの心膜石灰化が典型的とされていたが,現在ではこれを呈さない滲出性心膜炎のような例でも心臓の拡張不全を来しうることがあり注意を要する.血行動態を評価する際に汎用されるエコーの他,CT,MRIなどの新しいモダリティ,またカテーテル検査といった侵襲的検査との組み合わせによる診断,治療方針決定が望まれる.本項では収縮性心膜炎の一例を提示し,診断,治療につき解説を進めていく.

> **memo 新しいモダリティ**
> 現時点(2009年)で保険適応外ではあるが,FDG-PETが心膜炎症の評価に行われ,急性心膜炎に対するステロイド治療の効果判定にも用いられつつある[1].

2 症 例

Case 65歳男性,失神を呈した収縮性心膜炎の1例

1) 診断
  ①収縮性心膜炎 ②失神発作 ③下腿浮腫 ④ビリルビン上昇 ⑤陳旧性肺結核 ⑥2型糖尿病

2) 既往歴
  1957年虫垂炎,1967年陳旧性肺結核 2006年両眼白内障,2008年左下顎骨骨壊死

3) 嗜好歴
  喫煙歴 なし,飲酒歴 機会飲酒程度

4) 家族歴
  特記すべきことなし

Case

5）現病歴

　2006年湿性咳嗽にて某病院受診．両側胸水を指摘され入院．心エコー上全周性心囊液（RVに25mm）と左室拡張障害，左房拡大を認めた．収縮性心膜炎と診断し利尿薬投与で症状改善．胸水は漏出性で培養陰性，アデノシンディアミナーゼ（ADA）陰性．抗核抗体640倍と陽性も特異抗体は陰性で明らかな膠原病は否定的と判断され収縮性心膜炎精査加療のため転院．

　胸部X線にて右優位の両側胸水貯留（図1），心エコー，胸部CT（図2），MRI（図3）で全周性に心膜の肥厚および癒着，臨床症状および心エコー上の血行動態などから収縮性心膜炎に合致．利尿剤内服にて右心不全症状は改善．原因として細菌性，結核性，膠原病性などは否定的で原因は同定し得なかったが，CRP3-4と上昇し心膜に炎症が残存している滲出性心膜炎を考慮し，ステロイドパルス後，プレドニゾロン（プレドニン®）30 mg/日を維持量とし炎症は陰性化した．

●図1　胸部X線
　　　胸水貯留（→）

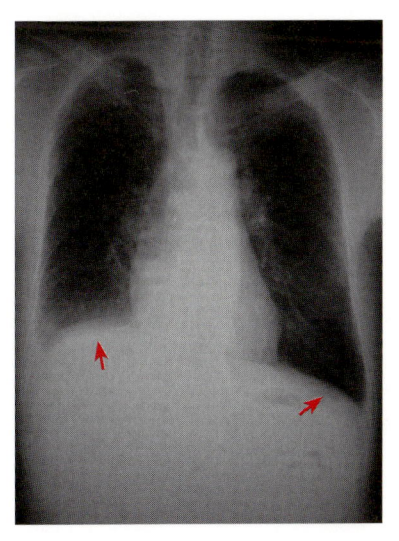

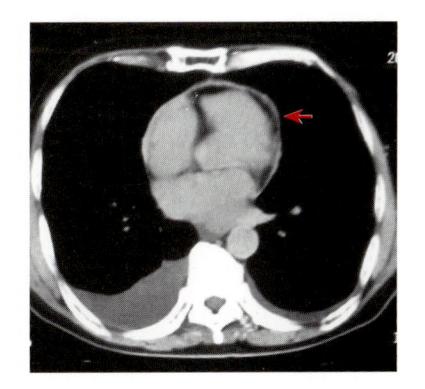

●図2　胸部CT
　　　全周性の心膜肥厚（→）

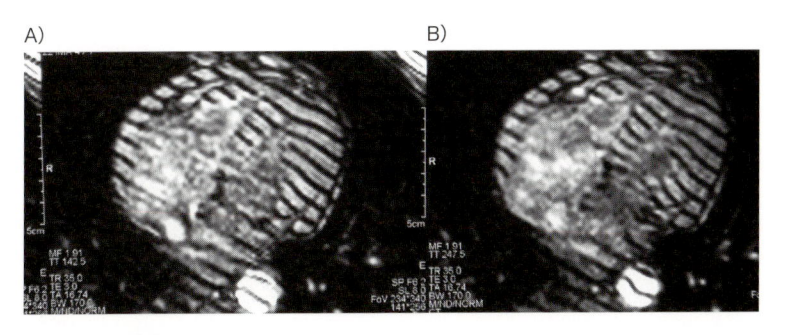

A)　　B)

●図3　心臓MRI

その後プレドニン®20 mg/日を維持量とし退院，さらに5 mg/日まで漸減．1年後より徐々に体重減少，労作時全身倦怠感が増悪．便失禁を伴う意識消失発作を認め，当院緊急外来受診．来院時は意識清明，異常なしとの判断で帰宅．しかし再発あり約2年後入院．頸部血管エコー・頭部CTや脳波では異常所見なく，心室性不整脈の出現も認めず，ティルト試験は陰性．以上より意識消失発作の原因として脱水の関与を疑い，水分摂取調整により症状改善．軽度下腿浮腫を認めたが呼吸困難症状なく心不全悪化傾向なくプレドニン®2.5 mg/日に減量し2週間で退院．このときの体重 49.8kg．しかし1カ月後に血圧測定不可となり，便失禁を伴う失神を5回あり当センター救急搬送．血圧79/53mmHg，HR60台，胸部X線上肺野右上葉に浸潤影あり．失神精査目的で緊急入院．

6）入院時主要内服薬

プレドニゾロン（プレドニン®）5 mg/日，スピロノラクトン（アルダクトンA®）25 mg/日，フロセミド（ラシックス®）40 mg/日

7）入院時現症

NYHA Ⅲ，意識清明，身長166 cm，体重52.5 kg，脈拍80 bpm整，血圧70/50 mmHg左右差なし，呼吸数18回/分，頸静脈怒張，甲状腺腫（−），口腔粘膜乾燥，眼瞼結膜貧血なし，眼球結膜黄疸あり，心音S1→S2→S3（−）S4（＋），心膜ノック音（＋），両下肺呼吸音減弱，腹部：肝3横指触知，右下腹部虫垂炎術創，四肢動脈触知良好，下腿浮腫あり，神経学的異常所見なし

8）入院時主要検査成績

①血液，生化学的検査

WBC 7,600/μL，RBC 401万/μL，Hb 12.3 g/dL，Plt 12.9万/μL，PT-INR 1.07，AST 15 IU/L，ALT 10 IU/L，LDH 282 IU/L，CK 22 IU/L，Na 132 mEq/L，K 5.2 mEq/L，Cl 100 mEq/L，TP 6.1g/dL，T-Bil 1.3 mg/dL，D-Bil 1.0 mg/dL，BUN 46 mg/dL，Cr 1.81 mg/dL，CRP 2.41 mg/dL，HbA1c 6.6%，FPG 109 mg/dL，BNP 422.4 pg/L，ABG（室内気）pH 7.45，pCO_2 32.5，pO_2 75.5，HCO_3^- 22.2

②心電図

HR 70bpm，僧帽性P波，二相性P波，ⅡⅢaVFV2-6でT波陰転，右室負荷

③レントゲン

右優位の両側胸水貯留

④胸部CT

両側胸水（右優位），両側背部無気肺．肺炎認めず．心膜肥厚あるが石灰化明らかでない．軽度女性化乳房．肝腫大，うっ血肝疑い，軽度脾腫

⑤心エコー

左房径36 mm，左室壁厚（中隔）6 mm，（後壁）6 mm，左室拡張末期径＝45 mm，左室収縮末期径34 mm，左室収縮能正常も中隔bounceあり，大動脈弁逆流2/4，下大静脈径18 mm，呼吸性変動なし，肝腫大，脾腫，右房右室心膜輝度上昇及び可動性制限あり，僧帽弁通過速度 E/A=0.40/0.53，DcT=130 ms，三尖弁通過速度 E/A=0.31/0.22，DcT=95 ms CO=2.14 L/min，TMF E波呼吸性変動 60%，TTF E波呼吸性変動 38%，右胸水中等度，左胸水少量，肝静脈血流は呼気週末で逆流大きい（図4）

⑥心臓カテーテル検査（図5, 6）

圧測定単位（mmHg）右房平均17，右室（収縮期/拡張末期）34/20，肺動脈（収縮期/拡

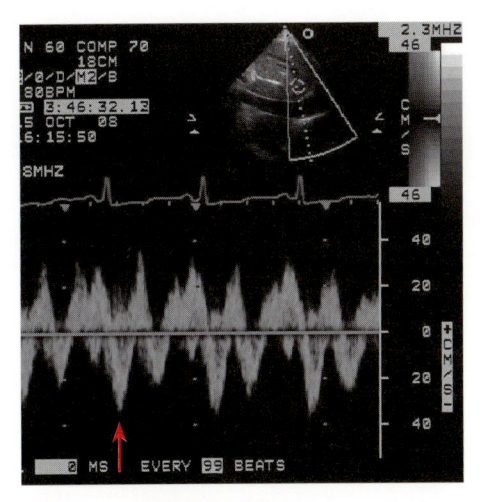

●図4　下大静脈波形（エコー）

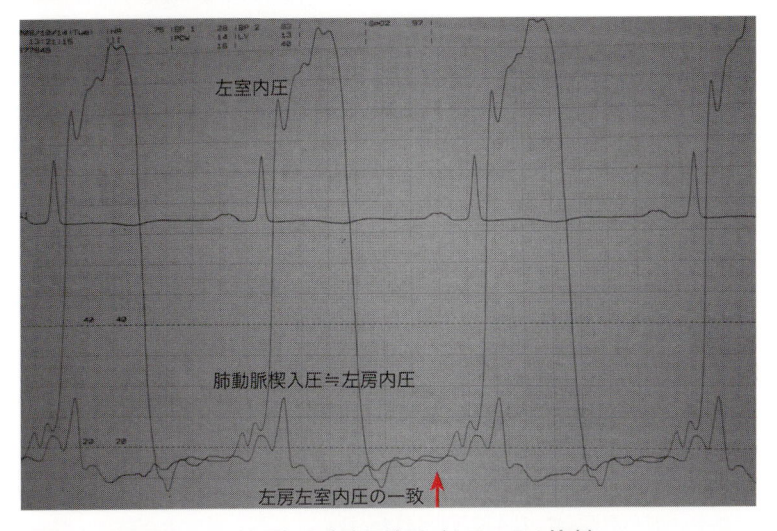

●図5　肺動脈楔入圧（左房）左室内圧波形（カテーテル検査）

左室内圧
肺動脈楔入圧≒左房内圧
左房左室内圧の一致

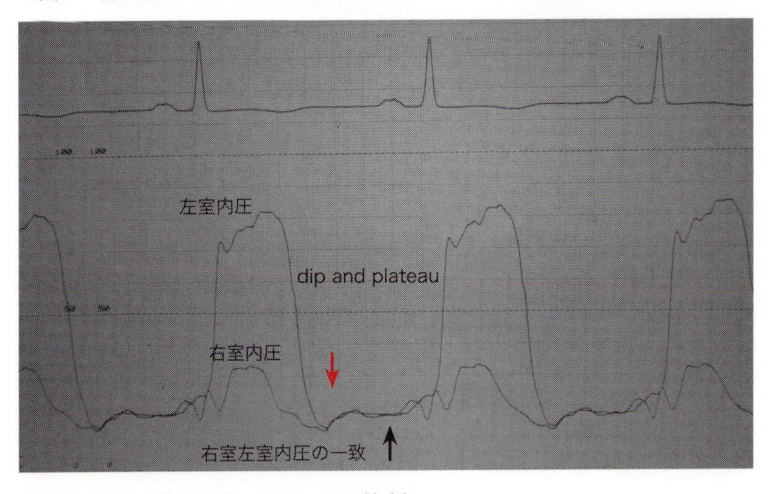

●図6　両心室内圧波形（カテーテル検査）

左室内圧
dip and plateau
右室内圧
右室左室内圧の一致

§5-3 ● 収縮性心膜炎　277

張期/平均）30/16/21，肺動脈楔入圧 a 波 22，平均 18，左室（収縮期/拡張末期）98/24，大動脈（収縮期/拡張期/平均）90/53/70

直接 Fick 法での心拍出量＝1.92 L/min 心拍出量係数＝1.28 L/min/m^2，（混合静脈血酸素飽和度 52.0％，動脈血酸素飽和度 98.1％，HR 75 bpm，Hb12.3 g/dL，VO$_2$＝148.0 mL/min/m^2 で算出）

冠動脈造影検査で有意狭窄なし．左室造影検査で EF＝55％，僧帽弁逆流なし

CP 診断基準[2]
○LVEDP−RVEDP＝4（≦5）
○RVEDP/RVSP＝20/34（＞1/3）
○PASP＝25（＜55）
×LVRFW＝5（≧7）
×respiratory change in RAP＝8（≦3）
×LV/RV interdependence（−）（○）

⑦MRI

心筋には明らかな肥厚や菲薄なし．収縮運動は明らかな低下なし．心膜は全周性に肥厚し，癒着あり．胸水消失．T2WI では明らかな心筋内，心膜内高信号領域はみられず．perfusion でも灌流遅延は指摘できない．

9）治療方針

入院後は安静，失神や血圧低下を伴う失神前症状を認めず．入院時診察上口腔内乾燥や皮膚乾燥，四肢蒼白を認めたが，エコーにて下大静脈径 20mm で呼吸性変動認めず，右優位の両側胸水あり．フロセミド 2 mg/H 持続静注にて対応していたが，BUN 48，Cr 1.8 と腎機能低下あり，血圧 80 mmHg 台でもあり，Cr を見ながら徐々にフロセミド増量も浮腫改善なし．強心薬併用にてようやく 47kg 台に体重減少，下腿浮腫も消失．

これらから意識消失発作の原因は結果的には収縮性心膜炎による低心拍出性症候群と考え，強心薬や利尿薬の離脱困難な状態であることからも心膜剥離術の検討が望ましいと判断し，本人もようやく了承．カテーテル検査では明らかな深い dip を認めなかったが右房圧が平均 17 mmHg と著明に高く，両心房両心室の 4 腔圧はほぼ一致しており，重症の収縮性心膜炎を反映していると考えられた．心臓血管外科と症例検討し手術適応と判断され，心膜剥離術目的で外科転科．

10）治療経過

心膜剥離術施行（人工心肺不使用）．全身麻酔下での血行動態は術前の CO＝1.8 L/min，CVP 20 mmHg，BP 90/70 mmHg，HR 98 bpm から血行動態安定し強心薬離脱，術翌日で CO＝3.0 L/min CVP 10 mmHg，BP 130/70 mmHg，HR 88 bpm と改善．2 週間で独歩退院．プレドニゾロンは外来で 2.5 mg まで減量，術後安定期に漸減中止．

3　考察

本症例では失神を呈した収縮性心膜炎の診断，また臨床経過につき提示した．当初収縮性心膜炎に対し患者の希望から手術の検討はされていなかったが，失神を繰り返し，徐々に治療困

難な病態となり心膜切除術に踏み切った症例である．病因としては特発性，または結核性が考えられたが，病理組織学的検査では結核の明らかな所見は認められていない．

1）診断

収縮性心膜炎では心室拡張が拡張初期に固い心膜により抑えられるため，心臓充満圧が一気に上昇する "dip and plateau" と呼ばれる平方根様の心内圧波形が認められる．正常では拡張早期の血流流入時間は右室の方が左室より長いが，本疾患においてはほぼ同じとなる．このため右心系に強く拡張障害が生じ，少量の食事や労作が負荷となり静脈うっ滞から食欲低下が生じる．さらに静脈圧上昇から腸管でのタンパク漏出による低タンパク血症，下腿浮腫，胸水貯留，肝腫大から肝硬変を呈する．特に**拘束型心筋症との鑑別**は治療方針の検討にとり重要であることはよく知られている[3]．

本症例では収縮性心膜炎と合致する所見として，右心不全兆候（下腿浮腫，頸静脈怒張，うっ血肝，ビリルビン上昇，Kussmaul 兆候，低タンパク血症）や典型的な心内圧波形である "dip and plateau" が認められた．

エコーを用いた診断では胸水，肝腫大，脾腫といった右心不全の兆候に加え心膜輝度上昇や心嚢液の貯留，心膜可動性制限，僧帽弁通過速度の呼吸性変動（高い E 波が拘束型心筋症の鑑別に有用）が特徴である．CT における心膜石灰化や心膜肥厚，また通常の心臓 MRI における心機能評価に合わせて癒着の範囲を **tagging**（画像に縞模様をつけ心筋と心外膜とのずれをみるもの，ずれないものが心膜癒着あり）で評価することが行われている[6]．

> ● memo **収縮性心膜炎と BNP 上昇**
>
> 収縮性心膜炎では心不全のマーカーである BNP は上昇するが，その程度は軽度といわれている．Ferdinand らの検討では 5 症例での拘束性心筋症で 825.8 ± 172.2 pg/mL，6 症例の収縮性心膜炎で 128.0 ± 52.7 pg/mL と鑑別に有用である可能性を提唱している[7]．

2）治療

本疾患における治療は軽症であれば**減塩**，**水分制限**，**安静**に加え利尿薬などによる**保存的治療**が試みられる．特に急性心膜炎の際はこれらでの対処に加え，さらに原因疾患に応じた治療を進める．結核の加療はもちろんのこと，膠原病や滲出性心膜炎の場合には NSAIDs，ステロイドなどを併用する．

上記治療に不応である場合**心膜剥離術**の検討が望まれる．時期を逸することのないように早期診断する必要がある．可能な限り全周性に剥離することが望ましいが，癒着が強く，剥離が困難な場合も多いため人工心肺を必要とするケースも多い．NYHA クラス Ⅳ では心筋自体の伸展不全を起こすこともあり 10 年長期予後は 19 % と不良である．他に長期予後因子は年齢（55 歳以上），放射線照射の既往であり，後者は悪性疾患（肺癌，乳癌，縦隔腫瘍）自体の予後も検討が必要である[6]．

本症例のように多量の利尿薬を要する場合は前負荷が過少となり低心拍出量，低血圧症を呈し，手術至適時期を逸していないか検討が必要である．特に全身状態を考慮すると躊躇する場合もあると考えられるため，熟練した外科医とよく協議することが求められる．

文献
1) Ha, J. W. et al. : Circulation, 113 : e4-5, 2006
2) Meaney, E. et al. : Am J Cardiol, 38 : 547-556, 1976
3) Troughton, R. W. : Lancet, 363:717-727, 2004
4) Masui, T. et al. : Radiology, 182:369-373, 1992
5) Oh, J. K. et al. : J Am Coll Cardiol, 23 : 154-162, 1994
6) Ling, L. H. et al. : Circulation, 100 : 1380-1386, 1999
7) Ferdinand, S. L. et al. : J Am Coll Cardiol, 45 : 1900-1902, 2005

第3部 実際の患者治療に心機能評価を取り入れる

§5 他の要因による心不全

4. アドリアマイシン心筋症

矢崎善一，廣江道昭

1 はじめに

　アントラサイクリン系のアドリアマイシン（adriamycin, doxorubicin）の心毒性は臨床上しばしば問題となる．投与後数時間から数日で出現する急性毒性とアドリアマイシン投与量に比例して出現する慢性毒性に分けられる．投与量550 mg/m^{2}以上の症例で心不全の頻度が明らかに増加するが[1]，それ以下でも心不全を発症する場合があり個体差も大きい．慢性毒性を示す症例では，最終投与から1カ月程度で発症する症例も多く，早期より心不全を示す症例の予後は不良である．心筋障害が遷延し年余の経過で拡張型心筋症様病態を呈する症例も存在する．一般に，アドリアマイシンによる心筋障害は非可逆性で進行性と考えられており，心筋細胞障害や心機能を適切にモニタリングできる検査が求められる．

　アドリアマイシンによる心筋障害についてはさまざまな機序が考えられている[2]．アドリアマイシンはDNAのらせんに結合，核酸合成を阻害することにより抗腫瘍効果を現す．活性酸素の産生，ミトコンドリアにおけるエネルギー代謝障害，心筋細胞内カルシウム過負荷などが心筋障害の機序と考えられている．

2 症　例

Case　73歳 男性　アドリアマイシン心筋症　心不全

1）診断
　　①アドリアマイシン心筋症　②うっ血性心不全　③悪性リンパ腫

2）既往歴
　　肝炎（42歳），胃潰瘍（50歳），悪性リンパ腫（71歳）

3）家族歴
　　母：高血圧，脳卒中

4）現病歴
　　2007年9月，骨髄原発悪性リンパ腫（び慢性大細胞型B細胞リンパ腫）を発症，血液内科に入院しR-CHOP 8コース施行し（**アドリアマイシン総投与量は320 mg/m^2**，シクロフォスファミドも併用），完全寛解となり2008年4月退院した．2009年4月頃より散歩中に息切れを感じるようになった．悪性リンパ腫経過観察のため受診時に，胸部X線で心拡大と胸水を指摘され（**図1 A**），精査・加療目的で当科入院となった．入院時のBNPは550.9 pg/mLと

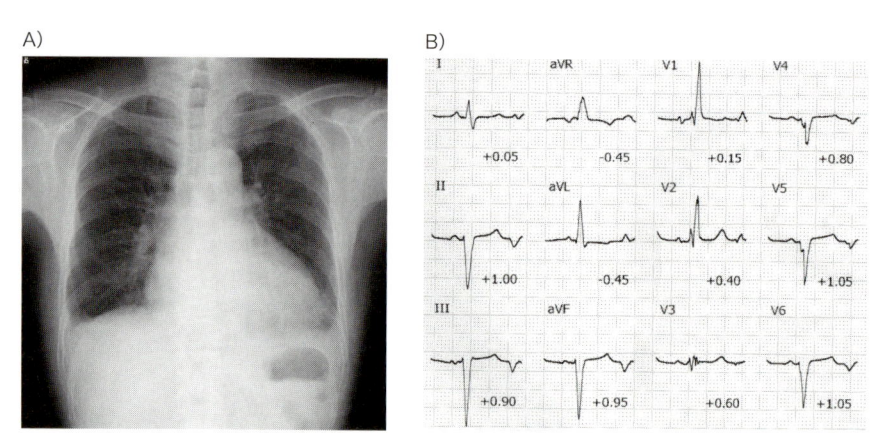

● 図1　心不全発症時の胸部X線（A）と心電図（B）

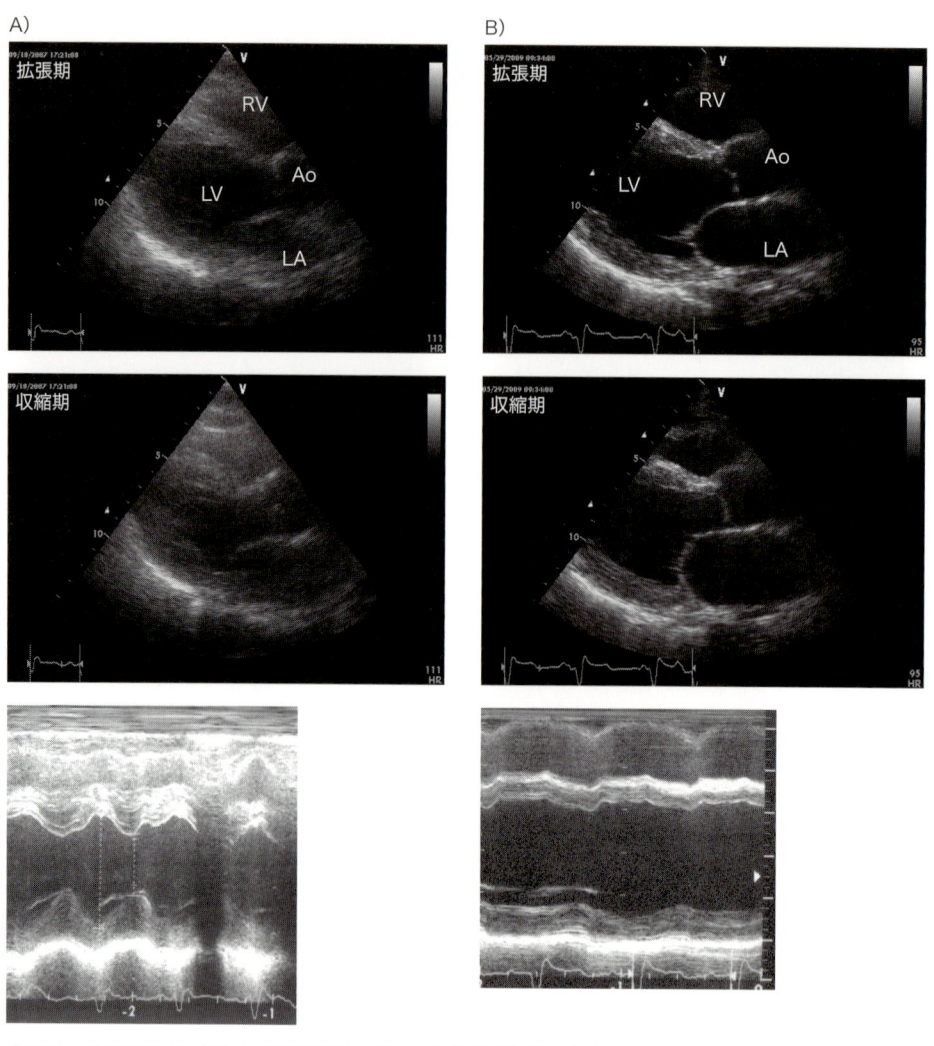

● 図2　化学療法前（A）と当科受診時（B）の傍胸骨断層像（上）とM-モード（下）
　　　　AO：大動脈，LA：左房，LV：左室，RV：右室

著明に上昇していた．心電図では完全右脚ブロックと左軸偏位とV4-V6のQSパターンを認めた（**図1 B**）．

5）心エコー所見

2007年，化学療法前の心エコーでは左室拡張や収縮不全は認められなかったが（左室拡張末期径49 mm，収縮末期径27 mm，左室駆出率77 %），当科受診時の心エコーでは左室拡張（**左室拡張末期径55 mm，収縮末期径47 mm**）と収縮不全（**左室駆出率30 %**）を認めた（**図2**）．三尖弁逆流から求めた推定肺動脈収縮期圧は約45 mmHgであった．左室流入血パターンはE/A：1.77と偽正常化所見を呈し，組織ドプラで求めたEa：cm/s，**E/Ea：27**と高度な拡張障害も認めた（**図3**）．

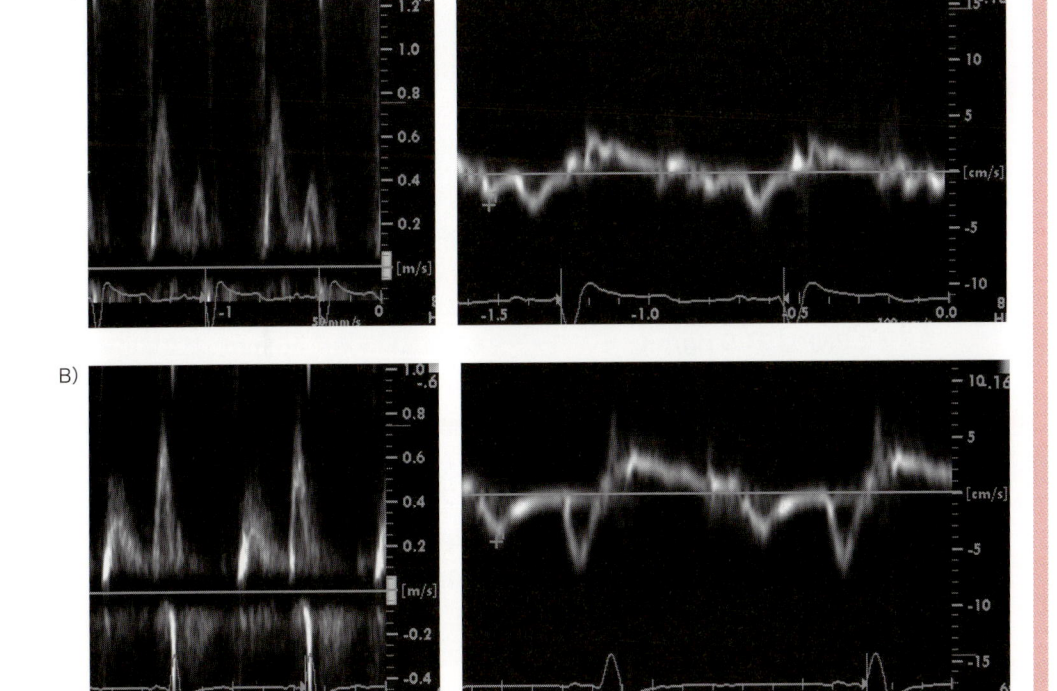

●図3　当科受診時（A）と治療6ヵ月後（B）の左室流入血パターン（左）と組織ドプラ（右）

6）冠動脈造影と心内膜心筋生検

冠動脈造影上，有意狭窄は認められなかった．心筋生検では光学顕微鏡所見では，心筋細胞の変性，脱落と間質の線維化が認められた（**図4 A**）．電子顕微鏡所見では，筋原線維の脱落とミトコンドリアの変性が顕著であった（**図4 B**）．

7）治療方針と経過

アドリアマイシンの心毒性により拡張型心筋症様病態に至り，心不全を発症したと考えられた．[123]I- metaiodobenzylguanidine（MIBG）心筋シンチグラフィでは早期像，後期像の**心縦隔比は1.85，1.59**と著明に低下し，**洗い出しは36.7 %**と上昇しており，心臓交感神経機

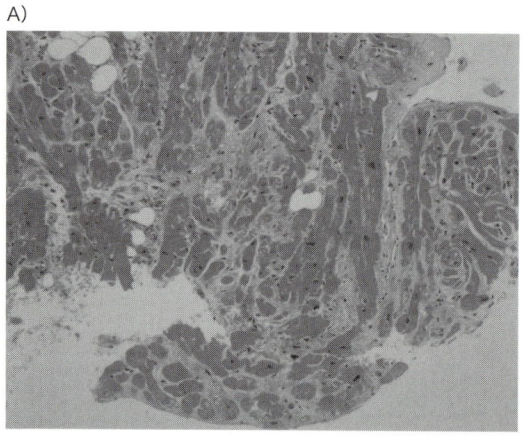

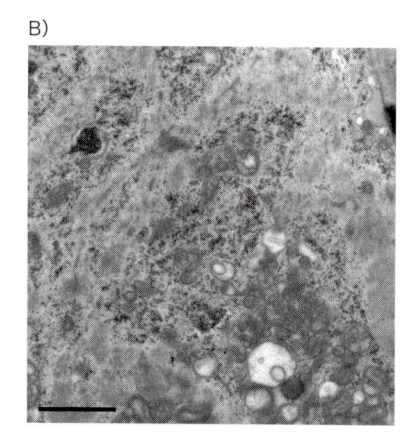

●図4 心内膜心筋生検所見 光顕像（A）と電顕像（B）
Bar＝2μm

能障害が示唆された．フロセミドとエナラプリル内服により肺うっ血や胸水は消失，心エコーでも心内圧は改善したため，カルベジロールを2.5 mg/日より開始し，徐々に増量した．退院後に施行した^{99m}Tc-MIBI心筋シンチグラフィでは早期像，後期像の心縦隔比は2.17, 2.06と軽度低下し，洗い出しは28.7％と上昇していた．心不全の明らかな増悪は認められず，6カ月後に**BNPは91.9 pg/mL**，心エコー所見も**左室拡張末期径50 mm**，**左室駆出率43％**，**E/A：0.67**，Ea：4.2 cm/s，**E/Ea：12.9**と改善した．

> ●memo　心筋シンチグラフィのプラナー像における定量評価
>
> 　図5のように，正面プラナー像を用いて，心臓（H）と縦隔（M）に関心領域を設定し，ピクセルあたりのカウントを算出，心筋集積の指標である心縦隔比（H/M）を求める．早期像と後期像から洗い出し（washout rate）を算出する．^{123}I-MIBGでは心臓交感神経機能を，また^{99m}Tc-MIBIの洗い出しは心筋ミトコンドリア機能をそれぞれ反映するといわれる．

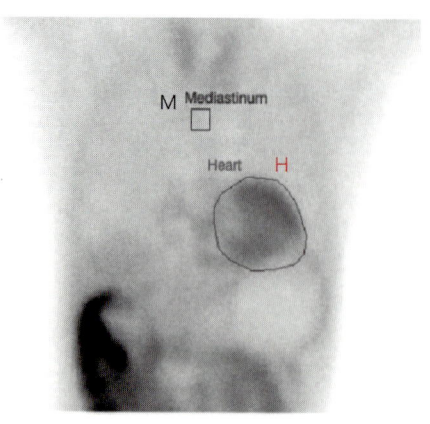

●図5　心筋シンチグラフィのプラナー像における定量評価

3 考察

1）アドリアマイシン心筋症の危険因子

　本症例では320 mg/m^{2}と総投与量が少ないにもかかわらず心不全を発症している．アドリアマイシン心毒性の危険因子が指摘されており，本例のように**高齢者やシクロフォスファミドが併用されている場合**には注意が必要である．さらに，化学療法前から心電図で完全右脚ブロック＋左脚前枝ブロックが認められており，心機能は良好であったがsubclinicalな心筋病変が存在していた可能性がある．通常の心不全治療で経過は良好であるが，アドリアマイシン心筋症の危険因子を複数かかえている場合は化学療法中から継続的なモニタリングが必要であった．

2）アドリアマイシンの心筋障害の早期発見

①心内膜心筋生検

　心筋細胞の空胞変性，筋原線維の粗しょう化，間質の線維化などが認められる．Billinghamら[3)]は電子顕微鏡的に心筋内の空胞変性と筋原線維の粗しょう化の程度を基準に，アドリアマイシン心筋障害の重症度を段階に分類し，心筋生検によるモニタリングを推奨した．投与量240 mg/m^{2}を超えると全例に組織学的変化がみられるといわれている．しかしながら，観血的検査であるために経時的に行うことは難しい．

> **memo　アドリアマイシン心毒性の心筋生検所見からみた重症度**
>
> 電子顕微鏡による心筋細胞内の観察も必要である．筋原線維の粗しょう化や筋小胞体の拡大や空胞化が細胞数の何％にみられるかで重症度を判定する．Grade 0：正常で変化なし．Grade 1：5％未満．Grade 2A：5〜15％．Grade 2：16〜25％．Grade 2B：26〜35％．Grade 3：35％以上（収縮要素の完全な消失，細胞内小器官の消失，ミトコンドリアや核の変性）．Grade 2以上で投与の継続を考慮するとされる．

②ナトリウム利尿ペプチド

　近年，心不全診療における**脳性利尿ペプチド（BNP）**の有用性が確立されてきた．Horacekら[4)]はアントラサイクリンを含む化学療法を施行された急性白血病患者において，経時的にNT-proBNPを測定した．1クール終了後より有意な上昇を呈しており，アドリアマイシン心筋障害の早期検出に有用であると報告した．しかしながら，NT-proBNPは化学療法の副作用である貧血や腎機能障害の影響を受けるため，結果の解釈には注意が必要である．

③心エコー

　心疾患では一般に収縮能が低下する前に拡張能が低下してくる．Nagyら[5)]はアントラサイクリン系薬剤を含む化学療法を施行された40例をprospectiveに心エコーで経過観察した．1年後，拡張能の指標の変化は29例（72.5％）にみられたが，10例は通常の左室流入血パターン（E/A, decerelation time）に変化はみられず，組織ドプラ法による拡張早期の僧帽弁輪速度（Ea）を用いた指標のみ変化がみられた．今後，EaやE/Eaなどについて多数例で検討する必要がある．

④心臓核医学検査

^{123}I-metaiodobenzylguanidine(^{123}I-MIBG)はノルエピネフリンのアナログであり，その動態は心臓交感神経活性を反映する．アドリアマイシン心不全ラットでは，投与量に比例し，また左室駆出率に先立ってMIBGの心筋集積は減少してくることが報告されている[6]．本症例ではすでに心不全を発症しており，MIBGの高度な集積低下と洗い出し亢進を認めた．

アドリアマイシンによる心筋障害機序の1つとして**心筋ミトコンドリア障害**も想定されている．^{99m}**Tc-MIBI**における洗い出しが心筋ミトコンドリア機能を反映するとされる．本例では心筋生検でミトコンドリアの変性が著明であったため，^{99m}Tc-MIBI心筋シンチグラフィを施行したところ，退院後で心不全は安定し，心機能が改善傾向を示している状況ではあったが洗い出しの亢進が認められた．心筋シンチグラフィは心電図同期SPECTによる心機能の評価のみならず，ミトコンドリア機能や心筋代謝についても情報をもたらしてくれるため，アドリアマイシン心筋障害の早期検出における有用性が期待される．

現時点で，アドリアマイシンの心筋障害を早期発見するためのモニタリング法は確立されていない．これらの検査が真に有用かどうか多数例で検討してみる必要がある．

文献

1) Von Hoff, D. D. et al. : Risk factor for doxorubicin-induced congestive heart failure. Ann Intern Med, 91 : 710-717, 1985
2) Feenstra, J. et al. : Drug-induced heart failure. J Am Coll Cardiol, 33 : 1152-1162, 1999
3) Billingham, M. E. et al. : Anthoracyclin cardiomyopathy monitored by morphological changes. Cancer Treat Rep, 62 : 865-872, 1989
4) Nagy, A. C. et al. : Early diagnosis of chemotherapy-induced cardiomyopathy: a prospective tissue Doppler imaging study. Pathol Oncol Res, 14 : 69-77, 2008
5) Horacek, J. M. et al : Assessment of anthracycline-induced cardiotoxicity with biochemical markers. Exp Oncol, 29 : 309-13, 2007
6) Wakasugi, S. et al. : Metaiodobenzylguanidine: evaluation of its potential as a tracer for monitoring doxorubicine cardiomyopathy. J Nucl Med, 34 : 1282-1286, 1993

索引 INDEX

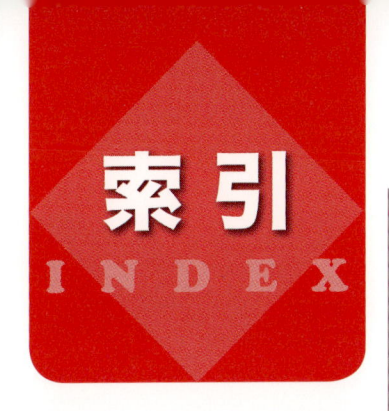

数字・欧文

数字

^{18}F–フルオロデオキシグルコース (^{18}F-FDG)	62
^{123}I-MIBG	286

A〜D

Afferents	75
AFFIRM trial	268
afterload mismatch	57, 234
area–length 法	103
arrhythmogenic right ventricular cardiomyopathy	218
ARVC	218
ATP	26
A 波	109
BNP	279
β遮断薬	267
Ca^{2+} clock	33
Ca^{2+} チャネル	22
Ca^{2+} 誘発性 Ca^{2+} 放出	24
cardiac resynchronization therapy	117
clinical scenario	92
collapse	107
concordance	210
Congo red 染色	190
constriction	104
CRT	117
CT	151
CTR	188
dip and plateau	191, 206
DT（deceleration time）	109

E〜F

E'	116
Ea	56, 116
E/A	202
E/A 比	111, 112
ECC	30
EDPVR	58
E/E'	117, 202, 204
E/Ea	117
Efferents	77
ESPVR	54
Excitation–Contraction Coupling	30
E 波	109
ε波	221
Forrester 分類	48, 90, 141
Frank-Starling の法則	46
Frank-Starling 関係の下降脚	71
Frank-Starling 機構	20, 68

G〜J

Gorlin の式	142
HCM	194
HF 成分	96
HOCM	194
IPAH	224
JAMP study	107

L〜N

LAS40	96
LF/HF	96
LV max dP/dt	119
MET	95
Modified Simpson 法	99
MRI	149
MS 診断	246
Nohria の分類	91

P〜S

PAH	224
pcw	190
PIAF trial	268
PTMC	248
quantitative gated SPECT（QGS）	146
rate control	266
restriction	104
restrictive pattern	209
rhythm control	267
RMS40	96
SDANN	97
SDNN	97
SERCA	31
Simpson 法	103
SPECT	144
Starling 効果	46
ST 上昇	94
ST 低下	94
Swan-Ganz カテーテル	140

T〜W

TCA 回路	60
Tei index	136
tolvaptan	80
TR	260, 261
Vascular failure	93
ventricular discordance	209, 210
VE/VCO$_2$ slope	157
Wilkins のエコースコア	247

和文

あ

アクチン	19

アシナジー 105
アセチル CoA 61
圧受容器 75
圧容積ループ 53
アデノシン 133
アデノシン三リン酸（ATP） 60
アドリアマイシン心筋症 281
アポトーシス 28
アミオダロン 268
アミロイドーシス 205
アミロイド沈着 190
アルギニン・バソプレシン（AVP） 78, 79
アルコール性心筋症 174
アンジオテンシン受容体拮抗薬 177, 179
アンジオテンシン変換酵素阻害薬 180

い〜え

位相コントラスト法 151
右室腔内圧 72
右室梗塞 212
右室自由壁 212
右心機能 166
右心左心連関 71
右心不全 257, 260
右側胸部誘導心電図 214
うっ血 185
うっ血性心不全 188
運動負荷心電図 94
エネルギー代謝 28
エリスロポエチン 271
遠心性神経性調節 77

か

回転運動 127
化学受容器 76
核医学検査 144
拡張型心筋症 106, 162
拡張期 49
拡張期心室相互作用 72
拡張障害 104, 191
拡張早期速度 116
拡張相肥大型心筋症 106
拡張能 49, 109
拡張不全 191, 202
拡張末期圧容積関係 58
拡張末期容積 103
加算平均心電図 95
下大静脈 178
下大静脈径 176
活性酸素種（reactive oxygen species：ROS） 26
カテコラミン 69
カテプシン 36
加齢変性 231
冠狭窄領域 134
冠血流調整因子 85
冠血流予備能 146
冠血流予備量比 86
間質線維化 207
冠循環 85

き

器質性 MR 250
偽正常化 110
輝度回復曲線 130
機能性 MR 250
機能性 TR 260
求心性神経性調節 75
急性心筋梗塞 212
胸水 107
局所壁運動異常 105
虚血性心筋症 167
虚血性心疾患 144
虚血の重症度 146
虚血病変 145

筋原線維 18, 40

く〜こ

駆出時間 137
駆出率 103
経皮的弁留置術 235
血行力学的重症度 247
嫌気性代謝閾値 155
交感神経系 79
抗凝固療法 193
高血圧 200
高血圧性心疾患 200
甲状腺機能亢進症 264
拘束型 176
拘束型拡張障害 112
拘束型障害 110
拘束型心筋症 205
高度房室ブロック 184, 186
高頻度心房ペーシング 267
後負荷 46, 53, 67, 68
後負荷不整合，afterload mismatch 69, 234
抗不整脈薬 22
興奮収縮連関 18, 30
コンダクタンスカテーテル 55
コンプライアンス 47

さ

最大酸素摂取量 155
サイトカイン 28
催不整脈性右室心筋症 218
左室（LV）dP/dtmin 203
左室拡張機能 205
左室拡張機能障害 209
左室拡張末期径 103
左室駆出分画（LVEF） 100
左室コンプライアンス 51, 68, 191
左室弛緩 50
左室心筋重量 177, 178

左室スティフネス············· 51
左室等容弛緩時定数·········· 203
左室内血流伝播速度·········· 203
左室壁運動················· 100
左室流入血流速波形
················ 109, 112, 202, 204
サルコイドーシス············ 205
サルコメア·················· 20
酸化ストレス················ 27
酸化的リン酸化·············· 61
三尖弁閉鎖不全症············ 257
三尖弁輪拡大············ 257, 260
三尖弁輪縫縮術············· 262

し

弛緩······················· 58
弛緩障害··················· 110
ジギタリス················· 267
シトクロムc················· 28
刺激伝導系··············· 44, 64
死腔容積··················· 53
ジゴキシン中毒············· 193
自己調節能················· 85
実効動脈エラスタンス········ 56
シネMRI ··················· 149
ジピリダモール············· 133
時変エラスタンス··········· 53
周期性呼吸················· 158
収縮関連タンパク質·········· 18
収縮性（contractility）······ 69
収縮性心膜炎············ 191, 274
収縮タンパク··············· 40
収縮不全·················· 103
収縮末期圧容積関係·········· 54
収縮末期エラスタンス（Ees）··· 54
収縮末期径················· 103
収縮末期容積·············· 103
収縮予備能················ 234
術式選択·················· 253

自律神経活動評価············ 96
心アミロイドーシス······ 188, 190
心エコー検査··········· 243, 246
腎機能不全················ 270
心筋虚血·················· 133
心筋血流·················· 130
心筋血流分布·············· 145
心筋梗塞·················· 132
心筋コントラストエコー法···· 130
心筋細胞外マトリックス······ 35
心筋収縮··················· 67
心筋収縮弛緩機構············ 41
心筋症················ 123, 181
心筋シンチグラフィ········· 284
心筋生存能（バイアビリティ）·· 145
心筋線維化················ 184
心筋染影欠損·············· 131
心筋染影性················ 130
心筋タギング法············ 151
心筋バイアビリティ········ 131
心腔壁陥凹················ 107
心係数···················· 141
神経性調節··············· 75, 76
心室圧－容積平面············ 53
心室相互作用··············· 71
心室遅延電位··············· 95
心室中隔基部の菲薄化······· 186
心室頻拍·················· 221
心室ペーシング············· 73
心収縮能··················· 46
心腎貧血症候群············ 269
心尖四腔断層像············· 98
心臓······················ 43
心臓血管中枢··············· 77
心臓再同期療法
　（cardiac resynchronization
　therapy：CRT）········ 117, 124
心臓サルコイドーシス···· 182, 183
心電図···················· 94

心内膜心筋生検············ 285
心肺運動負荷試験·········· 155
心拍出量··············· 67, 140
心拍数····················· 67
心拍変動（HRV）············ 96
心肥大················ 189, 200
心不全············· 28, 90, 184, 200
心不全治療················ 269
心房細動·················· 264
心房性ナトリウム利尿ペプチド··· 78
心膜拘束··················· 72

す～そ

睡眠時無呼吸症候群（SAS）··· 158
スティフネス············ 206, 208
ステロイド治療············ 187
ストレイン··········· 120, 125, 126
ストレインレート·········· 120, 126
スペックルトラッキング法
···················· 101, 121, 125
線維化····················· 37
線維脂肪変性·············· 218
線維脂肪変性組織·········· 222
前負荷·············· 46, 53, 67, 68
相対的心筋虚血········ 231, 234
僧帽弁機構················ 250
僧帽弁逆流（mitral regurgitation：
　MR）···················· 250
僧帽弁狭窄症（mitral stenosis：
　MS）···················· 243
僧帽弁形成術·············· 255
僧帽弁置換術·············· 255
僧帽弁通過血流········ 176, 178
僧帽弁閉鎖不全症·········· 260
僧帽弁輪運動速度·········· 202
組織ドプラ法······ 101, 115, 121, 202

た～と

体液性調節················· 75

大球性変化……………………… 179
体血管抵抗………………………… 69
体循環……………………………… 82
代償機構…………………………… 51
大動脈バルーンポンピング（IABP）
　……………………………………… 69
大動脈弁閉鎖不全症…………… 236
ダナポイント分類……………… 224
置換型（replacement fibrosis）… 37
定期的な心エコー検査………… 253
抵抗血管…………………………… 84
鉄欠乏性貧血…………………… 270
電位センサー……………………… 23
電子伝達系………………………… 26
同期不全………………………… 117
洞結節……………………………… 64
洞房結節…………………………… 44
洞房調律…………………………… 33
等容拡張時間…………………… 137
等容収縮時間…………………… 137
特発性肺動脈性肺高血圧症…… 224
ドプラ入射角…………………… 116
トラッキング法………………… 125
トロポニン…………………… 25, 40
トロポニン複合体………………… 19
トロポミオシン…………………… 19

な〜の

ナトリウム利尿ペプチドファミリー
　……………………………………… 80
難治性心不全…………………… 162
二次性拘束型心筋症…………… 191
二次性心筋症………………… 181, 208
尿中ベンスジョンズタンパク… 188
ねじれ…………………………… 127
脳性ナトリウム利尿ペプチド
　…………………………………… 78, 175

は〜ほ

ハーモニック法………………… 133
肺血管抵抗………………………… 83
肺高血圧症……………………… 224
肺循環……………………………… 82
肺静脈血流速波形……………… 110
肺体血流比（Qp/Qs）………… 142
肺動脈性肺高血圧症…………… 224
肺動脈楔入圧…………………… 141
バルサルバ手技…………………… 76
パルスドプラ法………………… 101
反応型（reactive fibrosis）……… 37
非乾酪性類上皮細胞肉芽腫
　……………………………………… 184, 185
非ジヒドロピリジン系カルシウム拮抗
　薬 ……………………………… 267
微小気泡………………………… 130
ヒス束…………………………… 44, 45, 65
肥大型心筋症…………………… 194
病的Ca^{2+} leak ………………… 33
貧血……………………………… 269
頻脈原性心筋症………………… 264
ブースターポンプ機能………… 128
プラナー像……………………… 284
プルキンエ線維……………… 45, 66
平均赤血球容積………………… 179
閉塞性肥大型心筋症…………… 194
ベルヌーイの簡易式…………… 101
傍胸骨短軸像……………………… 98
傍胸骨長軸像……………………… 98
房室結節………………………… 44, 65
放射性医薬品…………………… 144
ホスホジエステラーゼ阻害薬…… 69

ま〜も

膜電位……………………………… 23
ミオシン…………………………… 19
ミトコンドリア…………………… 26
ミトコンドリアDNA（mtDNA）
　……………………………………… 27
モダリティ……………………… 274

よ

陽性階段現象……………………… 67
陽電子放射型断層撮影（PET）… 62
容量血管…………………………… 84
予定心臓領域……………………… 43

り・れ

リアノジン受容体…………… 24, 31
リアルタイム3D心エコー法 …… 99
リウマチ熱……………………… 243
リザーバ機能…………………… 128
粒状心筋輝度上昇（granular
　sparkling）………………………… 189
レニン−アンジオテンシン−アルドス
　テロン系（RAAS）……… 78, 79
レニン・アンジオテンシン系… 272

執筆者一覧

❖ 編集

北風政史　国立循環器病センター 心臓血管内科部門

❖ 執筆者（掲載順）

木原康樹	広島大学大学院医歯薬学総合研究科 循環器内科学	和田希美	和歌山県立医科大学 循環器内科
高島成二	大阪大学大学院医学系研究科 循環器内科・分子心血管医学	赤阪隆史	和歌山県立医科大学 循環器内科
横田 卓	北海道大学大学院医学研究科 循環病態内科学	神崎秀明	国立循環器病センター 心臓血管内科部門
筒井裕之	北海道大学大学院医学研究科 循環病態内科学	中坊亜由美	兵庫医科大学 内科学 循環器内科
島本 健	東京女子医科大学附属青山病院	増山 理	兵庫医科大学 内科学 循環器内科
川名正敏	東京女子医科大学附属青山病院	伊藤 浩	岡山大学大学院医歯薬学総合研究科 循環器内科
平敷安希博	名古屋大学大学院医学研究科 循環器内科学	髙崎州亜	鹿児島大学大学院医歯学総合研究科 循環器・呼吸器・代謝内科学
室原豊明	名古屋大学大学院医学研究科 循環器内科学	鄭 忠和	鹿児島大学大学院医歯学総合研究科 循環器・呼吸器・代謝内科学
大場豊治	久留米大学医学部内科学講座 心臓・血管内科部門	内山勝晴	金沢大学 循環器内科
安川秀雄	久留米大学医学部内科学講座 心臓・血管内科部門	玉木長良	北海道大学大学院医学研究科 病態情報学講座 核医学
今泉 勉	久留米大学医学部内科学講座 心臓・血管内科部門	吉永恵一郎	北海道大学大学院医学研究科 分子イメージング講座
塩島一朗	大阪大学大学院医学系研究科 循環器内科学	神崎 歩	国立循環器病センター 放射線診療部
小室一成	千葉大学大学院医学研究院 循環病態医科学／大阪大学大学院医学系研究科 循環器内科学	山田直明	国立循環器病センター 放射線診療部
舟田 晃	金沢大学 循環器内科	内藤博昭	国立循環器病センター 放射線診療部
山岸正和	金沢大学 循環器内科	池田奈保子	自治医科大学附属さいたま医療センター 循環器科
水谷知泰	北里大学医学部 循環器内科学	百村伸一	自治医科大学附属さいたま医療センター 循環器科
和泉 徹	北里大学医学部 循環器内科学	金 智隆	国立循環器病センター／NPO法人 Evidence創出者倶楽部
戸高浩司	九州大学大学院医学研究院 循環器内科学	笹岡大史	北里大学北里研究所メディカルセンター病院 循環器科
砂川賢二	九州大学大学院医学研究院 循環器内科学	大原貴裕	国立循環器病センター 心臓血管内科部門
武田守彦	東北大学大学院医学系研究科 循環器病態学	西尾亮介	京都大学医学部附属病院 救急部
下川宏明	東北大学大学院医学系研究科 循環器病態学	松森 昭	京都大学大学院医学研究科 循環器内科学
浅井光俊	大阪大学大学院医学系研究科 循環器内科学	長谷川拓也	国立循環器病センター 心臓血管内科部門
南野哲男	大阪大学大学院医学系研究科 循環器内科学	天木 誠	国立循環器病センター 心臓血管内科部門
山下尋史	東京大学大学院医学系研究科 循環器内科	大村淳一	国立循環器病センター 心臓血管内科部門
朝倉正紀	国立循環器病センター 臨床研究開発部臨床部門	中西宣文	国立循環器病センター 心臓血管内科部門
松井 勝	奈良県立医科大学 第1内科学	森 三佳	国立循環器病センター 心臓血管内科部門
斎藤能彦	奈良県立医科大学 第1内科学	岡橋典子	川崎医科大学循環器内科
二藤部丈司	山形大学医学部 医学科 器官病態統御学 循環・呼吸・腎臓内科学	吉田 清	川崎医科大学循環器内科
久保田 功	山形大学医学部 医学科 器官病態統御学 循環・呼吸・腎臓内科学	種池里佳	大阪大学医学部附属病院 循環器内科
橋村一彦	国立循環器病センター 心臓血管内科部門	田中俊行	日本大学医学部附属練馬光が丘病院 循環器科
川端美穂子	東京医科歯科大学 循環器内科	渡邉雅貴	国立循環器病センター 心臓血管内科部門
磯部光章	東京医科歯科大学 循環器内科	高橋彩子	国立循環器病センター 心臓血管内科部門
村田和也	山口大学医学部附属病院 検査部	矢崎善一	国立病院機構まつもと医療センター松本病院循環器科
松﨑益德	山口大学大学院医学系研究科 器官病態内科学	廣江道昭	国立国際医療センター戸山病院 腎臓循環器科
中谷 敏	大阪大学大学院医学系研究科 機能診断科学		

医学とバイオサイエンスの　羊土社

羊土社 臨床医学系書籍ページ　http://www.yodosha.co.jp/medical/

- 羊土社では,診療技術向上に役立つ様々なマニュアル書から臨床現場ですぐに役立つ書籍,また基礎医学の書籍まで,幅広い医学書を出版しています.
- 羊土社のWEBサイト"羊土社 臨床医学系書籍ページ"は,診療科別分類のほか目的別分類を設けるなど書籍が探しやすいよう工夫しております.また,書籍の内容見本・目次などもご覧いただけます.ぜひご活用ください.

▼ メールマガジン「羊土社メディカルON-LINE」にご登録ください ▼

- メディカルON-LINE(MOL)では,羊土社の新刊情報をはじめ,お得なキャンペーン,学会・フェア情報など皆様に役立つ情報をいち早くお届けしています.
- PC版は毎月3回の配信です(研修医号,エキスパート号,医学総合号).各号のテーマに沿って情報を配信いたします.また,手軽にご覧いただける携帯版もございます(毎月1回配信).
- PC版・携帯版ともに登録・配信は無料です.登録は,上記の"羊土社 臨床医学系書籍ページ"からお願いいたします.

診療に活かす 心機能評価
症例で身につける評価法のポイント

2010年3月10日　第1刷発行

編　集	北風政史	
発行人	一戸裕子	
発行所	株式会社 羊 土 社	
	〒101-0052	
	東京都千代田区神田小川町 2-5-1	
	TEL　03 (5282) 1211	
	FAX　03 (5282) 1212	
	E-mail　eigyo@yodosha.co.jp	
	Ｕ Ｒ Ｌ　http://www.yodosha.co.jp/	
装　幀	日下充典	
印刷所	凸版印刷株式会社	

ISBN978-4-7581-0744-0

本書の複写にかかる複製,上映,譲渡,公衆送信(送信可能化を含む)の各権利は(株)羊土社が管理の委託を受けています.
JCOPY <(社)出版者著作権管理機構 委託出版物>
本書の無断複写は著作権法上での例外を除き禁じられています.複写される場合は,そのつど事前に,(社)出版者著作権管理機構(TEL 03-3513-6969, FAX 03-3513-6979, e-mail:info@jcopy.or.jp)の許諾を得てください.

患者抄録で究める 循環器病シリーズ

- 「専門医申請時の提出書類」形式で患者抄録を掲載，考察の仕方・書き方まで紹介し，専門医申請書類作成にも役立つ！
- 病態から治療まで，実臨床に必要な知識を余す所なく，エキスパートが解説！
- 豊富なエビデンスに基づいた，治療の選択・進め方がよくわかる！

不整脈
編集／山下武志

- 多種多様な不整脈の病態に対する"的確な治療戦略"を，専門医が考え方から解説！
- 抗不整脈薬の"使い分け・注意点"をはじめ，実践的な処方のポイントを多数紹介！

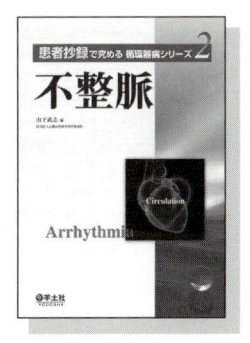

■ 定価（本体 7,800円＋税）
■ B5判　■ 286頁　■ ISBN978-4-7581-0738-9

高血圧
編集／小室一成

- JSH2009をはじめとする各種ガイドラインに基づいて，高血圧の診断・治療法を解説！
- 降圧薬の選択については，2剤併用・3剤併用のポイントをその根拠から解説！

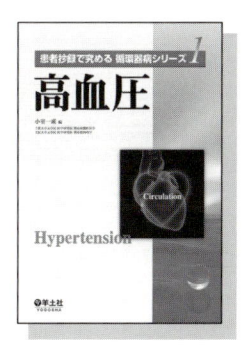

■ 定価（本体 7,800円＋税）
■ B5判　■ 341頁　■ ISBN978-4-7581-0737-2

困ったときに役立つシリーズ！循環器内科後期研修医におすすめ！

不整脈診療 Skill Upマニュアル
編集／池田隆徳

- 典型的な心電図だけでなく，鑑別が難しい例も掲載して丁寧に解説！
- 具体的な薬剤処方例も紹介しており，日常診療ですぐに役立ちます！

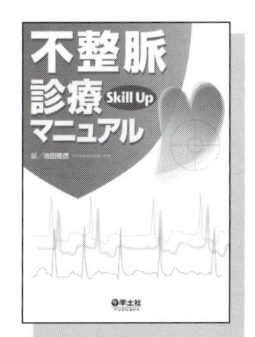

■ 定価（本体 6,000円＋税）
■ B5判　■ 263頁　■ ISBN978-4-7581-0734-1

心不全診療 Skill Upマニュアル
編集／北風政史

- 豊富な症例画像で，診断に迷いやすい例・間違えやすい例もよくわかる！
- 診療で役立つ具体的な薬剤処方例やフローチャート，エビデンスが満載．

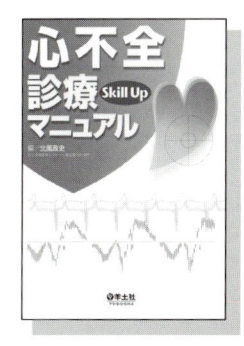

■ 定価（本体 6,000円＋税）
■ B5判　■ 277頁　■ ISBN978-4-7581-0735-8

発行　羊土社 YODOSHA
〒101-0052　東京都千代田区神田小川町2-5-1　TEL 03(5282)1211　FAX 03(5282)1212
E-mail：eigyo@yodosha.co.jp
URL：http://www.yodosha.co.jp/
ご注文は最寄りの書店，または小社営業部まで

冠動脈の検査手技が身につく ➡ 病変部位の治療手技が身につく

確実に身につく
心臓カテーテル検査の基本とコツ

冠動脈造影所見＋シェーマで、血管の走行と病変が読める！

編集／中川義久

- 目的の血管・病変を描出する撮影条件・穿刺部位・カテーテルの選択がわかる！
- シェーマ付きの造影像で、血管の走行が読める！

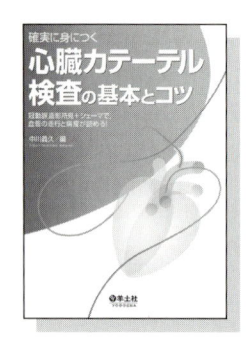

■ 定価（本体 7,500円＋税）
■ B5判　■ 327頁　■ ISBN978-4-7581-0667-2

確実に身につく
PCIの基本とコツ

デバイスの選び方・操作から施行困難例への対策まで

編集／南都伸介

- 豊富な画像・イラストで、PCIがみてわかる．
- 充実のトラブルシューティングで、初学者がつまずきやすい様々な困難例にも対応できる！

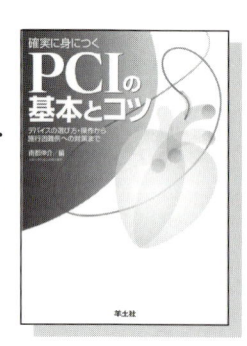

■ 定価（本体 7,000円＋税）
■ B5判　■ 269頁　■ ISBN978-4-7581-0640-5

薬の選択と処方のポイントがわかる

循環器治療薬の選び方・使い方

症例でわかる薬物療法のポイントと根拠

編集／池田隆徳

- 種類の多い循環器治療薬をどう使い分け、どれくらい処方するのか、症例から具体的に解説．
- 処方の注意点や服薬指導のポイントも一目でわかる！臨床ですぐに活かせる一冊．

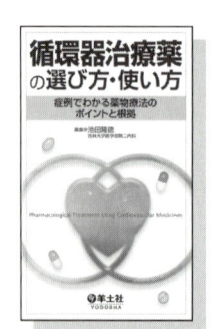

■ 定価（本体 4,500円＋税）
■ B6変型判　■ 383頁　■ ISBN978-4-7581-0736-5

循環器救急の診療ですぐに役立つ！

ガイドラインに基づく
CCU実践マニュアル

フローチャートで一目でわかる循環器救急疾患の診断と治療

編集／田中啓治

- 各疾患の診断・治療のポイントとタイミングが一目でわかるフローチャートを数多く掲載！
- 疾患や状況に合わせて、薬剤の処方例を具体的な用法・用量とともに解説！

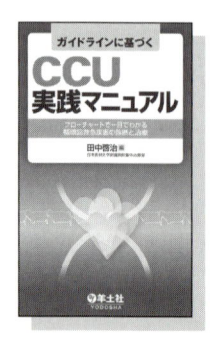

■ 定価（本体 4,800円＋税）
■ B6変型判　■ 333頁　■ ISBN978-4-7581-0674-0

発行　羊土社 YODOSHA
〒101-0052　東京都千代田区神田小川町2-5-1　TEL 03(5282)1211　FAX 03(5282)1212
E-mail：eigyo@yodosha.co.jp
URL：http://www.yodosha.co.jp/

ご注文は最寄りの書店、または小社営業部まで

生活習慣病を診療するための流れがわかるハンドブックシリーズ

- 診療の進め方から患者指導まで，一般外来・病棟で役立つエビデンスやコツを幅広く解説
- 日常診療でよく出会う「悩み」を解決するアドバイスが満載

生活習慣病診療に基づく
CVD予防ハンドブック
監修／小室一成，編集／山岸昌一
- 定価（本体 4,000円＋税）
- B6変型判
- 333頁
- ISBN978-4-7581-0657-3

心血管疾患の予防・進行阻止のために必要な，生活習慣病の診療のコツや有用なエビデンスが満載！

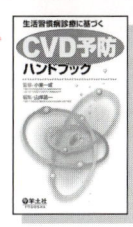

高血圧診療ハンドブック
エビデンスに基づく，食事・運動・薬物療法の進め方
編集／浦　信行
- 定価（本体 3,800円＋税）
- B6変型判
- 263頁
- ISBN978-4-7581-0663-4

血圧値に振り回されない診断力と個々の患者さんに適した治療法の選択眼が身につく！

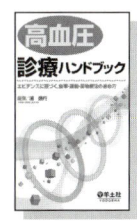

高血圧治療薬ハンドブック
様々な病態に応じた，エビデンスに基づく薬の選び方・使い方
編集／浦　信行
- 定価（本体 3,900円＋税）
- B6変型判
- 294頁
- ISBN978-4-7581-0664-1

降圧薬の解説，併用の注意点から合併症に応じた処方まで，日常診療に必要なポイントが満載！

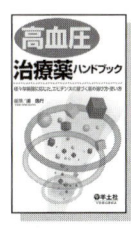

糖尿病診療ハンドブック
監修／河盛隆造，編集／日吉　徹
- 定価（本体 3,900円＋税）
- B6変型判
- 351頁
- ISBN978-4-7581-0638-2

医療面接から薬物療法，合併症治療まで幅広く解説したハンディな診療マニュアル

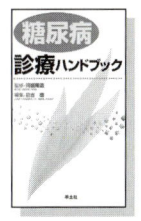

糖尿病治療薬ハンドブック
監修／河盛隆造，編集／日吉　徹
- 定価（本体 4,200円＋税）
- B6変型判
- 318頁
- ISBN978-4-7581-0646-7

糖尿病の薬物治療で「悩む」部分を経験豊かな医師がわかりやすくアドバイス！

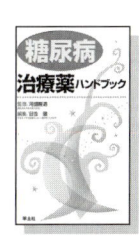

発行　羊土社 YODOSHA　〒101-0052　東京都千代田区神田小川町2-5-1　TEL 03(5282)1211　FAX 03(5282)1212
E-mail：eigyo@yodosha.co.jp
URL：http://www.yodosha.co.jp/
ご注文は最寄りの書店，または小社営業部まで

初心者のための手技マニュアル！

カラー写真で一目でわかる
経食道心エコー
撮り方，診かたの基本とコツ

編集／岡本浩嗣，外須美夫

- 初心者向けに手技を中心に解説した，待望の経食道心エコーマニュアル．
- 豊富なカラー写真で手技を基本から丁寧に解説！撮り方・診かたのコツとポイントが一目でわかる！

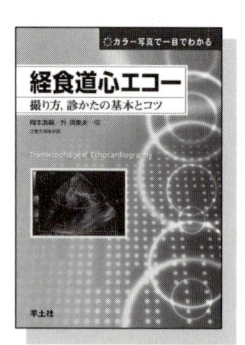

■ 定価（本体 5,700円＋税）
■ A4判　■ 117頁　■ ISBN978-4-7581-0637-5

心疾患・腎疾患を統合的に治療する！

心腎相関の病態理解と診療

編集／磯部光章，佐々木 成

- 心血管病や透析患者の診療に欠かせない，注目の概念「心腎相関（心腎連関）」がよくわかる！
- 高血圧をはじめ，生活習慣病の診療にも役立ちます．

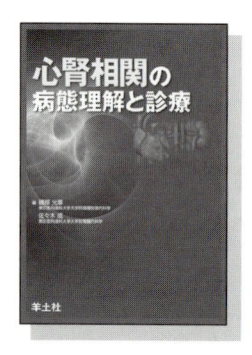

■ 定価（本体 5,800円＋税）
■ B5判　■ 292頁　■ ISBN978-4-7581-0642-9

適切な使い分けが根拠からわかる

薬剤ごとの違いがわかる
ステロイドの使い分け
豊富な薬剤情報と症例

編集／山本一彦，鈴木洋史

- 薬剤編では，剤型ごとに各薬剤の特徴と違いを徹底解説．疾患編では，各疾患ごとに豊富な症例と処方例を提示し，使い分けを具体的に解説．
- 症例と具体的処方が豊富で超実践的！

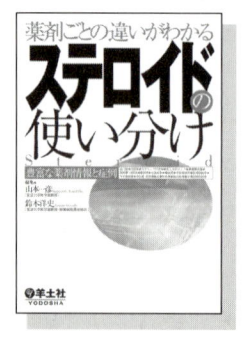

■ 定価（本体 4,200円＋税）
■ B6判　■ 366頁　■ ISBN978-4-7581-0683-2

診療のコツと薬の数がますます充実！

治療薬・治療指針
ポケットマニュアル2010

監修／梶井英治
編集／小谷和彦，朝井靖彦

年度版

- 初期対応の仕方から薬の処方までを一冊に凝縮！
- 2010年度の改訂では同種薬／類似薬や使い分けのコツなどの情報を大幅に追加！

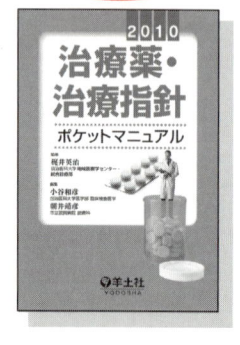

■ 定価（本体 3,800円＋税）
■ A6変型判　■ 863頁　■ ISBN978-4-7581-0902-4

発行　羊土社　YODOSHA
〒101-0052　東京都千代田区神田小川町2-5-1　TEL 03(5282)1211　FAX 03(5282)1212
E-mail：eigyo@yodosha.co.jp
URL：http://www.yodosha.co.jp/

ご注文は最寄りの書店，または小社営業部まで